Brigitte Ideal-Diät

mosaik

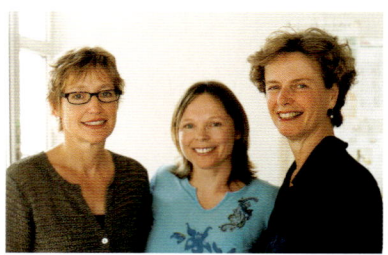

SUSANNE GERLACH, geboren 1954, ist als Redakteurin bei der BRIGITTE für den Bereich Ernährung zuständig. Die Diplom-Volkswirtin und Journalistin wurde 1996 mit dem Journalistenpreis der Deutschen Gesellschaft für Ernährung ausgezeichnet. Zusammen mit Marlies Klosterfelde-Wentzel hat sie bereits ein BRIGITTE-Diät-Buch geschrieben.

KIRSTEN KHASCHEI, geboren 1961, ist Diplom-Psychologin und Journalistin. Sie arbeitet u. a. für Frauenzeitschriften und Internet-Redaktionen. Ihr Ratgeber „Ganz ich – Ihr persönliches Programm für mehr Selbstbewusstsein" ist als BRIGITTE-Buch bei MOSAIK erschienen.

MARLIES KLOSTERFELDE-WENTZEL, geboren 1945, entwickelt seit über 20 Jahren die Rezepte und Pläne der BRIGITTE-Diät. Nach einer Hotelfachlehre hat sie sich auf den Food-Journalismus spezialisiert. Sie war unter anderem an der Konzeption der Zeitschrift „essen & trinken" beteiligt und produziert seit 1980 fast jede Woche die Rezepte der STERN-Küche.

Susanne Gerlach · Marlies Klosterfelde-Wentzel · Kirsten Khaschei

Brigitte Ideal-Diät

Ihr persönliches Programm

Abnehmen
Schlank bleiben
Fit werden

mosaik

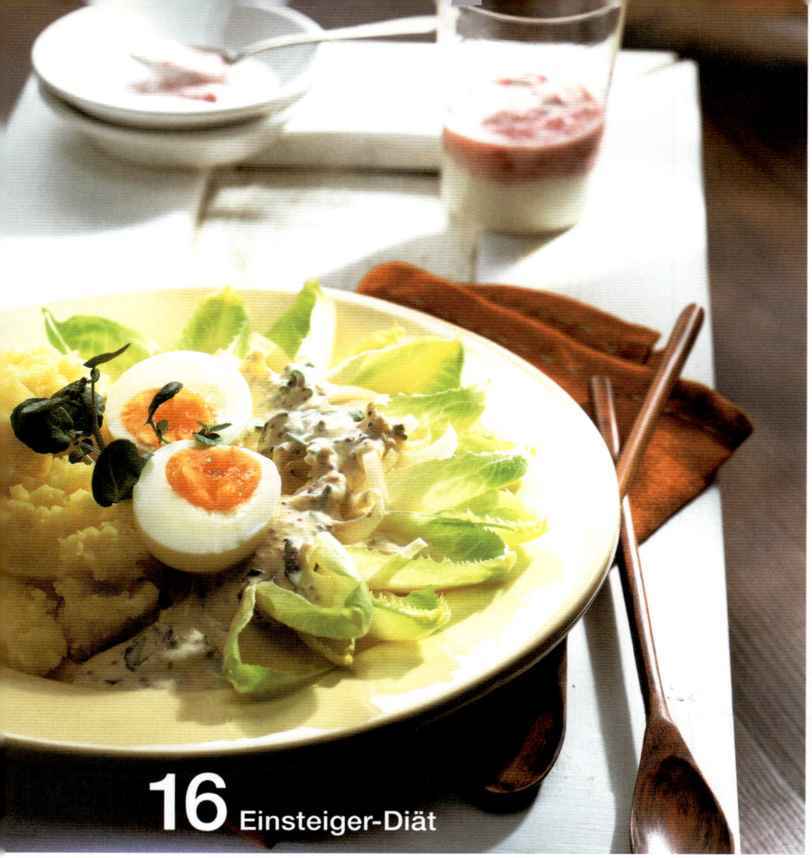

Inhalt

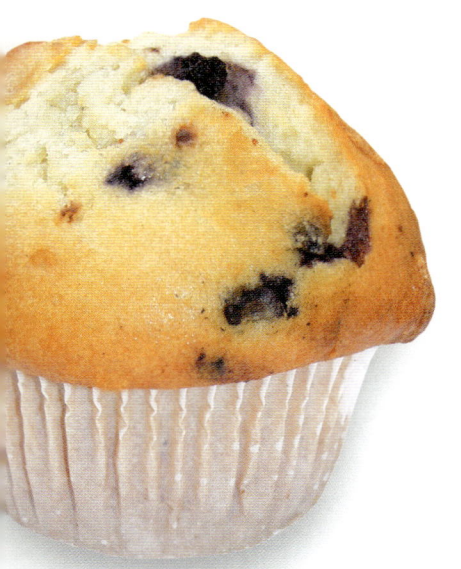

SIE MÖCHTEN ABNEHMEN. Sie haben schon ein paarmal Diät gemacht, aber die Erfolge haben nie lange vorgehalten. Sie essen einfach so gern. Vor allem Süßes. Doch genießen können Sie Ihre Lieblingssnacks oft nur noch mit schlechtem Gewissen. Wie kommen Sie aus diesem Dilemma bloß raus?

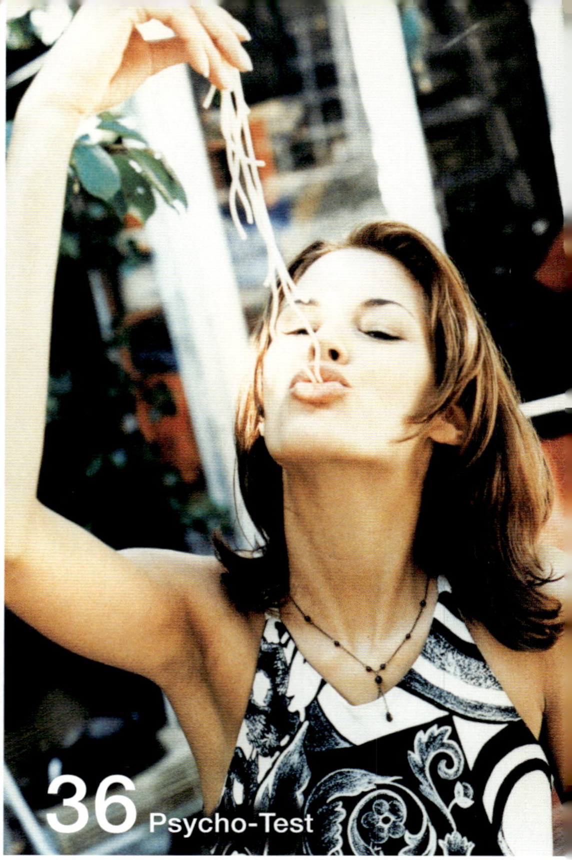

Dieses Buch enthält alles, was Sie dafür brauchen:
▶ einen großen Psycho-Test. So können Sie Ihren Esstyp herausfinden und erfahren, warum Ihnen das Abnehmen bisher so schwer fiel,
▶ Strategien, wie Sie ungesunde Ess- und Lebensgewohnheiten verändern können, ohne auf Genuss und Entspannung zu verzichten,
▶ drei Diäten mit leckeren Gerichten sowie Snacks für zwischendurch,
▶ über 60 Einzelrezepte – zum Variieren und für die Zeit nach der Diät,
▶ zwei Fitnessprogramme – ab jetzt ist Bewegung Ihr bester Verbündeter,
▶ die richtigen Antworten auf Fragen wie: Wie viel darf ich wiegen? Was bringen Schlankheitspillen? Hilft es, abends nichts mehr zu essen? Wo kann ich mich im Internet mit anderen austauschen?

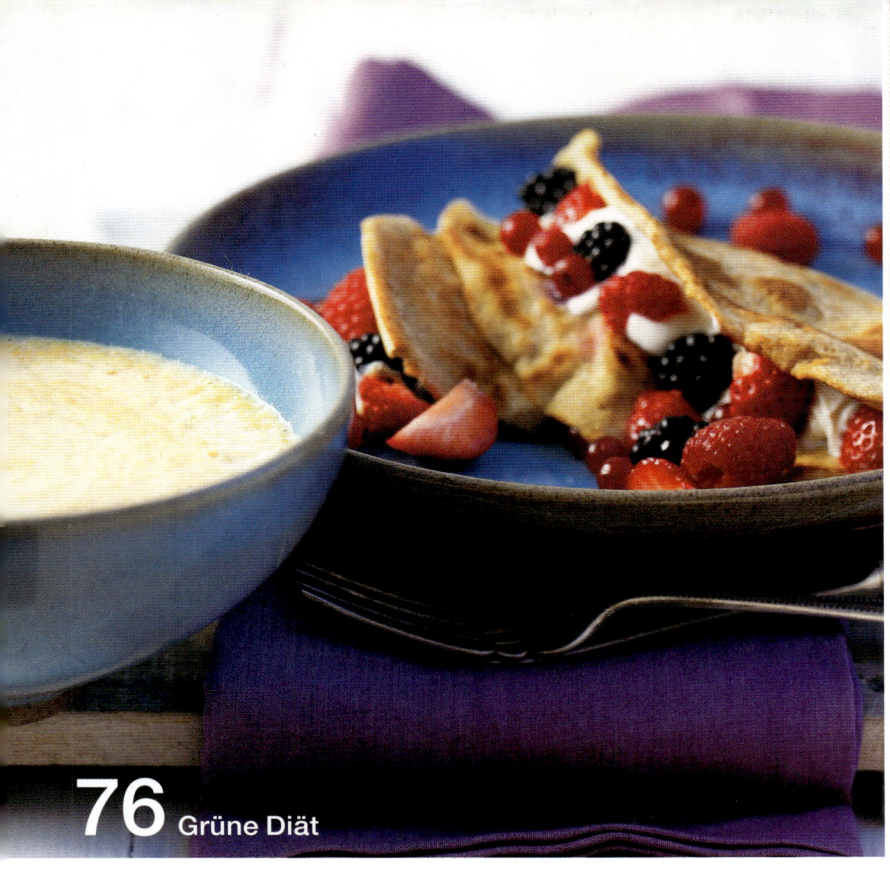

76 Grüne Diät

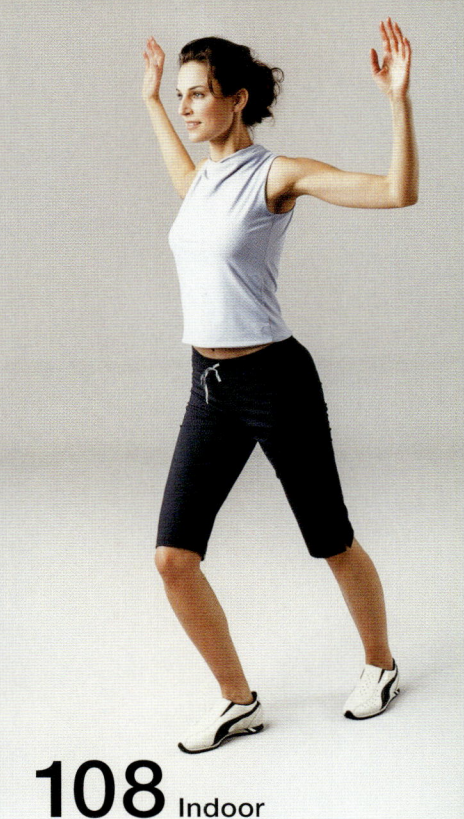

108 Indoor

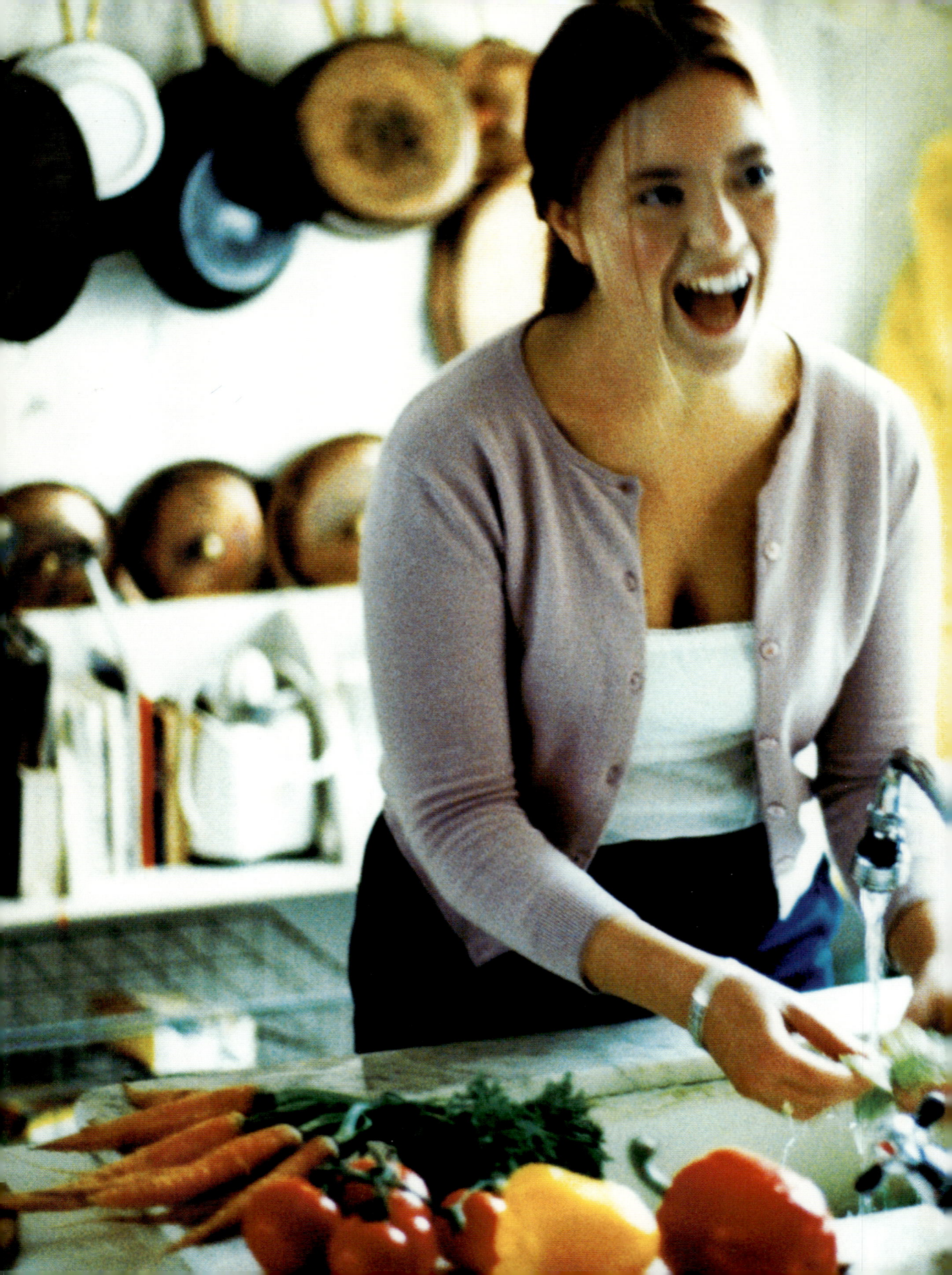

So wird Essen
wieder zum Genuss

ALLE PAAR MONATE AUFS NEUE wirbt eine bekannte Modefirma auf Straßen und in Geschäften für Unterwäsche und Bademode. Auf riesengroßen Plakaten präsentieren Topmodels und Filmstars wie Naomi Campbell, Heidi Klum oder Bridget Fonda verführerische Dessous und knappe Bikinis. Endlos lange Beine, wohlgeformte Pos und Busen, flache Bäuche – im Vergleich zu solchen tadellosen Figuren kann jeder andere Frauenkörper nur unzulänglich erscheinen. Wenn dieser Anblick zahllose Frauen in die Fitness-Studios und zu Crash-Diäten treiben sollte, wäre das kein Wunder.

Doch alle Schinderei, um die eigene Figur in eine ähnliche Form zu trimmen, dürfte wohl vergeblich sein. Denn nicht einmal solche Supermodels sehen tatsächlich so aus wie auf den Plakaten. Ihre Körper wurden digital verfremdet, was in der Werbung gang und gäbe ist. Da werden Taillen umgeformt, Beine verlängert, Proportionen verschoben – bis die perfekte „Traumfrau" entstanden ist.

Ein Männertraum? Vielleicht. Doch was die eigene Frau betrifft, mögen Männer es durchaus etwas rundlicher, und perfekt muss die Liebste auch nicht aussehen, sie darf sogar Cellulite haben. Bei einem Test entdeckte die amerikanische Psychologin Erica Miller, dass Männer unter einer „schlanken" Frau eher das verstehen, was für die meisten Frauen „vollschlank" ist.

Warum sind dennoch so viele Frauen ständig auf Diät? Warum kasteien sie sich mit abstrusen Crash-Kuren, lassen Mahlzeiten ausfallen oder schlucken vermeintliche „Schlankwunder"-Mittel, nur um anschlie-

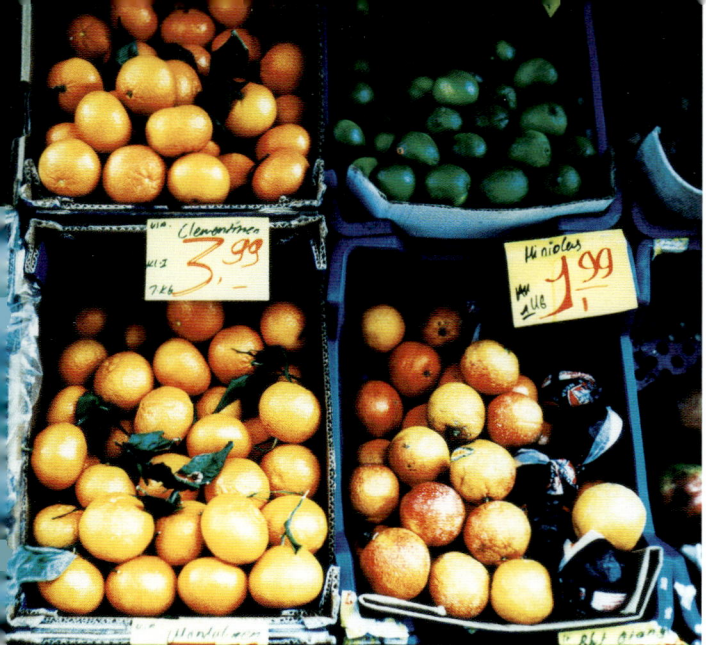

ßend festzustellen, dass all das auf lange Sicht nichts bringt? Eine repräsentative Studie von BRIGITTE und dem Bundesgesundheitsministerium ergab: Jede zweite Frau zwischen 20 und 60 Jahren möchte weniger wiegen. Und mindestens 80 Prozent der befragten Frauen zügeln sich ständig beim Essen. Das Essen an sich ist zur Problemzone geworden.

DAS IST WIRKLICH SCHADE. Essen ist ein überaus sinnliches Vergnügen. Schon der Duft unserer Lieblingsspeisen setzt eine Kaskade von Hormonen in Gang, alle Antennen sind auf „Genuss" programmiert. Essen bedeutet Zufriedenheit und Geborgenheit: die gefüllten Pfannkuchen, die uns an unsere Kindheit erinnern, der Grießpudding, wenn die Seele durchhängt, der Teller heiße Suppe an einem kalten Tag.

Wie viel Spaß hat es uns als Kindern gemacht, mit dem Essen zu spielen, Löcher in den Kartoffelbrei zu drücken und Soße hineinlaufen zu lassen, die Füllungen von Törtchen herauszulutschen, einen Doppelkeks aufzuklappen und den Schokoladenbelag abzulecken. Vielen von uns war das jedoch streng verboten – Essen ist eine ernste Angelegenheit, wurden wir belehrt, damit spielt man nicht. Noch waren wir unbeschwert, wussten nichts von Kalorien, „Fettbomben" und „verbotenen" Genüssen. Wir haben gegessen, was wir mochten, und verweigert, was wir nicht mochten.

Kleine Kinder essen intuitiv das für sie Richtige, wenn man sie gewähren lässt, sagen Experten. Und Erwachsene? Bei ihnen ist die Intuition oft verschüttet, verloren

gegangen im geschmacklichen Einerlei, das es an Imbissbuden und in Schnellrestaurants gibt. Dort stillen wir unseren Appetit auf Salziges, Fettes und Süßes mit immer den gleichen standardisierten Snacks – Überraschungen ausgeschlossen. Wo bleibt da der Genuss? Wo ist die große Vielfalt an Aromen, die frische, natürliche Lebensmittel liefern können? Andere glauben nur noch genießen zu können, was ohne Fett und Kalorien daherkommt. Das leckere Sahnetörtchen, der duftende Krustenbraten werden mit schlechtem Gewissen verzehrt – das klingt nicht wirklich nach Genuss ...

Entdecken Sie den Genuss also neu, mit diesem Diät-Buch – und das ist kein Widerspruch. Genuss heißt nämlich auch: mehr Gesundheit, mehr Beweglichkeit, mehr Freude am Leben. Dafür steht die BRIGITTE-Diät.

Entdecken Sie, wie aromatisch Gemüse duftet, wenn es knackig gegart wird. Wie Sie mit Gewürzen und Kräutern immer wieder andere Geschmackserlebnisse zaubern können. Und erleben Sie, dass Fett auch in Maßen ein Genuss ist, es muss nicht alles in Butter und Sahne ertrinken. Sie werden dann selbst Lust bekommen, künftig anders, leichter zu kochen und zu essen. Abnehmen werden Sie dabei übrigens automatisch.

Jetzt brauchen Sie nur noch zu wählen, unter drei Diät-Programmen und rund 60 Einzelrezepten. Und wie Sie dann damit am besten umgehen, erfahren Sie ab Seite 10.

Welcher Esstyp sind Sie?

Anders essen, das ist leicht gesagt, denken Sie vielleicht. Wer kann schon einfach einen Schalter umlegen und beschließen: „Okay, stell ich also meine Ernährung um, streiche Kuchen und Kekse, werde schokoladenresistent, und statt Wein und Knabbereien gibt's abends eben Tee und Rohkost."

Stopp! Bevor Sie sich jetzt verbiegen müssen: Bauen Sie Ihre Lieblingsgenüsse bewusst in Ihre Diät mit ein – in Maßen. Dann bleiben Sie von überfallartigen Gelüsten und Ess-Exzessen verschont.

Und nehmen Sie Ihre Diät zum Anlass, den Dingen auf den Grund zu gehen. Haben Sie schon einmal überlegt, in welchen Situationen Sie gern essen? Sind Sie ein Genuss-Esser? Oder essen Sie vor allem, wenn Sie Stress haben? Bedeutet Essen für Sie Belohnung oder Trost?

Finden Sie es heraus: mit unserem Test „Welcher Esstyp sind Sie?" (ab Seite 36). Gut möglich, dass Ihr Essverhalten, Ihre Gewohnheiten zu Ihrem Übergewicht geführt haben. Wenn Sie sich darüber klar sind, können Sie auch die geeigneten Strategien zum Gegensteuern entwickeln – ohne dass der Genuss auf der Strecke bleibt. Mehr darüber ab Seite 66.

WAS UNS AUSSERDEM AM HERZEN LIEGT: Entdecken Sie, wie gut Ihnen Bewegung tut. Sie reguliert das Sättigungsempfinden, hilft gegen Heißhungerattacken, hilft entspannen und macht Sie zufriedener. Wenn Sie sich künftig regelmäßig bewegen – am besten im Freien –, werden Sie nicht nur fitter, Sie sehen bald auch besser aus, Ihre Haut ist gut durchblutet und wird straffer. Jede Sauerstoffdusche macht Ihren Kopf klar und erfrischt den ganzen Körper. Erreichen können Sie das, ohne sich kaputtzumachen. Mit wohl dosiertem Sport – probieren Sie unsere Programme ab Seite 102.

UND NUN ZUR WICHTIGSTEN FRAGE: Wird es diesmal endlich klappen mit dem Abnehmen, und werden Sie Ihr Gewicht langfristig halten können? Ja, es geht, das bestätigen uns BRIGITTE-Leserinnen immer wieder. Mit diesem Buch schaffen Sie die besten Voraussetzungen dafür. Vor allem aber können Sie den Genuss und Spaß am Essen wieder entdecken – und daran liegt uns noch viel mehr.

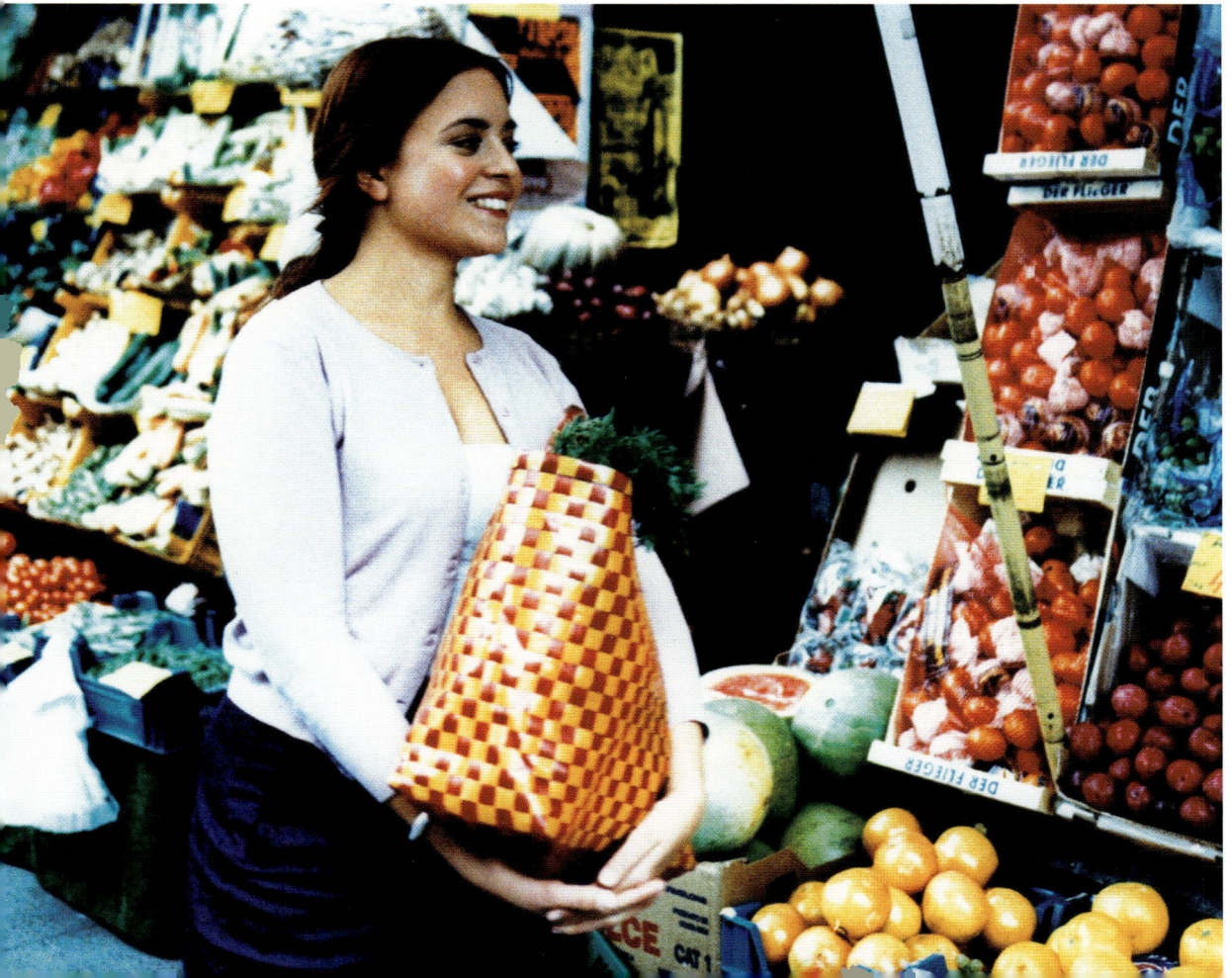

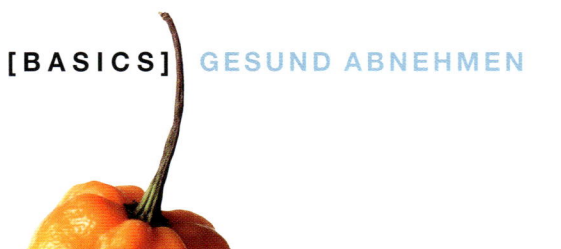

Gesund abnehmen mit

D IE BRIGITTE-DIÄT IST EIN KLASSIKER, und viele kennen das Prinzip von früheren Programmen. Falls das auch für Sie gilt: Bitte diese Seiten trotzdem lesen, damit die Diät für Sie wirklich ein Erfolg wird und Sie sich rundherum wohl fühlen!

Auch geübte BRIGITTE-Diätlerinnen werden zu dieser neuen Diät und generell zum Abnehmen noch die eine oder andere Frage haben. Alles, was Sie wissen müssen, finden Sie hier und im Kapitel „Die wichtigsten Fragen rund ums Abnehmen" (ab Seite 142). Was wir Ihnen besonders ans Herz legen möchten:

– **Die BRIGITTE-Diät ist eine Ernährungsumstellung, die langfristig angelegt ist.**
– Zur Diät gehört Bewegung. Auch wenn Ihnen
das anfangs schwer fallen sollte: Bleiben
Sie dran, denn abgesehen vom besseren Körpergefühl ist Bewegung Ihr Joker beim
Abnehmen (mehr dazu ab Seite 100).
– **Jede muss ihr individuelles Wohlfühlgewicht selbst finden. Darum geht es bei
unserer Diät – und nicht darum, wer am
meisten abgenommen hat.**
– Die BRIGITTE-Diät ist nur für Erwachsene
gedacht; übergewichtige Kinder brauchen
speziell auf ihre Bedürfnisse zugeschnittene
Programme (siehe Seite 147).
– **Wenn Sie gerade schwanger sind
oder stillen, dürfen Sie keine Diät machen.**

Die Diät-Programme

In diesem Buch finden Sie drei Diäten über jeweils zwei Wochen sowie „Rezepte von A bis Z" zum Aussuchen. Aber welche Diät ist nun die richtige für Sie? Sie haben die Wahl: Haben Sie wenig Zeit und vielleicht auch nicht so viel Lust zum Kochen? Dann ist die Einsteiger-Diät Ihr „Ding". Mögen Sie am liebsten vegetarische Gerichte? Dann bietet sich die Grüne Diät an. Und wenn Sie eigentlich alles gern essen, gefällt Ihnen die Bunte Diät bestimmt.

Sie können aber auch zwei oder alle drei Diäten nacheinander machen. Und wenn Sie einfach auf der Suche nach fettarmen Gerichten oder Snacks sind, um sich Ihr eigenes Diät-Programm zurechtzuschneidern, dann blättern Sie doch einmal durch die „Rezepte von A bis Z". Mit diesen kleinen und großen Gerichten können Sie die drei Diäten variieren oder etwas austauschen, was Sie nicht so gern mögen.

Die Tagespläne

Bei jeder Diät gibt es Tagespläne mit fünf Mahlzeiten. Alle Rezepte sind für **eine Person** berechnet. Für jede Mahlzeit ist der Fettgehalt angegeben. Sie nehmen täglich etwa 30 Gramm Fett und zwischen 1000 und 1200 Kalorien zu sich. Bei großem Appetit dürfen Sie auch mehr essen (siehe „Wenn Sie noch Hunger haben…", Seite 13). Das Mahlzeitenangebot ist nicht in Stein gemeißelt: Sie können Zutaten austauschen, die Sie nicht mögen, Tipps dazu finden Sie bei den Rezepten. Aber bitte nichts weglassen, weil zum Beispiel das Gewicht plötzlich stagniert oder Ihnen das Abnehmen nicht schnell genug geht. Damit riskieren Sie nicht nur, dass Ihnen wich-

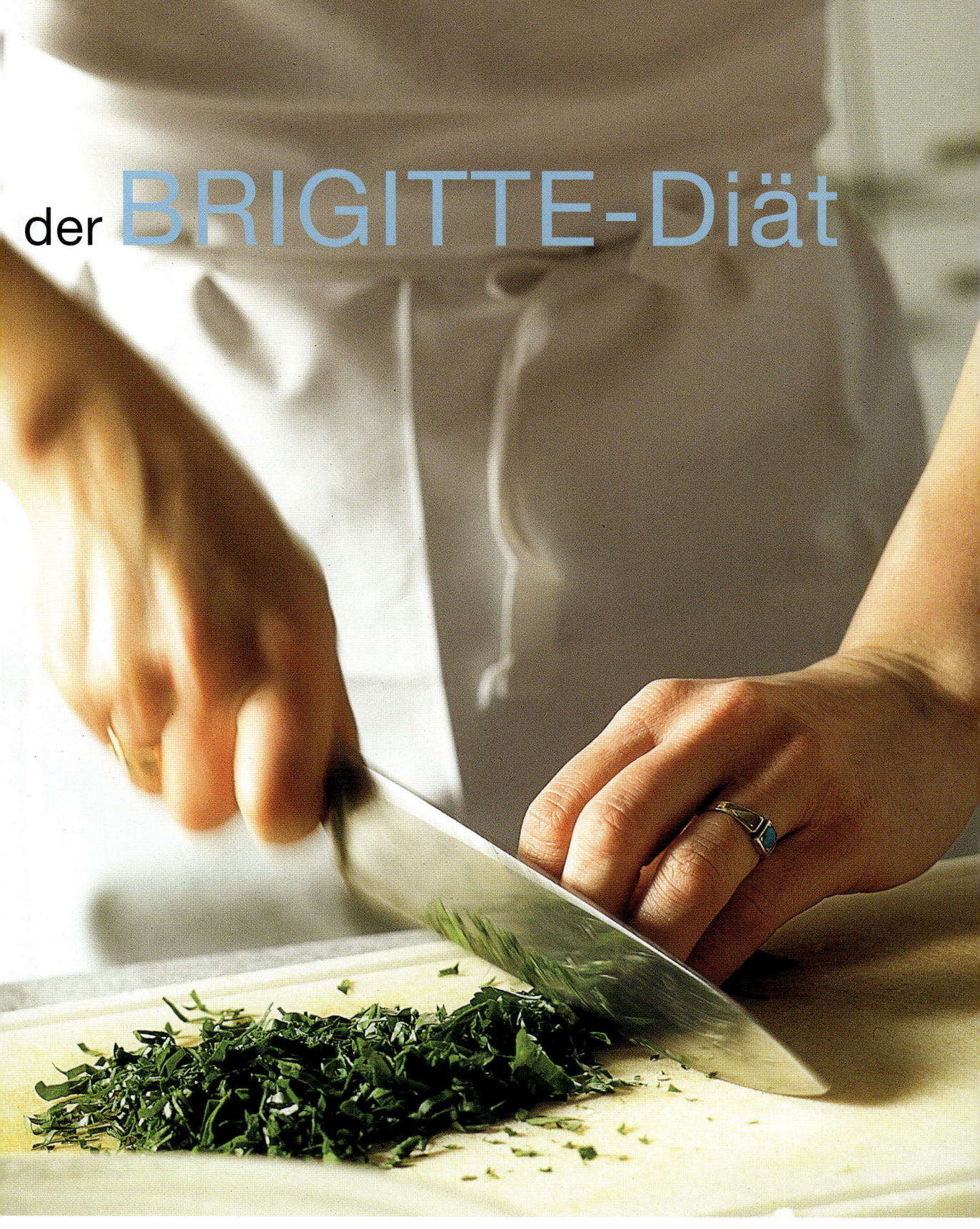

der BRIGITTE-Diät

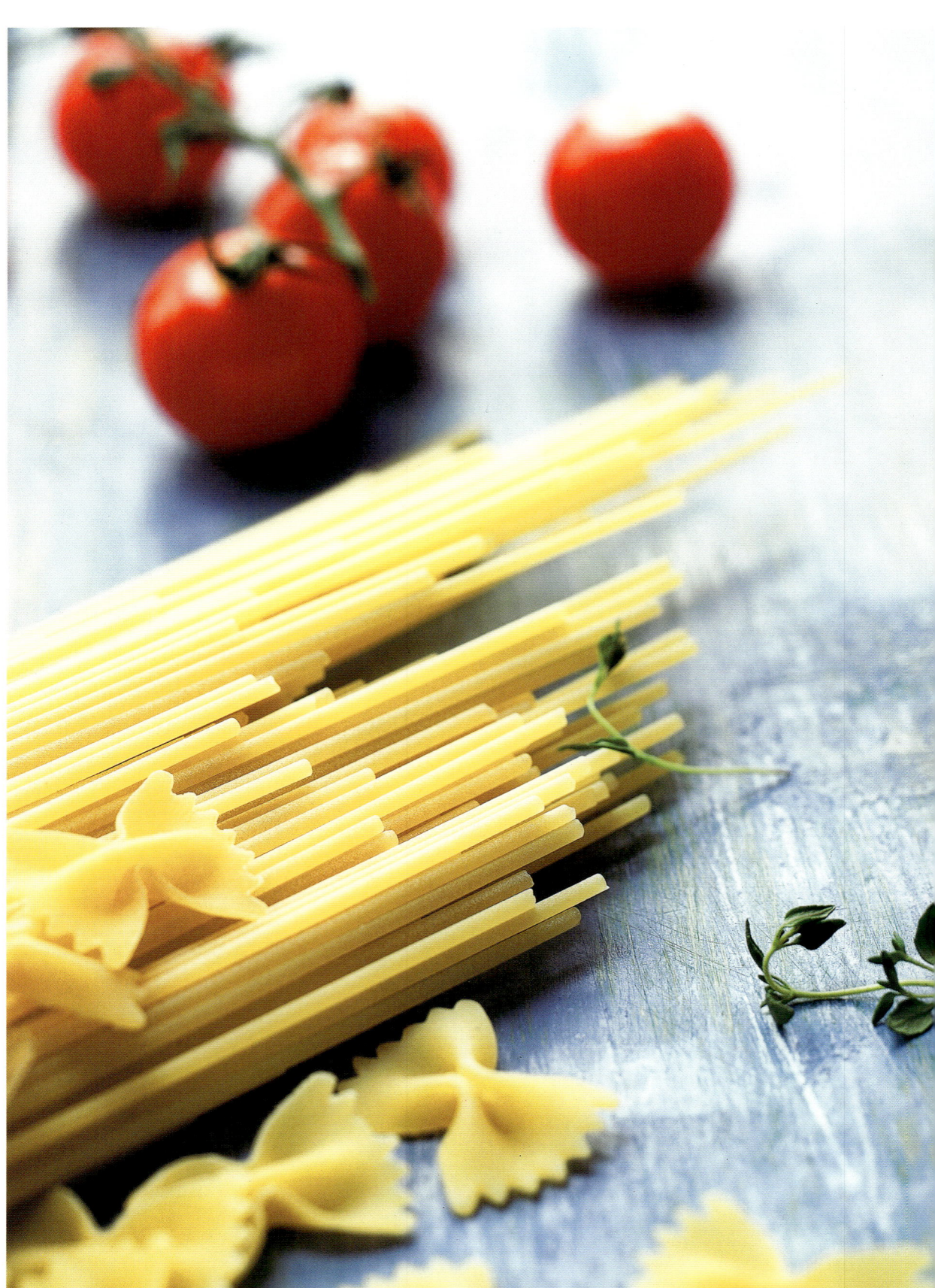

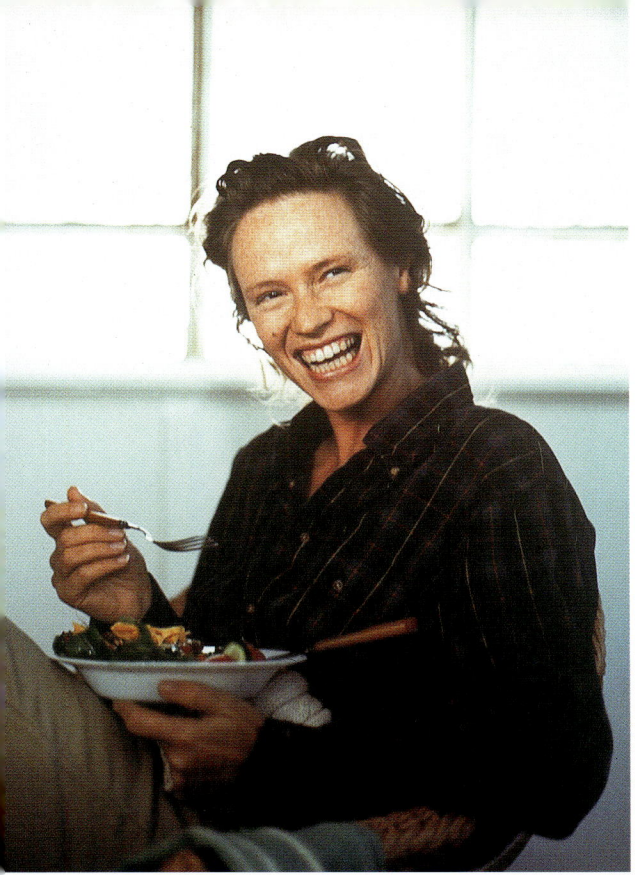

Bitte beachten Sie, dass die Zutaten in den Diäten unterschiedlich sein können, auch wenn es auf den ersten Blick nicht so aussieht. Beispiel: Bei den Zwischenmahlzeiten in der Einsteiger-Diät haben „1 Becher Fruchtjoghurt und 2–4 Löffelbiskuits" nur 1 Gramm Fett. In der Grünen Diät aber hat „1 Becher Fruchtjoghurt" 4 bis 5 Gramm Fett. Der Grund: Es handelt sich um Joghurts mit unterschiedlichem Fettgehalt und unterschiedlichen Bechergrößen.

Vorkochen spart Zeit

Am Ende vieler Rezepte erfahren Sie, wann und wie angebrochene Zutaten aufgebraucht werden. Außerdem finden Sie hier auch Tipps zum Vorkochen, zum Beispiel von Kartoffeln, Nudeln und Reis; damit sparen Sie nicht nur Zeit. Es macht Sinn, immer mal eine gekochte Kartoffel oder eine Portion Reis im Kühlschrank zu haben: Mit fettarmem Quark, mit Gemüse oder Gewürzen lassen sich daraus schnell kleine Zwischenmahlzeiten und Imbisse zaubern. Beachten Sie bitte, dass in den Rezepten die Gramm-Angaben für gekochte Nudeln, Buchweizen oder Reis nur Circa-Angaben sind – diese Lebensmittel nehmen je nach Sorte beim Kochen unterschiedlich viel Wasser auf.

Gemüse nach Saison

Weil viele Menschen gern zu Jahresbeginn abnehmen wollen, orientieren sich alle drei Diäten am Obst- und Gemüseangebot im Winter. Wenn Sie Ihre Diät zu einem anderen Zeitpunkt planen, sollten Sie Obst- und Gemüsesorten nehmen, die dann Saison haben. Tiefkühlware ist eine gute Alternative, denn sie wird immer erntefrisch eingefroren.

Wenn Sie noch Hunger haben ...

... dann essen Sie einfach mehr, jedenfalls von den fettarmen Zutaten – den Diät-Erfolg gefährdet das nicht. Deshalb stehen in

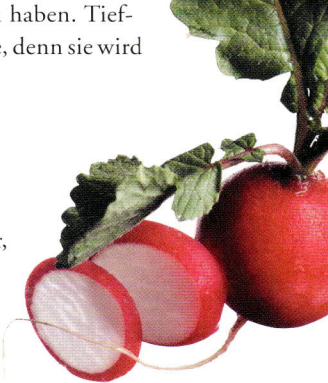

tige Nährstoffe fehlen. Es könnte sogar sein, dass es dann mit dem Abnehmen erst recht nicht mehr vorwärts geht (siehe Seite 150). Sie dürfen Tagespläne umstellen oder eigene Rezepte verwenden, behalten Sie aber die 30 Gramm Fett pro Tag im Blick. Wenn Sie mal darüber liegen, macht das nichts – es kommt wirklich nicht auf ein, zwei Gramm Fett an. Das können Sie an anderen Tagen ausgleichen – entscheidend ist die Wochenbilanz.

Es spielt übrigens keine Rolle, wann Sie Hauptgericht und Imbiss essen. Wenn Sie ganztägig berufstätig sind, nehmen Sie sich den Imbiss mit an den Arbeitsplatz und essen abends warm. Alle Imbisse an den Werktagen sind gut vorzubereiten – häufig schon am Abend vorher. Falls Sie fürs Mitnehmen etwas beachten müssen, finden Sie einen entsprechenden Hinweis an Ort und Stelle.

Die Einkaufs- und Vorratslisten

Zu jeder Diät gehören Einkaufs- und Vorratslisten. Alle frischen Zutaten, die Konserven und die meisten TK-Produkte werden im Laufe des Programms aufgebraucht, so dass keine Reste übrig bleiben. Das gilt allerdings nur, wenn Sie sich an die niedrigeren Mengen in den Rezepten halten. Wer mehr essen möchte, muss entsprechend mehr einkaufen.

Maße und Gewichte

1 Tasse	125 ml
1 Becher	200 ml
1 TL Öl	5 g
1 EL Öl	10 g
1 EL Reis	15 g
1 EL Mais	10 g
1 EL Couscous	10 g
1 EL kleine Linsen	10 g
1 EL Kartoffelpüreeflocken	5 g
1 EL Magerquark	20 g
1 EL Frischkäse	20 g

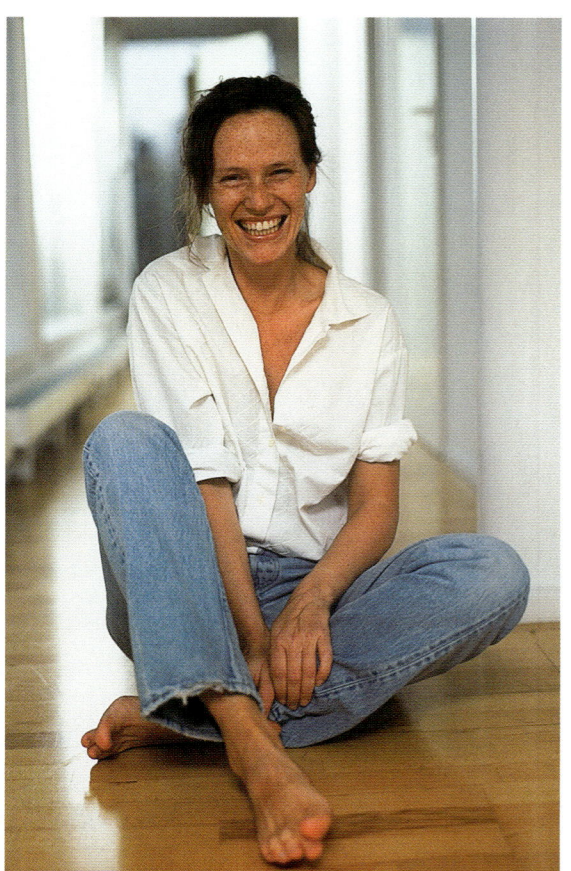

den Rezepten viele variable Angaben wie „2–3 Möhren" oder „3–4 EL Frischkäse". Aber nicht vergessen: Die Einkaufs- und Vorratslisten orientieren sich an den niedrigeren Mengen. Männer haben generell einen größeren Energiebedarf als Frauen; sie sollten, wenn sie die Diät machen, die Zutatenmengen in den Rezepten um die Hälfte aufstocken.

Bitte viel trinken

Grundsätzlich gilt: Wer weniger isst, muss mehr trinken. Denn beim Abnehmen fallen Stoffwechselprodukte an, die mit reichlich Flüssigkeit ausgeschwemmt werden müssen. Trinken Sie daher mindestens zwei Liter am Tag (im Sommer auch mehr). Ideal sind Mineralwasser sowie Früchte- und Kräutertees. Kaffee und Tee können dem Körper Flüssigkeit entziehen. Am besten, Sie halten sich bei diesen Getränken zurück bzw. spülen mit der gleichen Menge Wasser nach.

Diät unterbrochen – was nun?

Wir wissen von vielen Frauen, dass sie zum Beispiel nach einer Geschäftsreise oder einem Familienfest die Diät abgebrochen haben, weil sie sich vorübergehend nicht daran halten konnten. Schade! Und überflüssig. Wenn Sie es mal nicht schaffen, ein paar Tage nach den Plänen zu essen: kein Problem! Achten Sie auf fettarme Gerichte (siehe Seiten 150, 152), und machen Sie dann mit Ihrem Diät-Programm da weiter, wo Sie aufgehört haben.

Und nach der Diät?

… geht's weiter – mit der BRIGITTE-Diät! Wiederholen Sie die Programme und stocken Sie die Zutatenmengen ganz allmählich auf. So gewöhnt sich der Körper daran, dass Sie wieder normal essen.

Damit Sie später Ihr neues Gewicht leichter halten können, sollten Sie weiterhin aufs Fett achten: Für Frauen sind täglich 60 bis 70 Gramm Fett ausreichend, für Männer 70 bis 80 Gramm. Damit Sie den Überblick behalten: Auf der Seite 156 können Sie den Fettgehalt beliebter Süßigkeiten und Snacks nachschlagen.

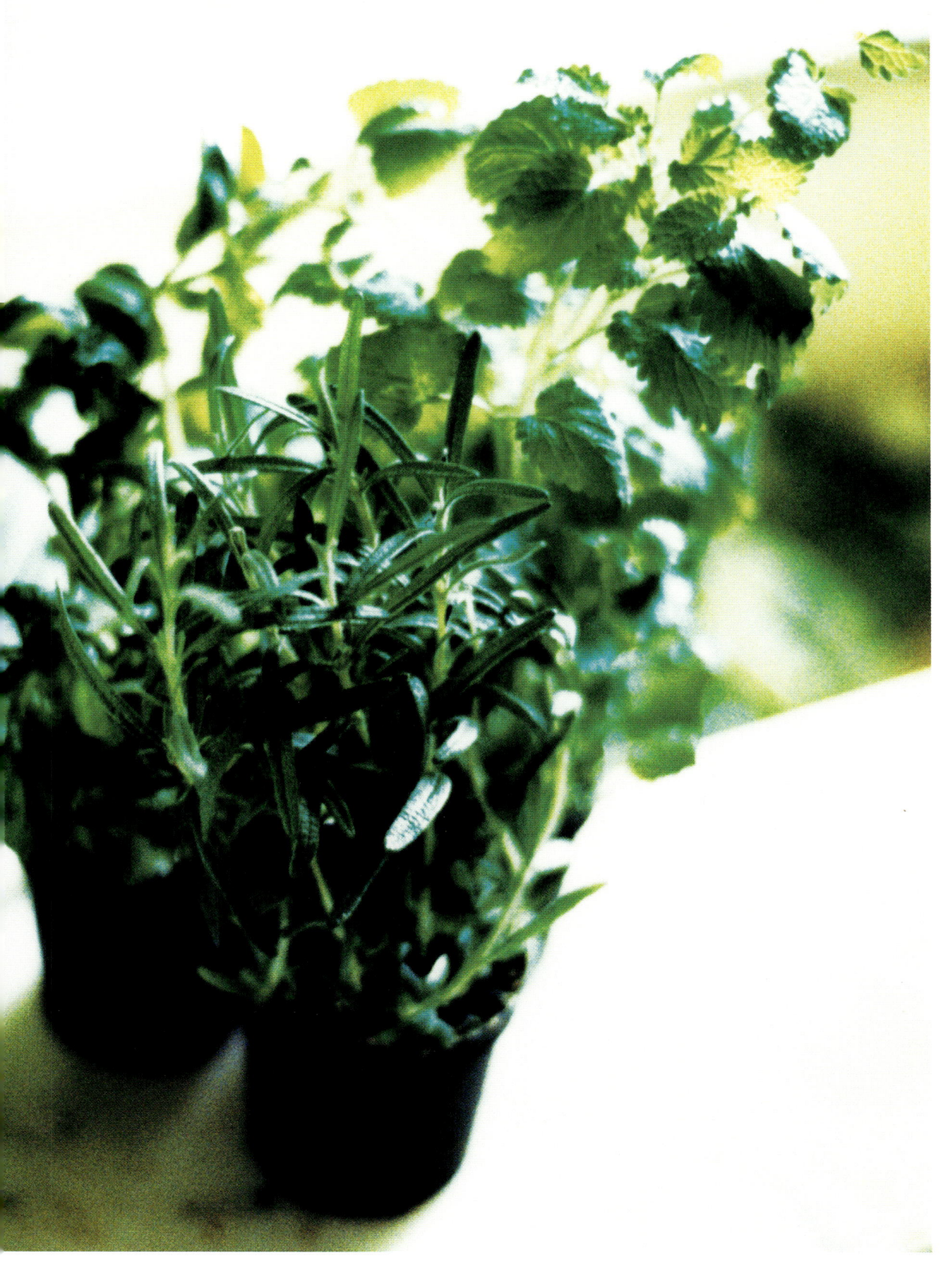

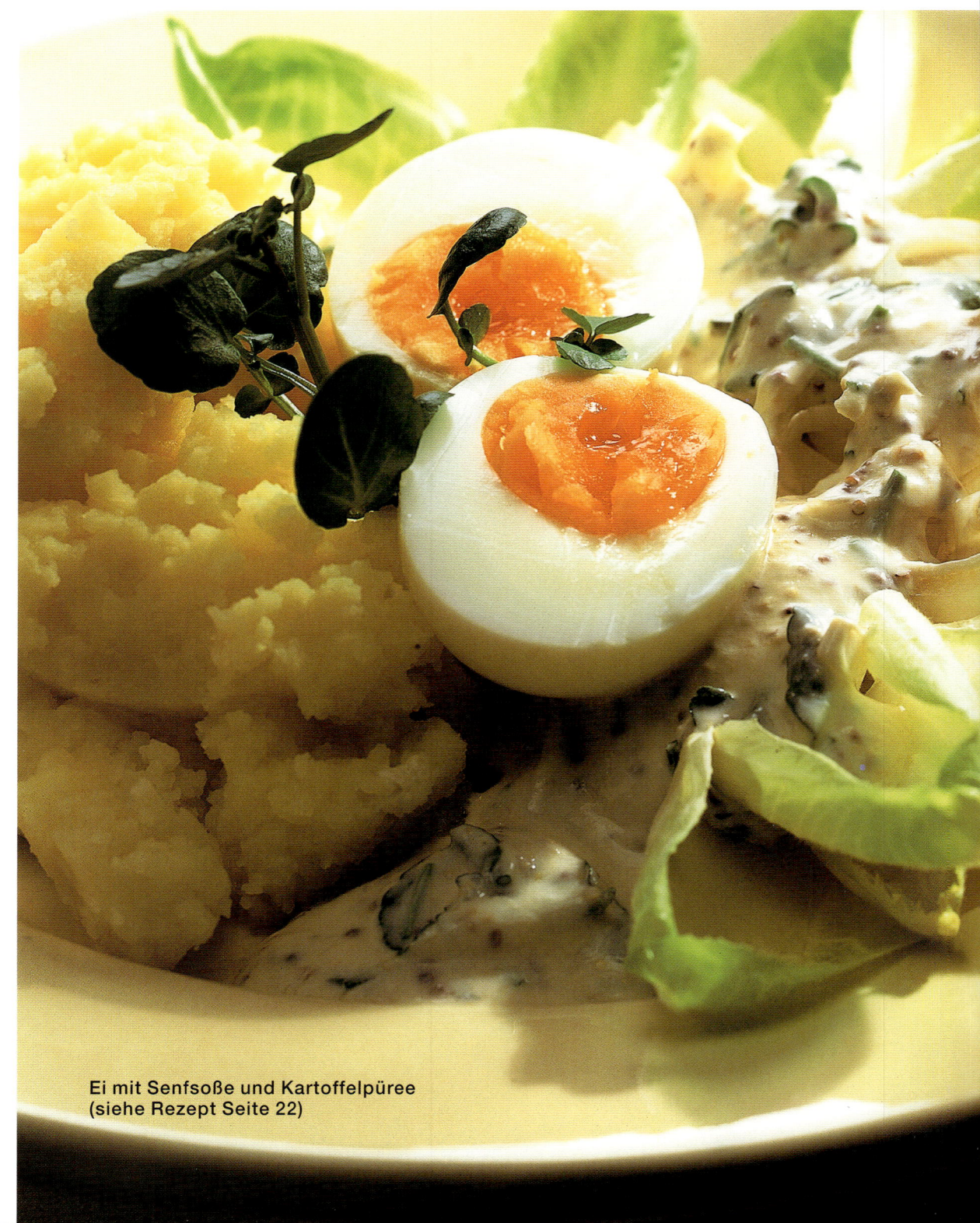

Ei mit Senfsoße und Kartoffelpüree
(siehe Rezept Seite 22)

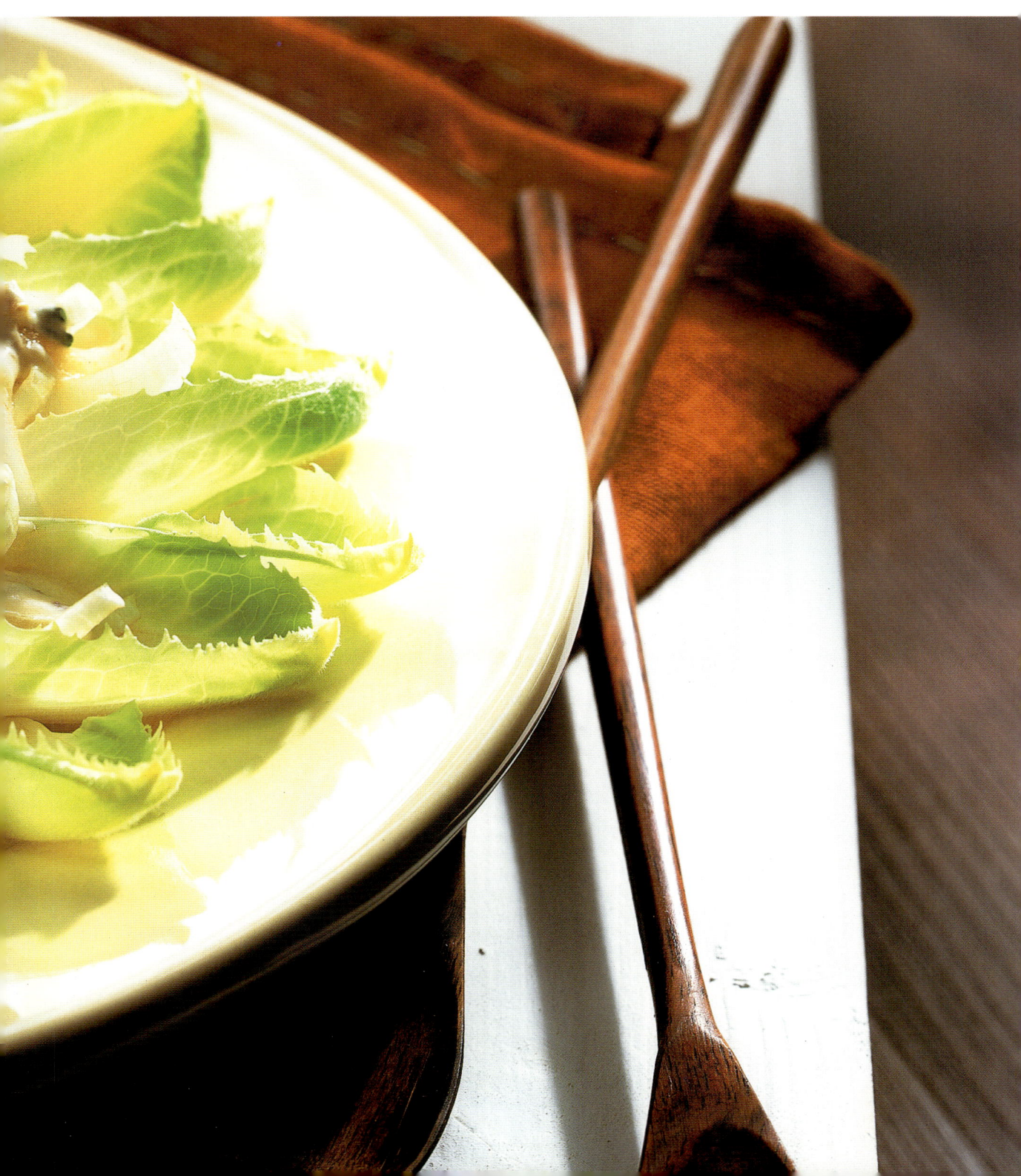

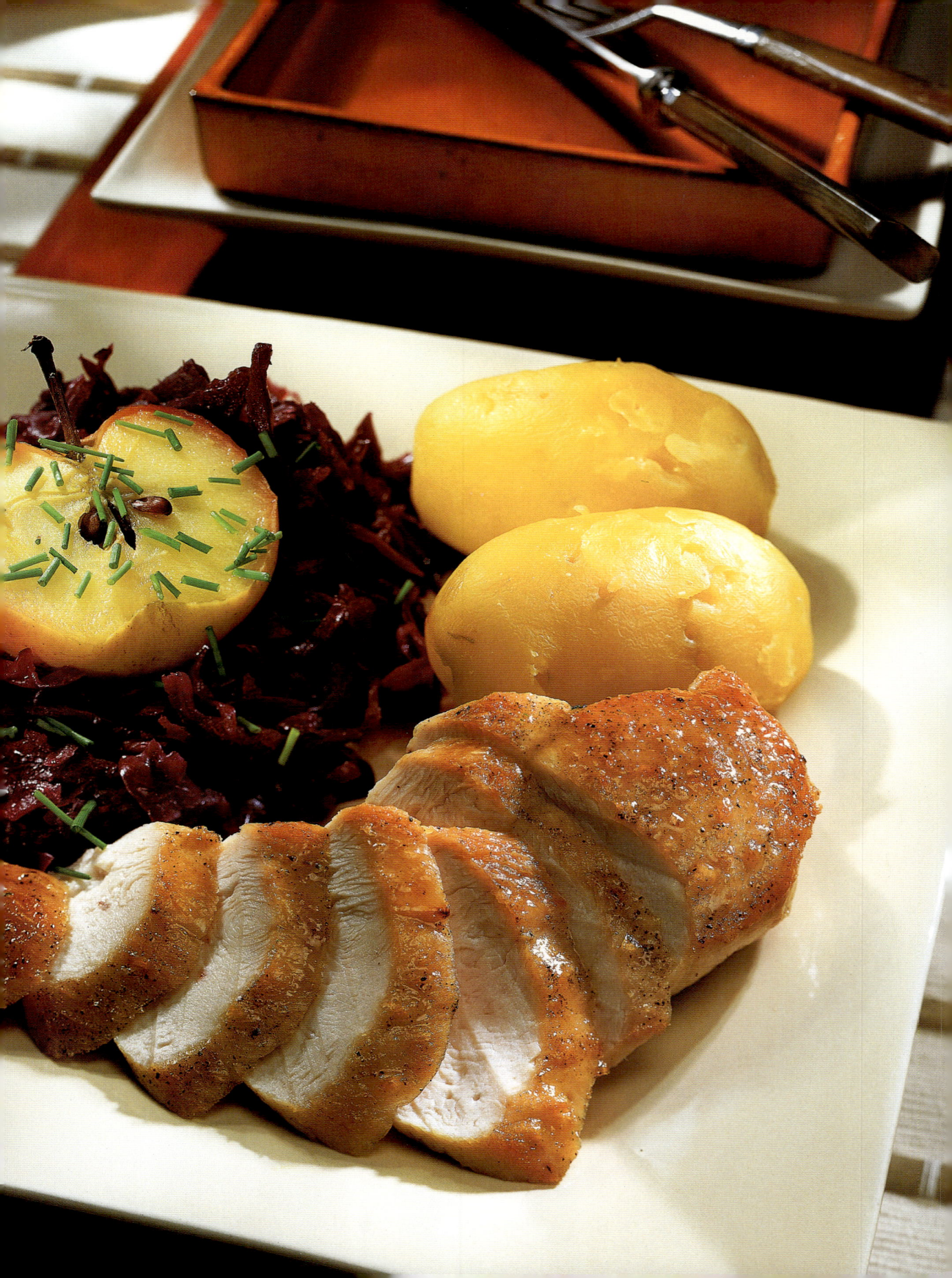

Die **Einsteiger-Diät** ist eine Art Minimalprogramm für Kochfaule. Allenfalls am Wochenende wird mal etwas mehr geschnippelt oder gehackt, die Gerichte und Snacks sind schnell zubereitet. Trotzdem werden Sie geschmacklich voll auf Ihre Kosten kommen. Wenn Sie mögen, sorgen Sie mit Gewürzen und Kräutern für mehr Raffinesse; Tipps dazu finden Sie am Ende der Rezepte.

So

TOMATEN-KRESSE-TOAST, EI UND ORANGE

1 Ei, 1 Scheibe Toastbrot, 1 Tomate, Salz, frisch gemahlener Pfeffer, etwas Kresse, 1 Orange

▶ Das Ei weich oder hart kochen.
▶ Das Brot toasten, mit Tomatenscheiben belegen und mit Salz, Pfeffer und Kresse bestreuen.
▶ Die Orange dazu essen oder auspressen.

APFEL-KIWI-SALAT

1 Kiwi, ½ Apfel, 1 EL Kürbiskerne

▶ Früchte klein schneiden, Kürbiskerne hacken. Alles mischen.

HÄHNCHENBRUST MIT ROTKOHL UND PELLKARTOFFELN

2–3 Kartoffeln, Salz, 1 Hähnchenbrustfilet, frisch gemahlener Pfeffer, 1 TL Öl, 175 g Rotkohl (Glas), ½ Apfel, etwas Schnittlauch

▶ Die Kartoffeln mit Schale in Salzwasser gar kochen.
▶ Inzwischen das Hähnchenbrustfilet mit Salz und Pfeffer auf beiden Seiten einreiben und im heißen Öl 15 Minuten braten, das Fleisch dabei mit Küchenpapier abdecken und zwischendurch wenden.
▶ Den Rotkohl mit drei Esslöffel Wasser in einen Topf füllen. Die Apfelhälfte mit der Schnittfläche nach oben in die Kohlmitte setzen, salzen und zugedeckt zum Kochen bringen. Hitze reduzieren und langsam garen, bis der Apfel weich ist.
▶ Die Kartoffeln pellen und zusammen mit Hähnchenbrustfilet und Apfelhälfte auf einen Teller legen.
▶ Den Kohl kurz in der Pfanne schwenken, dabei den Bratsatz lösen, und dazu anrichten. Den Apfel mit Schnittlauchröllchen bestreuen.
ROTKOHL: Den Rest brauchen Sie für den Rotkohlsalat, zweite Woche Montag (Seite 28).
KARTOFFELN: Kochen Sie fünf bis sieben Kartoffeln mehr – Sie brauchen zwei bis drei für den Kartoffel-Tomaten-Imbiss am Montag (Seite 20) und drei bis vier für die Bratkartoffeln mit kaltem Hähnchenfleisch und Salat am Dienstag (Seite 21).
HÄHNCHENBRUSTFILET: Braten Sie ein zweites, Sie brauchen es für die Bratkartoffeln mit kaltem Hähnchenfleisch und für das Hähnchen-Sandwich am Dienstag (Seite 21).
TIPP: Kochen Sie im Rotkohl eine Teelöffelspitze zerdrückte Korianderkörner oder gemahlenen Koriander mit.

3–5 LÖFFELBISKUITS

TOMATEN-FELDSALAT MIT KNOBLAUCH-CROÛTONS

1 Scheibe Toastbrot, 30–50 g geputzter Feldsalat (oder Rauke), 1 Knoblauchzehe, ½ Orange, 1–2 TL Senf, Salz, frisch gemahlener Pfeffer, 2–3 Tomaten, 1 EL Kürbiskerne, 1–1 ½ TL Olivenöl

▶ Das Toastbrot fein würfeln und in einer heißen Pfanne unter Rühren rösten, bis es aromatisch duftet.
▶ Inzwischen den Salat waschen und auf einem Teller ausbreiten. Knoblauch hacken.
▶ Die Orangenhälfte auspressen, den Saft mit Senf, Salz und Pfeffer verrühren.
▶ Tomaten würfeln, mit der Soße mischen und auf dem Salat verteilen.
▶ Kürbiskerne zu den Brotwürfeln geben und kurz anrösten. Die Pfanne vom Herd nehmen, Knoblauch und Öl unterrühren. Die Mischung salzen und über den Salat streuen.
TIPP: Für 30 Gramm geputzten Feldsalat brauchen Sie ca. 50 bis 60 Gramm ungeputzten Salat.

FRÜHSTÜCK ▶ 5 G FETT

ORANGENMÜSLI

½–1 Orange, 1 Becher Frucht-
joghurt, 4–5 EL Haferflocken,
½ EL Kürbiskerne

▶ Das Fruchtfleisch klein schneiden
und mit den übrigen Zutaten gut
mischen.

SNACK ▶ 0 G FETT

1 BANANE

HAUPTGERICHT ▶ 14 G FETT

NUDELN MIT ITALIENI-SCHEM GEMÜSE

50–60 g Nudeln, Salz, 125 ml
Gemüse-Hefebrühe, 2–3 Tomaten,
1 Knoblauchzehe, ½ Packung
TK-Pfannengemüse „Italienisch",
40–50 g Feta-Käse, frisch gemah-
lener Pfeffer; 1 Apfel

▶ Die Nudeln nach Packungsanweisung in Salzwasser kochen und abgießen.
▶ Inzwischen die Brühe in einer
Pfanne erhitzen.
▶ Die Tomaten halbieren, den Knoblauch hacken und mit dem gefrorenen Gemüse in die Pfanne geben,
alles aufkochen und nach Packungsanweisung bei milder Hitze garen;
die Flüssigkeit dabei etwas verdampfen lassen.
▶ Den Feta würfeln und in der Soße
nur noch erwärmen.
▶ Die Gemüsemischung mit Pfeffer
würzen und mit den Nudeln anrichten.
▶ Den Apfel gibt es zum Dessert.

TK-PFANNENGEMÜSE: Die zweite
Hälfte brauchen Sie für die Gemüse-
pfanne mit Spiegelei, zweite Woche
Mittwoch (Seite 30).
NUDELN: Kochen Sie 30 bis 40
Gramm mehr für den Nudel-Möh-
ren-Salat am Donnerstag (Seite 23).
TIPPS: • Kochen Sie im Gemüse
Rosmarin oder Thymian mit. Oder
servieren Sie das Gericht mit einigen
Basilikumblättchen.
• Beachten Sie beim Halbieren des
TK-Gemüses das Fettstück in der
Packung und nehmen Sie auch da-
von die Hälfte.

SNACK ▶ 6 G FETT

FETA-KNÄCKEBROT

1 Scheibe Knäckebrot, 1 TL
Tomatenmark, 30–40 g Feta-Käse,
frisch gemahlener Pfeffer

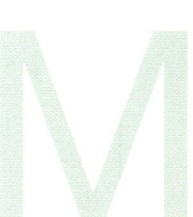

▶ Das Knäckebrot mit Tomatenmark bestreichen, den Feta in dünne
Scheiben schneiden und darauf legen. Mit Pfeffer würzen.
TIPP: Belegen Sie das Brot mit Basilikumblättchen oder würzen Sie es
mit getrocknetem Majoran.

IMBISS ▶ 5 G FETT

KARTOFFEL-TOMATEN-IMBISS

2–3 gekochte Kartoffeln, 2 Tomaten,
5 TL Salatcreme, Salz, frisch gemah-
lener Pfeffer, 2–3 Gewürzgurken

▶ Kartoffeln pellen und halbieren,
die Tomaten halbieren.
▶ Alle Schnittflächen mit der Salatcreme bestreichen und mit Pfeffer
und Salz würzen.
▶ Die Gurken dazu essen.

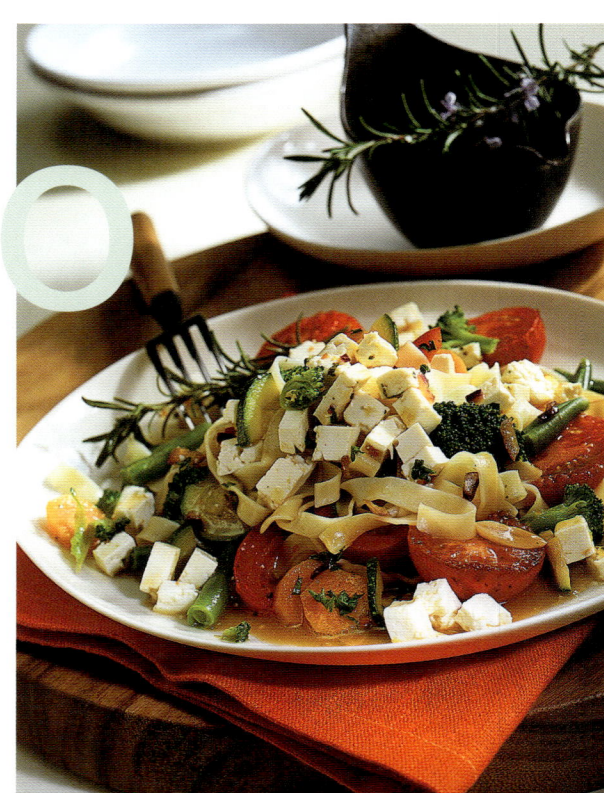

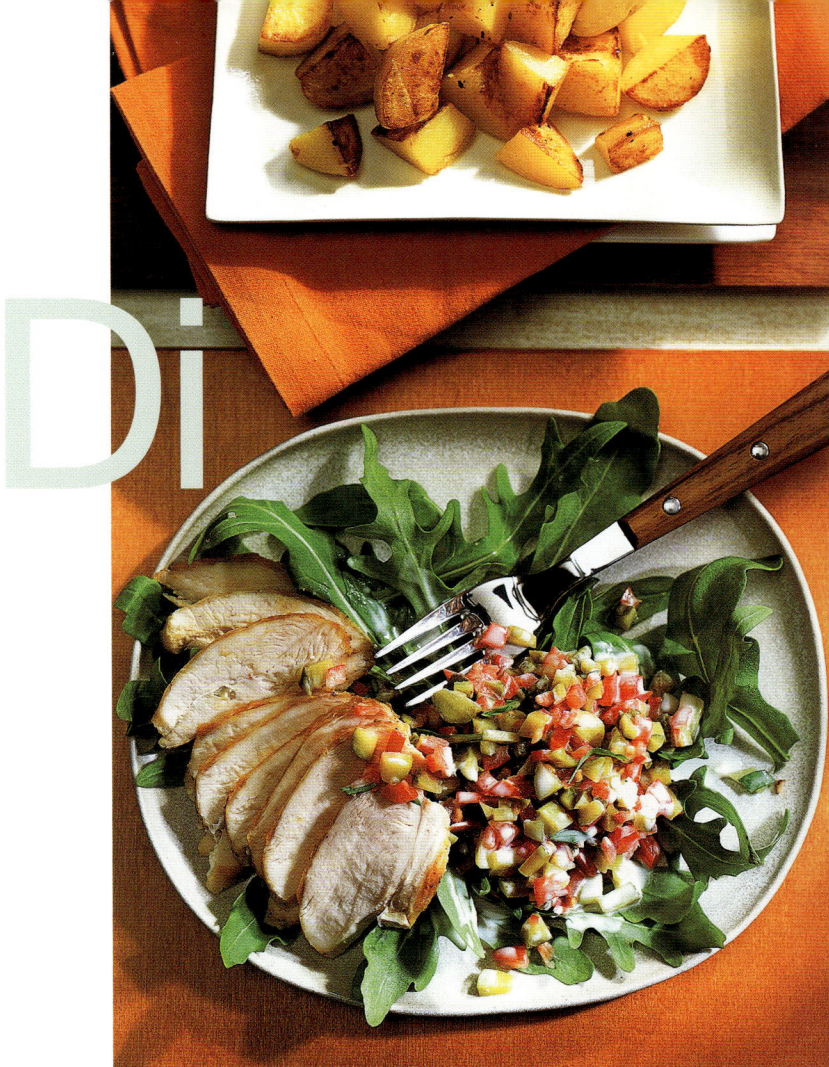

FRÜHSTÜCK ▶ 8 G FETT

KONFITÜREN- UND FETA-KNÄCKEBROT

2 Scheiben Knäckebrot, 1 TL Tomatenmark, 20 g Feta-Käse, etwas Schnittlauch, Kresse oder Basilikum, 1 TL Butter oder Margarine, 1 TL Fruchtaufstrich, 1 Clementine

▶ Eine Scheibe Knäckebrot mit Tomatenmark bestreichen, mit dem Feta belegen und mit gehackten Kräutern bestreuen.

▶ Die zweite Scheibe mit Butter oder Margarine und mit Fruchtaufstrich bestreichen.

▶ Die Clementine dazu essen.

SNACK ▶ 4 G FETT

1 BECHER FRUCHTJOGHURT UND 1–2 EL KÜRBISKERNE

HAUPTGERICHT ▶ 10 G FETT

BRATKARTOFFELN MIT KALTEM HÄHNCHENFLEISCH UND SALAT

3–4 gekochte Kartoffeln, 1 TL Öl, frisch gemahlener Pfeffer, Salz, 30 g geputzter Feldsalat (oder Rauke), 1 Tomate, 1 Gewürzgurke, 3 TL Salatcreme, 2/3 gebratenes Hähnchenbrustfilet; 1 Apfel

▶ Die Kartoffeln pellen und vierteln und im heißen Öl unter häufigem Wenden braten; mit Pfeffer und Salz würzen.

▶ Inzwischen den Salat waschen, trocknen und auf einen großen Teller legen. Tomate und Gurke fein hacken. Mit Salatcreme und ein bis zwei Esslöffel Gurkenwasser verrühren und auf die Salatblätter verteilen.

▶ Die Hähnchenbrust in Scheiben schneiden, auf den Salat legen und mit Pfeffer bestreuen.

▶ Die Bratkartoffeln dazu anrichten.

▶ Den Apfel gibt es zum Dessert.

TIPP: Geben Sie ein paar gehackte Estragonblätter in die Soße.

SNACK ▶ 4 G FETT

3–4 GETROCKNETE APRIKOSENHÄLFTEN, 1 EL KÜRBISKERNE

IMBISS ▶ 4 G FETT

HÄHNCHEN-SANDWICH

1–2 Scheiben Vollkornbrot, 3 TL Salatcreme, 1/3 gebratenes Hähnchenbrustfilet, Salz, frisch gemahlener Pfeffer, 2 Tomaten

▶ Das Brot mit Salatcreme bestreichen, die Hähnchenbrust in dünne Scheiben schneiden, auf das Brot legen und mit Salz und Pfeffer würzen. Eventuell eine zweite Scheibe Brot darauf legen. Die Tomaten dazu essen.

Für unterwegs: Praktisch sind die kleinen Cocktailtomaten. Essen Sie davon zehn bis zwölf Stück.

JOGHURTMÜSLI

1 Becher Fruchtjoghurt, 4-5 EL Haferflocken, 1 EL Kürbiskerne

▶ Joghurt mit Haferflocken und Kürbiskernen verrühren.

1 BIRNE

EI MIT SENFSOSSE UND KARTOFFELPÜREE

1 Ei, 1 Chicorée, ca. 60 ml Gemüse-Hefebrühe, 2 TL Senf, etwas Schnittlauch und Kresse, 1–2 Becher Joghurt, Salz, 8 EL Kartoffel-püreeflocken, 1 TL Fruchtaufstrich

▶ Das Ei wachsweich oder hart kochen und pellen.
▶ Die Chicoréeblätter abteilen und auf einen Teller legen.
▶ Für die Soße die Brühe aufkochen, vom Herd nehmen und nacheinander Senf, gehackte Kräuter und die Hälfte des Joghurts hineinrühren. Die Soße warm stellen.
▶ Für das Püree 210 Milliliter Salzwasser erhitzen und die Püreeflocken hineinrühren.
▶ Das Ei halbieren, mit dem Püree zum Salat anrichten und mit Senfsoße übergießen.
▶ Zum Dessert den restlichen Joghurt mit Fruchtaufstrich verrühren.
TIPP: Sie können auch Kräuter- oder Estragonsenf nehmen.

1 MÜSLI-SCHOKO-RIEGEL

FETA-SANDWICH MIT MÖHREN

1–2 Scheiben Vollkornbrot, 2 TL Tomatenmark, 20 g Feta-Käse, 2 Möhren, 1 Clementine

▶ Das Brot mit Tomatenmark bestreichen, mit klein geschnittenem Feta belegen und eventuell eine zweite Scheibe Brot darauf legen.
▶ Möhren und Clementine dazu essen.

Mi

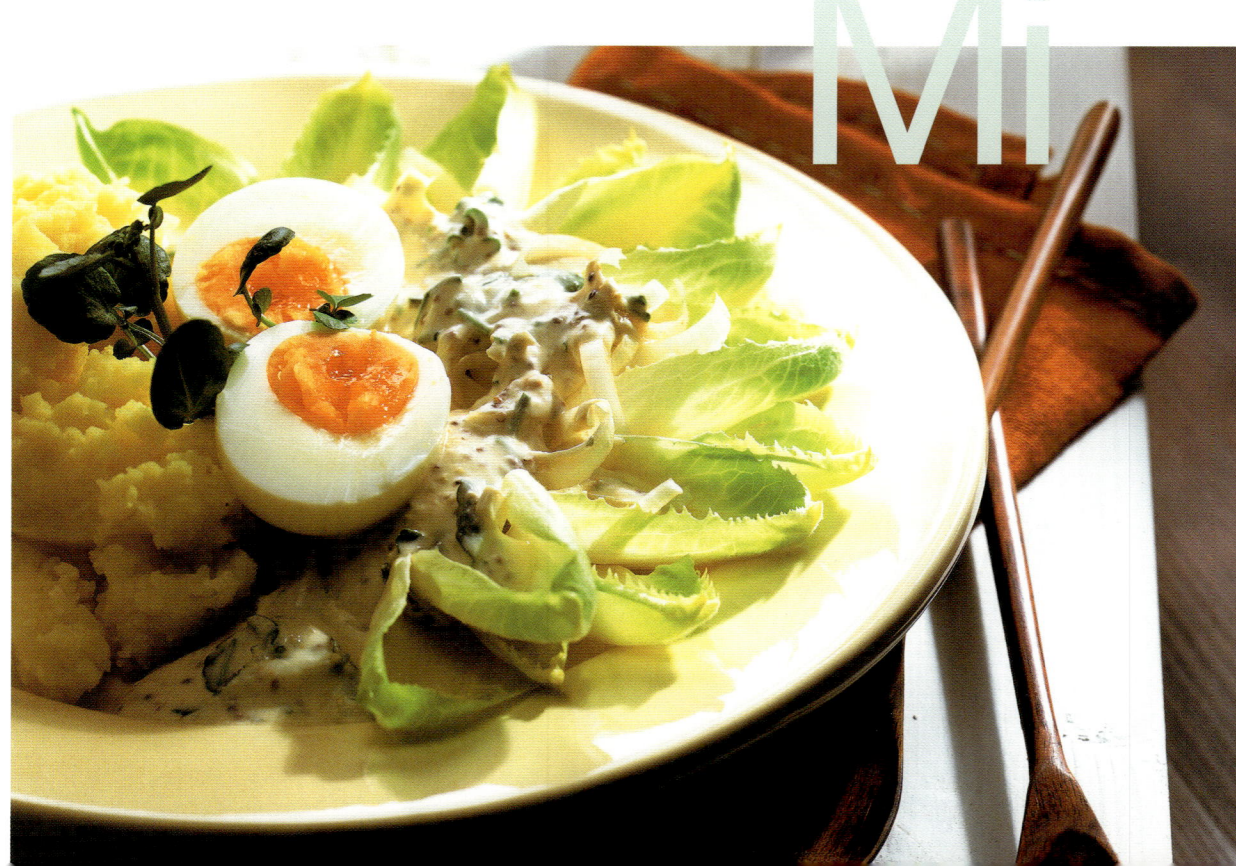

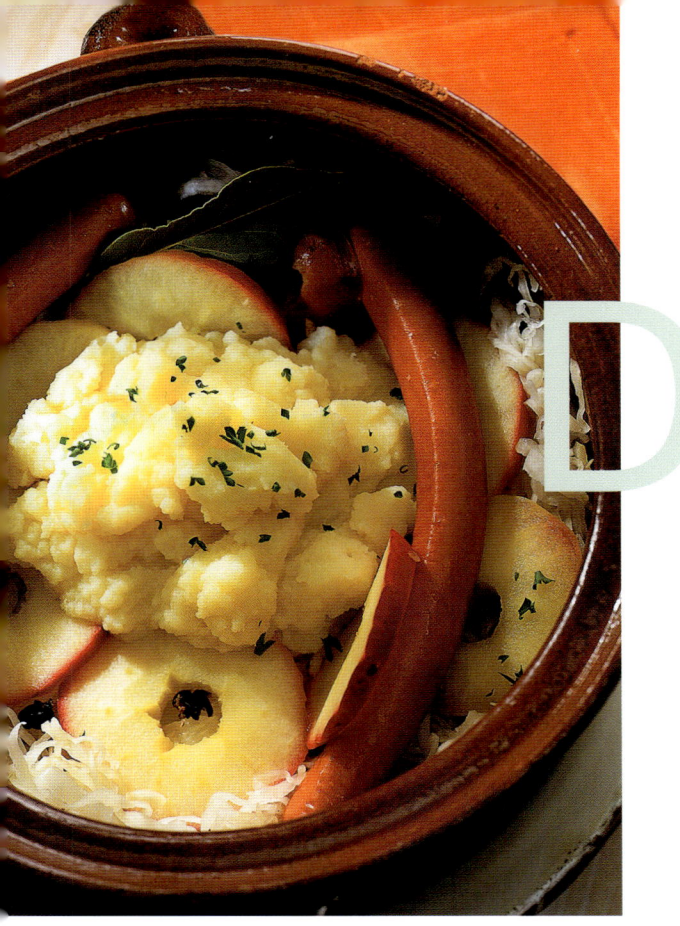

Samstag (Seite 25) und für den Sauerkrautsalat, zweite Woche Freitag (Seite 32).

TIPP: Kochen Sie das Sauerkraut mit einem Lorbeerblatt und drei bis vier zerdrückten Wacholderbeeren. Raffiniert schmeckt es auch mit etwas geriebenem Meerrettich.

SNACK ▶ 1 G FETT

1 BECHER FRUCHTJOGHURT UND 2–4 LÖFFELBISKUITS

IMBISS ▶ 6 G FETT

NUDEL-MÖHREN-SALAT

90 g Karottensalat (Glas), 1–2 EL Frischkäse, 3–4 TL Salatcreme, Salz, frisch gemahlener Pfeffer, ca. 75–100 g gekochte Nudeln (30–40 g Rohgewicht), etwas Schnittlauch

▶ Den Karottensalat abtropfen lassen, dabei zwei Esslöffel Flüssigkeit auffangen.

▶ Den Frischkäse mit Salatcreme und dem Gemüsewasser verrühren. Mit Salz und Pfeffer würzen. Nudeln und Karottensalat untermengen und Schnittlauchröllchen darüber streuen.

KAROTTENSALAT: Den Rest brauchen Sie für Kürbiskernbrot und Möhrensalat am Freitag (Seite 24) und das Tatarbrot am Samstag (Seite 25).

Für unterwegs: Bereiten Sie den Salat am Vortag zu, damit er durchziehen kann. Nehmen Sie ihn mindestens eine halbe Stunde vor dem Essen aus der Kühlung.

FRÜHSTÜCK ▶ 6 G FETT

KONFITÜRENBROT MIT KÜRBISKERNEN

1 Scheibe Vollkornbrot, 1–2 EL Frischkäse, 1 TL Fruchtaufstrich, 1 EL Kürbiskerne

▶ Das Brot mit Frischkäse und Fruchtaufstrich bestreichen und mit Kürbiskernen bestreuen.

SNACK ▶ 0 G FETT

1 BANANE

HAUPTGERICHT ▶ 18 G FETT

SAUERKRAUT-KARTOFFEL-TOPF MIT WÜRSTCHEN

ca. 200 g Sauerkraut, Salz, frisch gemahlener Pfeffer, 1 Apfel, 7–8 EL Kartoffelpüreeflocken, 1 Paar fettreduzierte Würstchen, etwas Schnittlauch und Petersilie

▶ Das Sauerkraut in einen Topf geben, ca. 60 Milliliter Wasser zugeben, mit Salz und Pfeffer würzen und zugedeckt fünf Minuten kochen; zwischendurch umrühren.

▶ Den Apfel in dünne Scheiben schneiden, auf das Kraut legen und mit Salz und Pfeffer würzen. Die Würstchen daneben legen. Zugedeckt bei mittlerer Hitze ca. zehn Minuten kochen.

▶ Inzwischen für das Püree 180 Milliliter Salzwasser erhitzen und die Püreeflocken hineinrühren.

▶ Alles auf einem Teller anrichten und mit gehackten Kräutern bestreuen.

SAUERKRAUT: Den Rest brauchen Sie für die Sauerkrautsuppe am

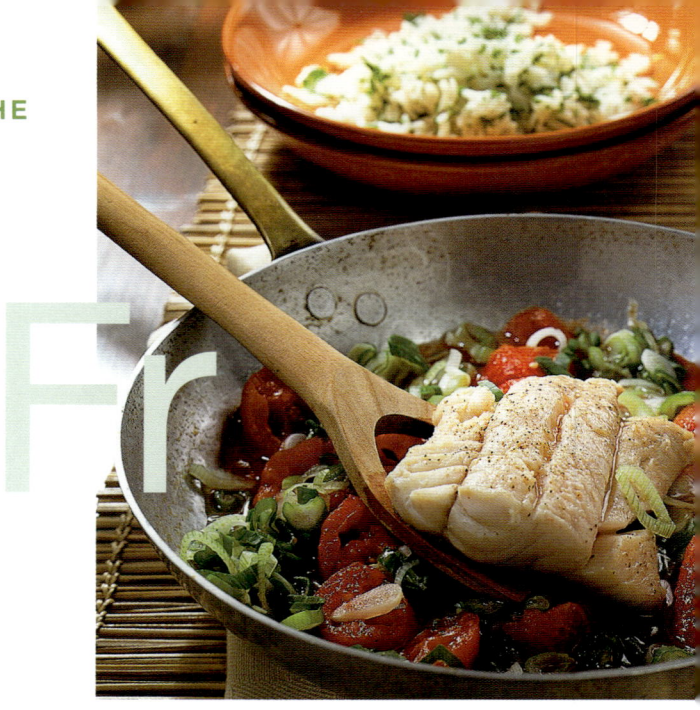

FRÜHSTÜCK ▶ 5 G FETT

CLEMENTINENMÜSLI

*1 Clementine, 4 EL Haferflocken,
1 Becher Fruchtjoghurt, ½ TL
Fruchtaufstrich, ½ EL Kürbiskerne*

▶ Die Clementine klein schneiden
und mit den übrigen Zutaten vermischen.

SNACK ▶ 4 G FETT

KONFITÜREN-
KÜRBISKERN-BROT

*1 Scheibe Knäckebrot, 1 EL
Frischkäse, ½ TL Fruchtaufstrich,
1 ½ EL Kürbiskerne*

▶ Das Knäckebrot mit Frischkäse
und dem Fruchtaufstrich bestreichen
und mit Kürbiskernen bestreuen.

HAUPTGERICHT ▶ 9 G FETT

GEDÜNSTETES FISCH-
FILET AUF TOMATEN MIT
KRÄUTERREIS

*45 g Reis, Salz, 1 Knoblauchzehe,
1 Lauchzwiebel, ½ Dose Tomaten
mit Saft, 100 g TK-Seefisch, frisch
gemahlener Pfeffer, 2 TL Butter oder
Margarine, etwas Schnittlauch und
Petersilie; ½ Grapefruit*

▶ Den Reis nach Packungsanweisung in Salzwasser kochen und abgießen.
▶ Inzwischen den Knoblauch hacken, die Lauchzwiebel in Ringe
schneiden. Beides mit den Tomaten
in einen kleinen Topf geben. Das gefrorene Fischfilet darauf setzen. Alles mit Salz und Pfeffer würzen, mit

Butter- oder Margarineflöckchen
belegen und zugedeckt zum Kochen
bringen. Die Hitze reduzieren und
den Fisch ca. acht bis zehn Minuten
garen.
▶ Die Kräuter hacken, zum Reis geben und mit Fisch und Tomaten-
gemüse anrichten.
▶ Die halbe Grapefruit gibt es zum
Dessert.
REIS: Kochen Sie 105 bis 120 Gramm
mehr – Sie brauchen 45 Gramm für
die Hackpfanne morgen, 30 Gramm
für die Tomatensuppe am Sonntag
(Seite 27) und 30 bis 45 Gramm für
den Bohneneintopf am Montag
(Seite 28).
SEEFISCH: Sie brauchen weitere 100
Gramm für den Seefisch auf Kartoffel-Gurken-Bett, zweite Woche
Freitag (S. 32). Den Rest verwenden
Sie für andere Gerichte.
DOSENTOMATEN: Den Rest brau-
chen Sie für die Tomatensuppe am
Sonntag (Seite 27).
GRAPEFRUIT: Die andere Hälfte es-
sen Sie morgen als Snack.
TIPPS: • Gekochter Reis lässt sich
portionsweise einfrieren; das Vorko-
chen lohnt sich also.

• Statt mit Pfeffer würzen Sie das Gemüse mit Harissa oder Curry und
servieren es mit Korianderblättchen.
• Verwenden Sie auch den würzigen
dunkelgrünen Teil von der Lauchzwiebel.
• Wenn Sie frisches Fischfilet nehmen möchten: Garen Sie es je nach
Dicke der Stücke etwa zwei bis vier
Minuten in der Tomatensoße.

SNACK ▶ 4–5 G FETT

1 MÜSLI-SCHOKO-RIEGEL

IMBISS ▶ 9 G FETT

KÜRBISKERNBROT
UND MÖHRENSALAT

*1–2 Scheiben Vollkornbrot, 1–2 TL
Butter oder Margarine, 1 El Kürbis-
kerne, Salz, frisch gemahlener
Pfeffer, 50 g Karottensalat (Glas)*

▶ Das Brot mit Butter oder Margarine bestreichen, mit Kürbiskernen, Salz und Pfeffer bestreuen und
eventuell eine zweite Scheibe Brot
darauflegen. Den Karottensalat dazu
essen.

KÄSE- UND KONFITÜRENTOAST

2 Scheiben Toastbrot, 1 TL Tomatenmark, 20 g Schnittkäse, 1 EL Frischkäse, 1 TL Fruchtaufstrich

► Das Brot toasten. Auf eine Scheibe Tomatenmark streichen und den Käse legen, die zweite Scheibe mit Frischkäse und Fruchtaufstrich bestreichen.

½ GRAPEFRUIT

HACKPFANNE MIT APFEL-LAUCH

2 Lauchzwiebeln, 1 Apfel, 1 ½–2 TL Öl, 100–125 g Beefsteakhack, Salz, frisch gemahlener Pfeffer, ca. 60 ml Gemüse-Hefebrühe, ca. 135 g gekochter Reis (45 g Rohgewicht)

► Die Lauchzwiebeln putzen und klein schneiden. Den Apfel in Spalten teilen.
► Öl und Hackfleisch zusammen in eine heiße Pfanne geben und das Hack unter Rühren krümelig braun braten.
► Lauchzwiebel- und Apfelstücke zugeben und kurz anbraten. Alles mit wenig Salz und viel Pfeffer würzen. Die Brühe zugießen und ca. drei Minuten zugedeckt garen, bis die Apfelstücke weich sind.
► Den gekochten Reis am Pfannenrand miterhitzen oder unterrühren.

SAUERKRAUTSUPPE

100 g Sauerkraut, 125 ml Gemüse-Hefebrühe, frisch gemahlener Pfeffer, etwas Petersilie und Schnittlauch, 1 TL Butter oder Margarine, 2 EL Kartoffelpüreeflocken

► Das Sauerkraut fein hacken. Die Brühe und ca. 60 Milliliter Wasser erhitzen, Sauerkraut und Pfeffer zufügen, fünf Minuten zugedeckt kochen. Die Suppe eventuell nachwürzen und in einen Suppenteller füllen.
► Die Kräuter hacken und mit Butter oder Margarine und den Kartoffelpüreeflocken unterrühren.
TIPP: Als Gewürze können Sie auch gehackten Dill oder Rosenpaprika nehmen.

TATARBROT MIT SALAT

50 g Karottensalat (Glas), 30 g geputzter Feldsalat (oder Rauke), 1 TL Öl, 1 Scheibe Vollkornbrot, 30–40 g Beefsteakhack, etwas Schnittlauch und Petersilie, Salz, frisch gemahlener Pfeffer

► Den Karottensalat gut abtropfen lassen, dabei zwei bis drei Esslöffel Flüssigkeit auffangen.
► Den Salat waschen, trocknen und auf einem Teller ausbreiten. Karottensalat mit dem Gemüsewasser und Öl mischen und auf die Salatblätter geben. Das Brot mit Hack bestreichen und auf den Salat setzen. Alles mit gehackten Kräutern bestreuen und mit Salz und Pfeffer würzen.
TIPPS: • Gehaltvoller wird das Brot, wenn Sie es zusätzlich mit einem Teelöffel Salatcreme bestreichen.
• Bei großem Appetit essen Sie noch eine Banane.

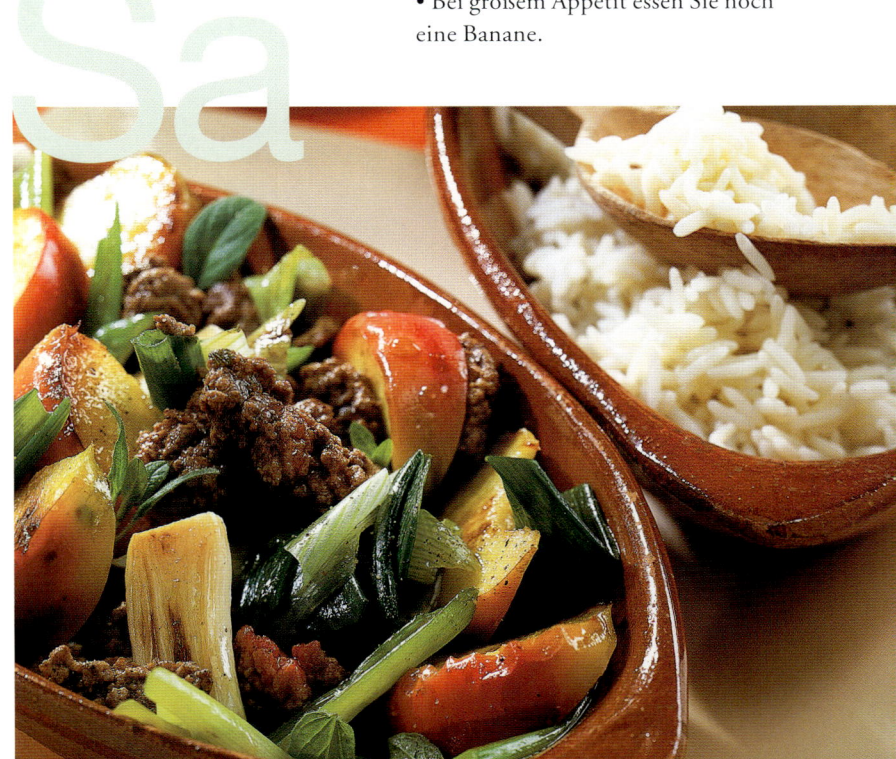

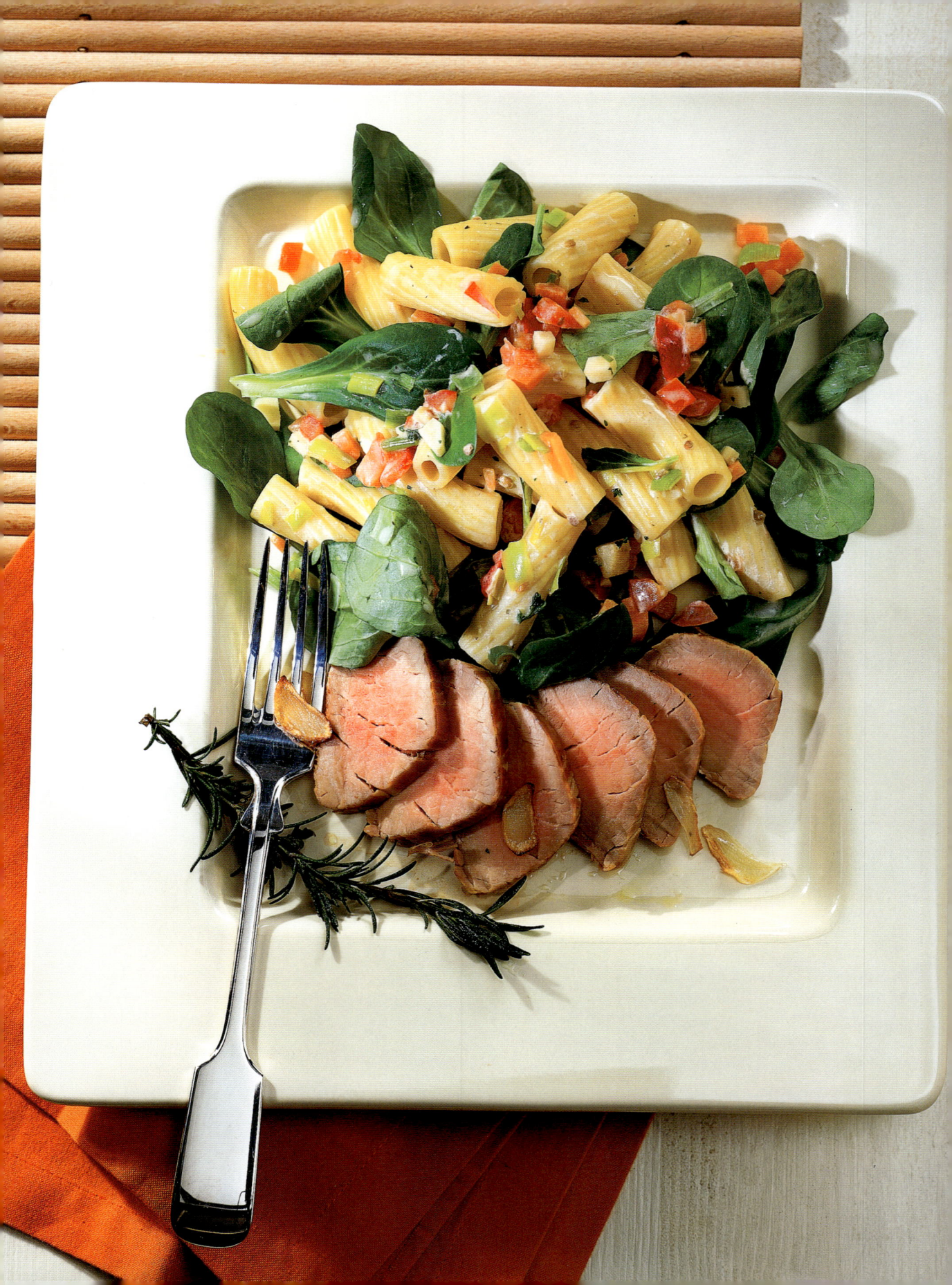

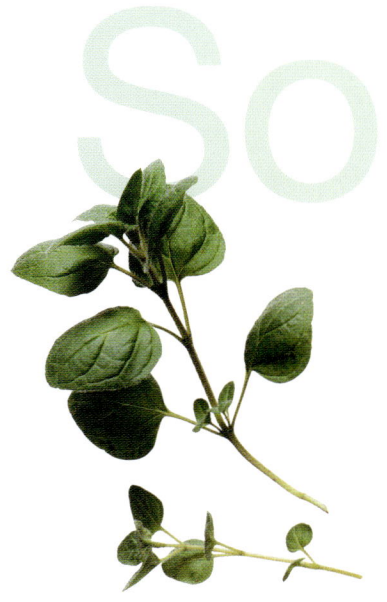

So

FRÜHSTÜCK ▶ 11 G FETT

KÄSETOAST UND EI

1 Ei, 1–2 Scheiben Toastbrot,
1 TL Tomatenmark oder Senf,
20 g Schnittkäse

▶ Das Ei wahlweise wachsweich oder hart kochen.

▶ Das Brot toasten, mit Tomatenmark oder Senf bestreichen und mit dem Käse belegen.

TIPP: Legen Sie ein paar Basilikumblätter auf den Käse.

SNACK ▶ 1 G FETT

2 ORANGEN

HAUPTGERICHT ▶ 12 G FETT

SCHWEINEFILET MIT GEMÜSE-SALAT-NUDELN

50–60 g Nudeln, Salz, 100–125 g
Schweinefilet, 1–1 ½ TL Öl,
30 g geputzter Feldsalat (oder Rauke),
1 Knoblauchzehe, 1–2 Tomaten,
1 Päckchen TK-Suppengrün, frisch
gemahlener Pfeffer, 2 EL Frischkäse

▶ Die Nudeln nach Packungsanweisung in Salzwasser kochen.

▶ Das Fleisch salzen, mit dem Öl in eine heiße Pfanne geben und bei starker Hitze rundherum anbraten. Die Temperatur reduzieren, die Pfanne mit Küchenpapier abdecken und das Fleisch unter häufigem Wenden zwölf bis 14 Minuten weiterbraten. Inzwischen die Nudeln abgießen und knapp 100 Milliliter Kochwasser für die Soße auffangen.

▶ Den Salat waschen und trocknen, den Knoblauch hacken. Die Tomate erst klein schneiden, dann hacken. Das Fleisch aus der Pfanne nehmen und mit dem Papier abgedeckt auf einem Teller warm halten.

▶ Das Nudelkochwasser mit Suppengrün, dem Knoblauch und den Tomatenstückchen in die Pfanne geben, auf- und etwas einkochen. Mit Salz und Pfeffer würzen.

▶ Den Frischkäse unterrühren. Die Nudeln und den Salat in der Soße schwenken und sofort zum Fleisch anrichten.

SCHWEINEFILET: Braten Sie 130 bis 140 Gramm mehr für die Pellkartoffeln mit kaltem Schweinefilet und für das Schweinefilet-Sandwich am Dienstag (Seite 29).

TIPP: Braten Sie beim Fleisch einen Rosmarinzweig mit und geben Sie für die letzten ein bis zwei Minuten Bratzeit gehackten Knoblauch dazu.

SNACK ▶ 2 G FETT

KONFITÜRENTOAST

1 Scheibe Toastbrot,
½ TL Butter oder Margarine,
½ TL Fruchtaufstrich

▶ Das Brot toasten und mit Butter oder Margarine und Fruchtaufstrich bestreichen.

IMBISS ▶ 5 G FETT

TOMATENSUPPE MIT FETA

½ Dose Tomaten, ca. 60 ml
Gemüse-Hefebrühe, 1 Knoblauch-
zehe, Salz, frisch gemahlener Pfeffer,
ca. 90 g gekochter Reis (30 g Roh-
gewicht), 25–35 g Feta-Käse,
etwas Schnittlauch und Petersilie

▶ Die Tomaten mit Saft und mit der Gemüsebrühe in einem Topf erhitzen. Knoblauch hacken und zugeben; mit Salz und Pfeffer würzen. Alles offen fünf Minuten kochen, ganze Tomaten dabei zerdrücken.

▶ Den Reis zum Schluss einmal in der Suppe aufkochen, Feta und Kräuter hacken und darüber streuen.

TIPP: Würzen Sie mit etwas Harissa (orientalische Würzpaste) und lassen Sie dafür den Pfeffer weg.

BIRNENMÜSLI

½ Birne, ½ EL Kürbiskerne, 1 Becher Fruchtjoghurt, 4 EL Haferflocken

▶ Die Birnenhälfte klein schneiden oder raspeln, Kürbiskerne eventuell hacken, beides mit den übrigen Zutaten mischen.

KÄSE-TOMATEN-KNÄCKEBROT

▶ Eine Scheibe Knäckebrot mit einem Teelöffel Tomatenmark bestreichen und mit 20 Gramm Schnittkäse belegen.

BOHNENEINTOPF MIT BIRNE UND FETA

½ Dose weiße Bohnen, 3 TL Tomatenmark, Salz, frisch gemahlener Pfeffer, ½ Birne, ca. 90–130 g gekochter Reis (30–45 g Rohgewicht), 30 g Feta-Käse, 1 TL Öl

▶ Die Bohnen samt ihrer Flüssigkeit mit Tomatenmark in einem Topf verrühren. Mit Salz und Pfeffer würzen und aufkochen. Die Birnenhälfte in Stücke schneiden, zufügen und offen mitkochen. Nach fünf Minuten den gekochten Reis unterrühren und nur noch erhitzen.

▶ Den Eintopf in einen tiefen Teller füllen. Feta fein würfeln, zugeben und das Öl darüber träufeln.

BOHNEN: Den Rest brauchen Sie für den Bohnen-Gemüse-Salat am Mittwoch (Seite 30).

TIPPS: • Statt Pfeffer kochen Sie eine kleine gehackte, aber entkernte Peperoni mit.
• Würzen Sie mit Knoblauch und Rosmarin oder Bohnenkraut.

2–3 MÖHREN UND 3 GETROCKNETE APRIKOSENHÄLFTEN

KERNIGER ROTKOHLSALAT

1–2 EL Kürbiskerne, etwas Schnittlauch, Salz, frisch gemahlener Pfeffer, 1 TL Öl, ½ Glas Rotkohl, 1 Scheibe Knäckebrot

▶ Die Kürbiskerne hacken, Schnittlauch in Röllchen schneiden und beides mit Salz, Pfeffer und Öl unter den Rotkohl mischen und durchziehen lassen. Knäckebrot dazu essen.
Für unterwegs: Bereiten Sie den Salat am Vortag im Rotkohlglas zu.

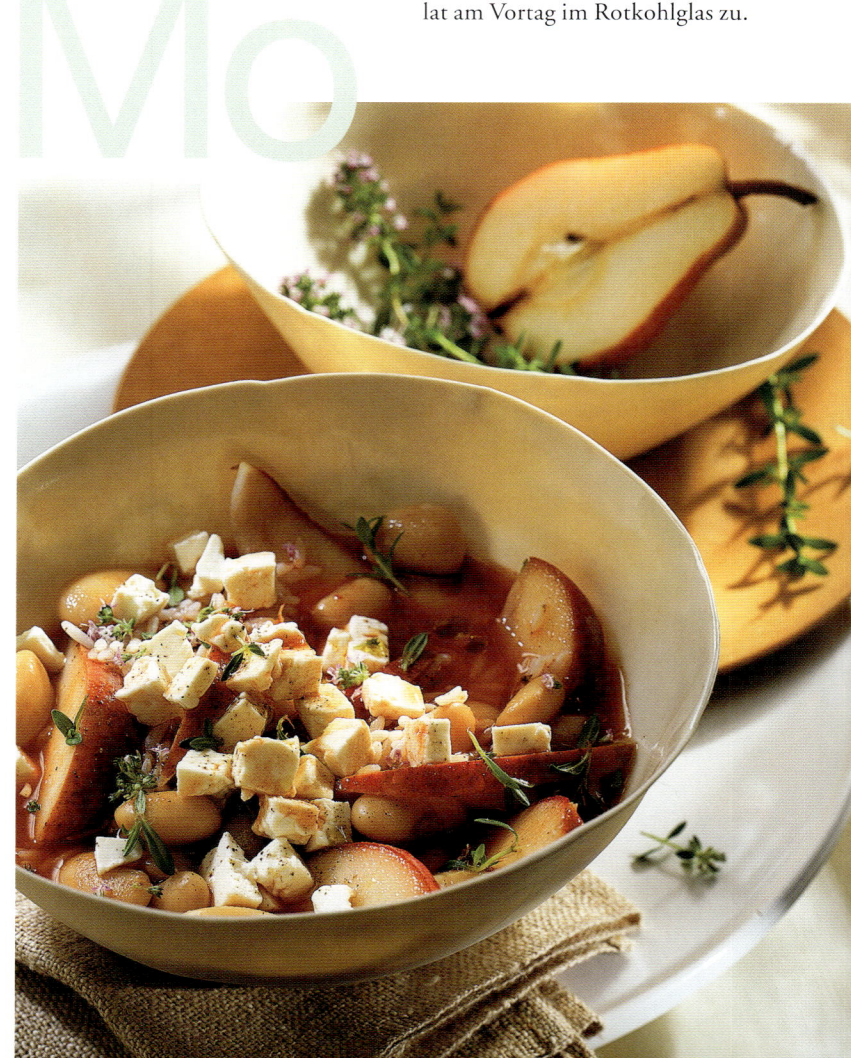

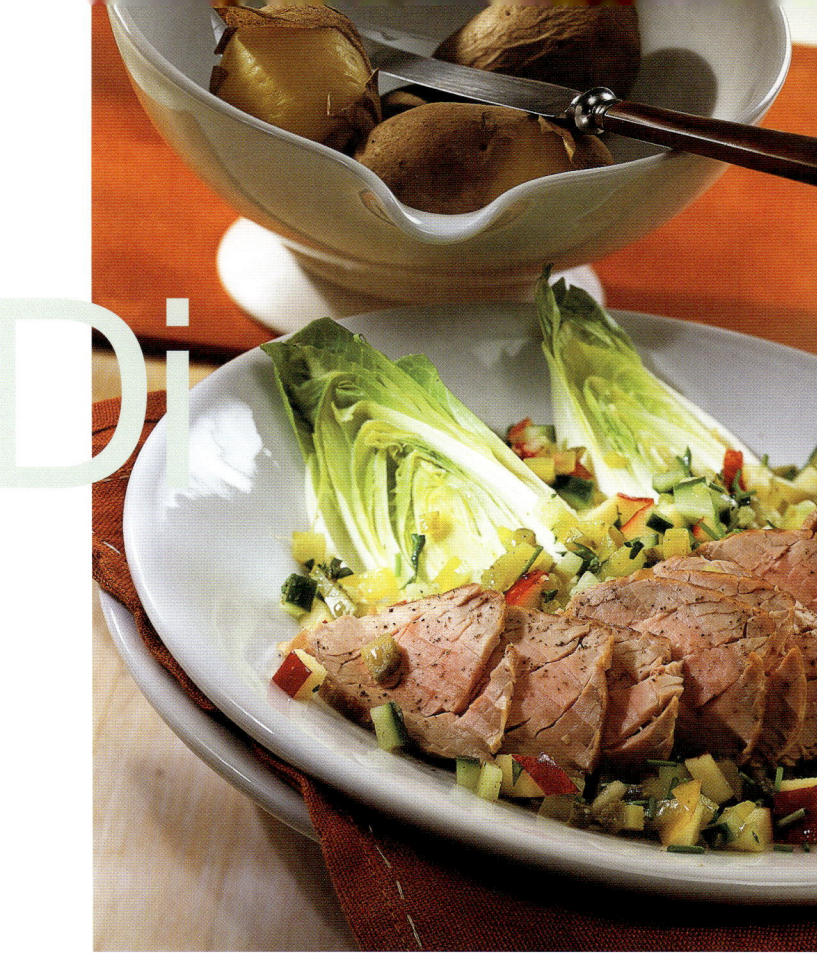

FRÜHSTÜCK ▶ 6 G FETT

VOLLKORNBROT MIT KÄSE UND KONFITÜRE

*1 Scheibe Vollkornbrot, 1 TL Toma-tenmark, 20 g Schnittkäse,
½–1 TL Butter oder Margarine,
1 TL Fruchtaufstrich*

▶ Eine halbe Scheibe Brot mit To-matenmark bestreichen und mit Käse belegen, die zweite Hälfte mit Butter oder Margarine und Frucht-aufstrich bestreichen.

SNACK ▶ 0,5 G FETT

1 ORANGE, ½ –1 APFEL, 1 GETROCKNETE APRIKOSENHÄLFTE

HAUPTGERICHT ▶ 10 G FETT

PELLKARTOFFELN MIT KALTEM SCHWEINEFILET

3–4 Kartoffeln, Salz, 2 Gewürz-gurken, 1 ½–2 TL Öl, frisch gemah-lener Pfeffer, ½ Apfel, ca. 40 g Salat-gurke, etwas Schnittlauch oder Petersilie, 100 g gebratenes Schweine-filet, 1 Chicorée

▶ Die Kartoffeln mit Schale in Salz-wasser gar kochen, abgießen.
▶ Inzwischen drei bis vier Esslöffel Gurkenwasser, Öl, Salz und Pfeffer in einer Schale verrühren. Die Apfel-hälfte und die beiden Gurkensorten hineinraspeln oder fein gewürfelt zu-geben. Alles mit gehackten Kräutern mischen und durchziehen lassen.
▶ Die Kartoffeln pellen und das Schweinefilet in dünne Scheiben schneiden. Den Chicorée im Gan-

zen längs halbieren. Alles auf einem Teller anrichten. Die Gurkensoße auf die Chicoréehälften häufen und mit Pfeffer würzen.
KARTOFFELN: Kochen Sie zehn bis zwölf mehr – Sie brauchen vier bis fünf für die Gemüsepfanne am Mitt-woch (Seite 30), zwei bis drei für den Kartoffel-Gurken-Snack am Don-nerstag (Seite 31) und vier für den Seefisch auf Kartoffel-Gurken-Bett am Freitag (Seite 32).

SNACK ▶ 4–5 G FETT

1 MÜSLI-SCHOKO-RIEGEL

IMBISS ▶ 9 G FETT

SCHWEINEFILET-SANDWICH

*1–2 Scheiben Vollkornbrot,
1 TL Butter oder Margarine,
1–2 TL Senf, 1 EL Kürbiskerne,
30–40 g gebratenes Schweinefilet,
30 g Salatgurke, 1–2 Möhren*

▶ Das Brot mit Butter oder Marga-rine und mit Senf bestreichen, mit Kürbiskernen bestreuen und mit den Schweinefiletscheiben belegen. Eventuell eine zweite Scheibe Brot darauf legen.
▶ Gurke und Möhre dazu essen.
TIPPS: • Zum Sandwich passen ein paar Kresse- oder Basilikum-blättchen.
• Kräutersenf, z. B. Estragonsenf, schmeckt besonders gut.

FRÜHSTÜCK ▶ 6 G FETT

APFELMÜSLI

½ Apfel, 1–2 getrocknete Aprikosen-hälften, 1 Becher Joghurt, 3 EL Haferflocken

▶ Den Apfel raspeln, die Aprikosen hacken und beides mit den übrigen Zutaten mischen.

SNACK ▶ 0 G FETT

1 BANANE

HAUPTGERICHT ▶ 14 G FETT

GEMÜSEPFANNE MIT SPIEGELEI

4–5 gekochte Kartoffeln, ½ Apfel, ½ Packung TK-Pfannengemüse „Italienisch", Salz, frisch gemahlener Pfeffer, ½–1 TL Öl, 1 Ei

▶ Die Kartoffeln pellen und vierteln, den Apfel klein schneiden. Beides mit dem gefrorenen Gemüse in eine große Pfanne geben und unter häufigem Rühren etwa vier Minuten

braten. Mit Salz und Pfeffer würzen. Die Hitze reduzieren und das Gemüse an den Pfannenrand schieben. Das Öl in die Pfannenmitte geben und ein Spiegelei braten.

▶ Alles auf einem Teller anrichten.

SNACK ▶ 1 G FETT

1 BECHER FRUCHTJOGHURT UND 2–4 LÖFFELBISKUITS

IMBISS ▶ 8 G FETT

BOHNEN-GEMÜSE-SALAT

1 Tomate, ca. 20 g Salatgurke, ½ Dose weiße Bohnen, 1 ½ TL Olivenöl, Salz, frisch gemahlener Pfeffer, 1 Scheibe Knäckebrot, 1–2 TL Tomatenmark

▶ Tomate und Gurke klein schneiden, mit Bohnen, Öl, Salz und Pfeffer in einer Schale mischen, dabei einige Bohnen leicht zerdrücken.

▶ Das Brot mit Tomatenmark bestreichen und dazu essen.

TIPPS: • Würzen Sie mit zerdrücktem Knoblauch und geben Sie etwas Kresse oder ein paar Basilikumblättchen dazu.

• Bei großem Appetit nehmen Sie statt Knäcke- eine Scheibe Vollkornbrot.

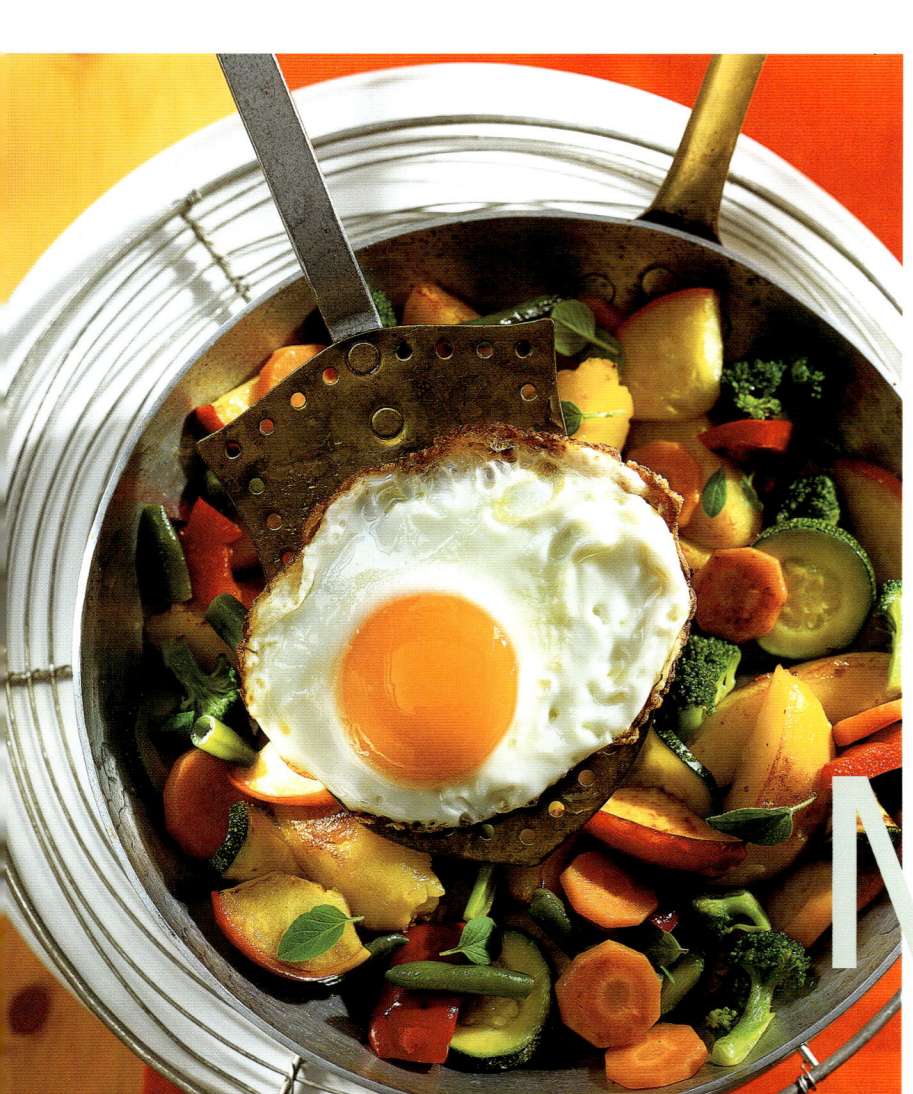

Mi

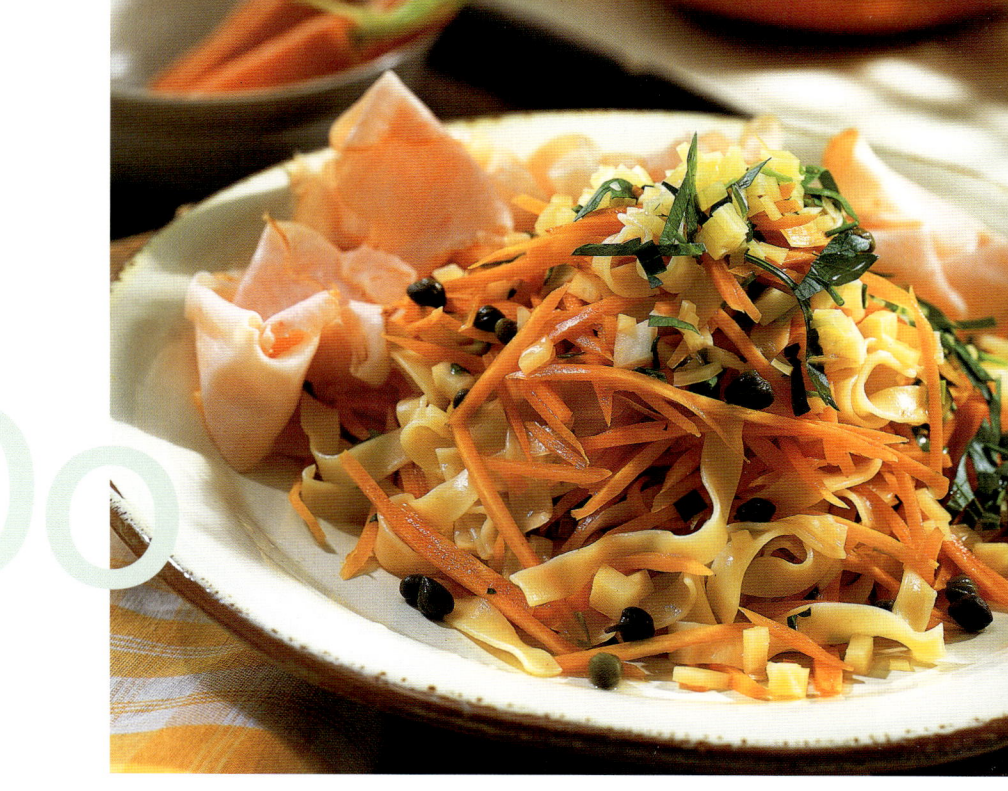

Do

SÜSSES FRISCHKÄSEBROT

*1 Scheibe Vollkornbrot,
2 EL Frischkäse, 1 TL Fruchtaufstrich, ¹⁄₂–1 EL Kürbiskerne*

▶ Das Brot mit dem Frischkäse und
Fruchtaufstrich bestreichen und mit
Kürbiskernen bestreuen.

SNACK ▶ 1 G FETT

2 ÄPFEL

HAUPTGERICHT ▶ 12 G FETT

MÖHREN-KAPERN-GEMÜSE MIT NUDELN UND PUTENBRUST

*50–60 g Nudeln, Salz, 4 Möhren,
frisch gemahlener Pfeffer, 1 Päckchen TK-Suppengrün, 1–2 EL Kapern, etwas Schnittlauch und
Petersilie, 40–50 g Schnittkäse,
60 g geräucherte Putenbrust*

▶ Die Nudeln nach Packungsanweisung in Salzwasser kochen.
▶ Die Möhren klein schneiden oder
hobeln und in einer Pfanne ohne
Fett unter ständigem Rühren rösten,
bis sie aromatisch duften.
▶ Salz, Pfeffer, Suppengrün, Kapern
und ca. 125 Milliliter Nudelkoch-
wasser zugeben. Zugedeckt zwei bis
drei Minuten garen.
▶ Kräuter und Käse hacken.
▶ Die Nudeln abgießen, zum Gemüse in die Pfanne geben. Gehackte
Kräuter zufügen, den Käse darüber
streuen und die Mischung mit den
Putenbrustscheiben auf einem vorgewärmten Teller anrichten.
NUDELN: Kochen Sie 50 bis 60
Gramm mehr für die Nudeln mit
Tomaten und Feta am Samstag
(Seite 33).
TIPPS: • Geben Sie zusätzlich Ore-
gano und zerdrückten Knoblauch
zum Gemüse.
• Statt Pfeffer etwas Harissa (orienta-
lische Würzpaste) oder eine gehack-
te, entkernte Peperoni mitgaren.

SNACK ▶ 4–5 G FETT

1 MÜSLI-SCHOKO-RIEGEL

IMBISS ▶ 6 G FETT

KARTOFFEL-GURKEN-SNACK MIT PUTENBRUST

*2–3 gekochte Kartoffeln, 5–6 TL
Salatcreme, ca. 100–150 g Salatgurke, Salz, frisch gemahlener Pfeffer,
20–40 g geräucherte Putenbrust*

▶ Die Kartoffeln pellen und halbieren, die Schnittflächen mit Salatcreme bestreichen. Die Gurke in
Scheiben oder Stücke schneiden.
▶ Alles mit Salz und Pfeffer bestreuen und die Putenbrust dazu
anrichten.
TIPP: Etwas Kresse oder einige Basilikumblätter und Würzsalz oder
Würzpfeffer schmecken gut dazu.

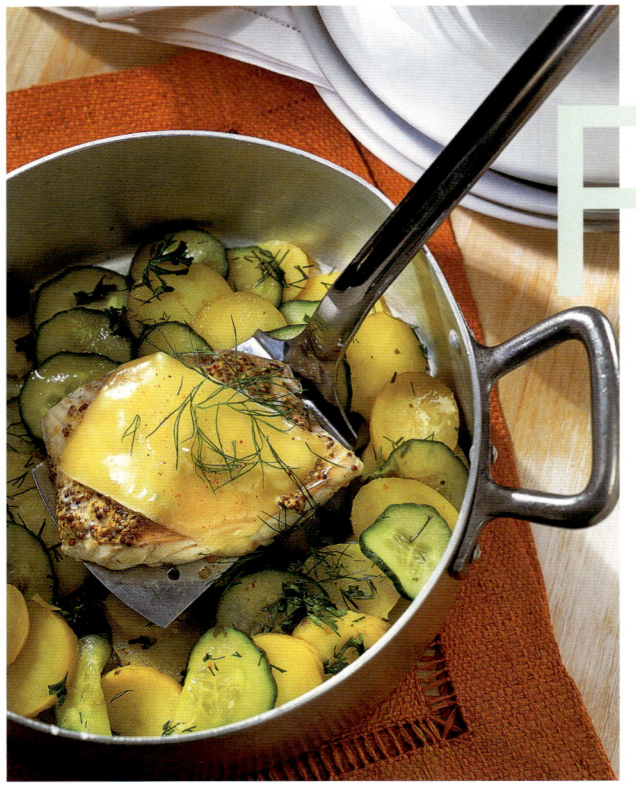

mit Deckel schichten. Mit Brühe übergießen.

▶ Das gefrorene Fischfilet auf das Gemüsebett legen. Mit Salz und Pfeffer würzen. Fisch mit Senf bestreichen und mit Käse belegen. Butter oder Margarine in Flöckchen darauf verteilen. Deckel auflegen und acht bis zehn Minuten bei mittlerer Hitze garen, ohne den Deckel zwischendurch anzuheben.

TIPP: Frischer Fisch ist schneller gar. Legen Sie ihn für die letzten zwei bis vier Minuten der Gemüse-Garzeit auf das Gemüsebett.

SNACK ▶ 4 G FETT

1 BECHER JOGHURT UND 1–3 GETROCKNETE APRIKOSENHÄLFTEN

IMBISS ▶ 7 G FETT

SAUERKRAUTSALAT MIT CLEMENTINENSOSSE

1 Clementine, Salz, frisch gemahlener Pfeffer, 2–4 TL Salatcreme, ca. 100 g Sauerkraut, 1 EL Kürbiskerne, etwas Schnittlauch und Petersilie, 1 Scheibe Vollkornbrot oder 1 Roggenbrötchen

▶ Die Clementine klein schneiden und das Fruchtfleisch mit einer Gabel leicht zerdrücken, den Saft dabei auffangen. Alles mit Salz, Pfeffer und Salatcreme verrühren.

▶ Sauerkraut und Kürbiskerne grob, die Kräuter fein hacken, mit der Soße mischen. Den Salat durchziehen lassen. Das Brot dazu essen.

TIPP: Sie können den Salat auch mit etwas geriebenem Meerrettich würzen.

FRÜHSTÜCK ▶ 7 G FETT

FRISCHKÄSE-CLEMENTINEN-MÜSLI

1 Clementine, 2 EL Frischkäse, 4–5 EL Haferflocken, ½–1 EL Kürbiskerne

▶ Die Clementine auspressen und den Saft mit dem Frischkäse verrühren, restliche Zutaten zufügen.

SNACK ▶ 0,5 G FETT

1 BIRNE

HAUPTGERICHT ▶ 12 G FETT

SEEFISCH AUF KARTOFFEL-GURKEN-BETT

4 gekochte Kartoffeln, 150–200 g Salatgurke, etwas Schnittlauch und Petersilie, Salz, frisch gemahlener Pfeffer, ca. 110 ml Gemüse-Hefebrühe, 100 g TK-Seefischfilet, 1–2 TL Senf, 10 g Schnittkäse, 2 TL Butter oder Margarine

▶ Die Kartoffeln pellen. Kartoffeln und Gurke in Scheiben schneiden, Kräuter hacken. Alles mischen, mit wenig Salz und viel Pfeffer würzen und in einen Topf oder eine Pfanne

GURKEN- UND KONFITÜRENTOAST

*2 Scheiben Toastbrot, 1 TL Toma-
tenmark, ca. 30 g Salatgurke,
Salz, frisch gemahlener Pfeffer,
1 TL Butter oder Margarine,
1 TL Fruchtaufstrich*

▶ Das Brot toasten. Eine Scheibe
mit Tomatenmark bestreichen, mit
Gurkenscheiben belegen und mit
Salz und Pfeffer würzen. Die zweite
Scheibe mit Butter oder Margarine
und mit Fruchtaufstrich bestreichen.

ORANGEN-JOGHURT-DRINK

▶ Den Saft einer halben oder einer
ganzen Orange mit einem Becher
Joghurt verrühren.

NUDELN MIT TOMATEN UND FETA

*ca. 60 ml Gemüse-Hefebrühe,
2 TL Tomatenmark, 1 Päckchen TK-
Suppengrün, frisch gemahlener
Pfeffer, 4 Tomaten, 125–150 g
gekochte Nudeln (50–60 g Rohgewicht), Salz, 35 g Feta-Käse,
etwas Schnittlauch und Petersilie,
1–1 ½ TL Öl; ½–1 Orange*

▶ Brühe mit Tomatenmark, gefro-
renem Suppengrün und Pfeffer in einem Topf oder in einer großen Pfanne aufkochen. Die Tomaten klein
schneiden, zufügen und etwa fünf
Minuten offen etwas einkochen.
▶ Die Nudeln zur Soße geben und
erwärmen. Mit Salz abschmecken.
▶ Den Feta fein würfeln und mit
den Nudeln mischen. Alles auf einem vorgewärmten Teller anrichten,
mit gehackten Kräutern bestreuen
und mit Öl beträufeln.
▶ Die Orange zum Dessert essen.
TIPPS: • Geben Sie gehackten Knoblauch und Oregano zur Soße.
• Zu den Nudeln schmecken frische
Basilikumblätter.

1 BECHER FRUCHTJOGHURT UND 3–5 LÖFFELBISKUITS

KÄSE-PUTENBRUST-SANDWICH

*1–2 Scheiben Vollkornbrot,
2 TL Tomatenmark oder Senf,
20 g geräucherte Putenbrust,
20 g Schnittkäse, ca. 50 g Salatgurke, Salz, frisch gemahlener Pfeffer*

▶ Das Brot mit Tomatenmark oder
Senf bestreichen und mit Putenbrust und Käse belegen.
▶ Die Gurke in Scheiben schneiden, mit Salz und Pfeffer würzen
und dazu essen.
TIPP: Etwas gehaltvoller wird der
Imbiss, wenn Sie die Gurkenscheiben mit einigen Tropfen Öl und Essig und mit Schnittlauchröllchen
mischen.

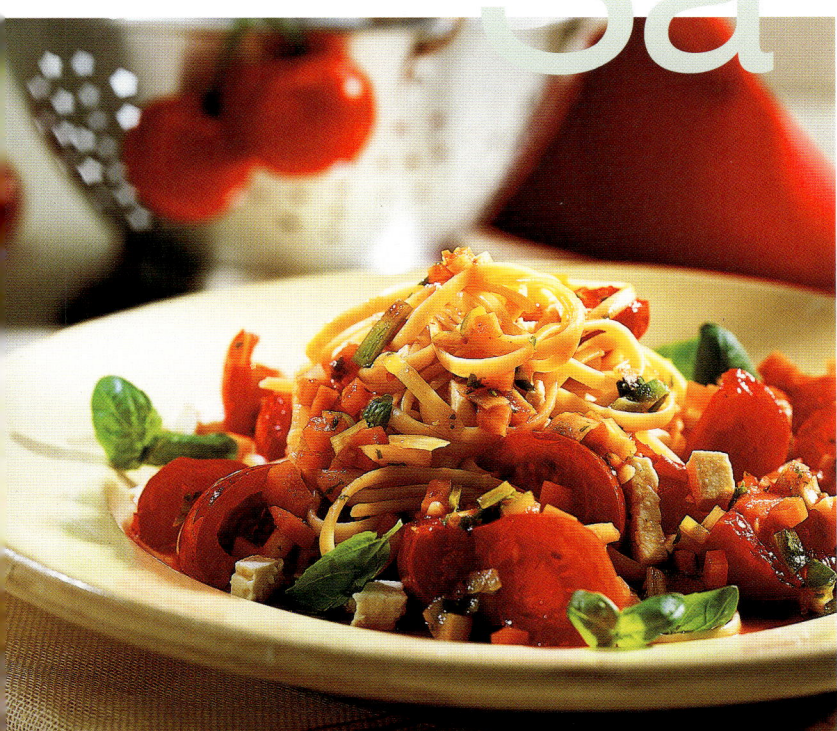

Das brauchen Sie
an frischen Zutaten für die Einsteiger-Diät

	So	Mo	Di	Mi	Do	Fr	Sa
Fisch Fleisch							
Beefsteakhack (Gramm)							130
Geräucherte Putenbrust (Gramm)							
Hähnchenbrustfilet (Stück à ca. 150 g)	1		1				
Schweinefilet (Gramm)							
Würstchen (fettreduziert, „Du darfst"; Paar)					1		
Seefischfilet (TK-Paket à 400 g; Gramm)						100	
Eier – Brot Milchprodukte							
Eier (Gewichtsklasse M)	1			1			
Feta-Käse (1 Stück à 200 g; Gramm)		70	20	20			
Frischkäse mit Buttermilch (Packung à 200 g; Gramm)					40	20	20
Fruchtjoghurt (Becher à 125 g; 0,3 % Fett)		1	1	1	1	1	
Joghurt (Becher à 125 g; 3,5 % Fett)				1			
Schnittkäse (30 % F. i.Tr.; Gramm)							20
Vollkornbrot (Scheibe)			1	1	1	1	1
Vollkorntoastbrot (Scheibe)	2						2
Obst – Gemüse							
Apfel (mittelgroß)	1	1	1		1		1
Banane (klein)		1			1		
Birne (mittelgroß)				1			
Clementine			1	1		1	
Grapefruit (rosa)						½	½
Kiwi	1						
Orange (klein)	1½	½					
Chicorée (klein)				1			
Feldsalat oder Rauke (Gramm)	30		30				30
Kartoffeln (mittelgroß)	2	2	3				
Lauchzwiebeln						1	2
Möhren (klein)				2			
Pfannengemüse „Italienisch" (TK-Paket à 300 g)		½					
Salatgurke (Gramm)							
Suppengrün (TK-Päckchen à 50 g)							
Tomaten	3	4	3				

1. Woche

	So	Mo	Di	Mi	Do	Fr	Sa
					80		20
	100		130				
						100	
	1			1			
	25	30					35
	40				40	40	
		1		1			1
				1		1	1
	20	20	20		40	10	20
			2		1	1	1
	2						2
			1	1	2		
				1			
		1				1	
						2	
	2		1				1
			1				
	30						
			3	4	2	4	
		2	1		4		
				½			
			70	20	100	150	80
	1				1		1
	1			1			4

2. Woche

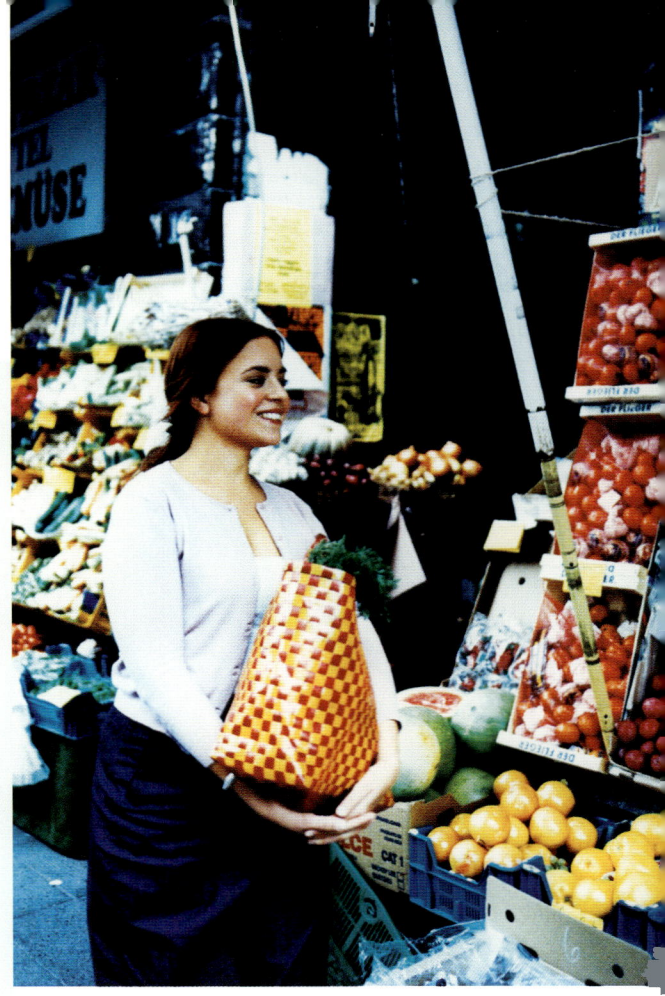

▶ Weitere Vorräte, die Sie
für diese Diät brauchen, finden
Sie auf Seite 98.

▶ In den Rezepten sind häufig
variable Mengen angegeben,
zum Beispiel „2–3 Tomaten".
Bitte beachten Sie, dass in den
Einkaufs- und Vorratslisten
immer nur die kleinere Menge
berücksichtigt worden ist.

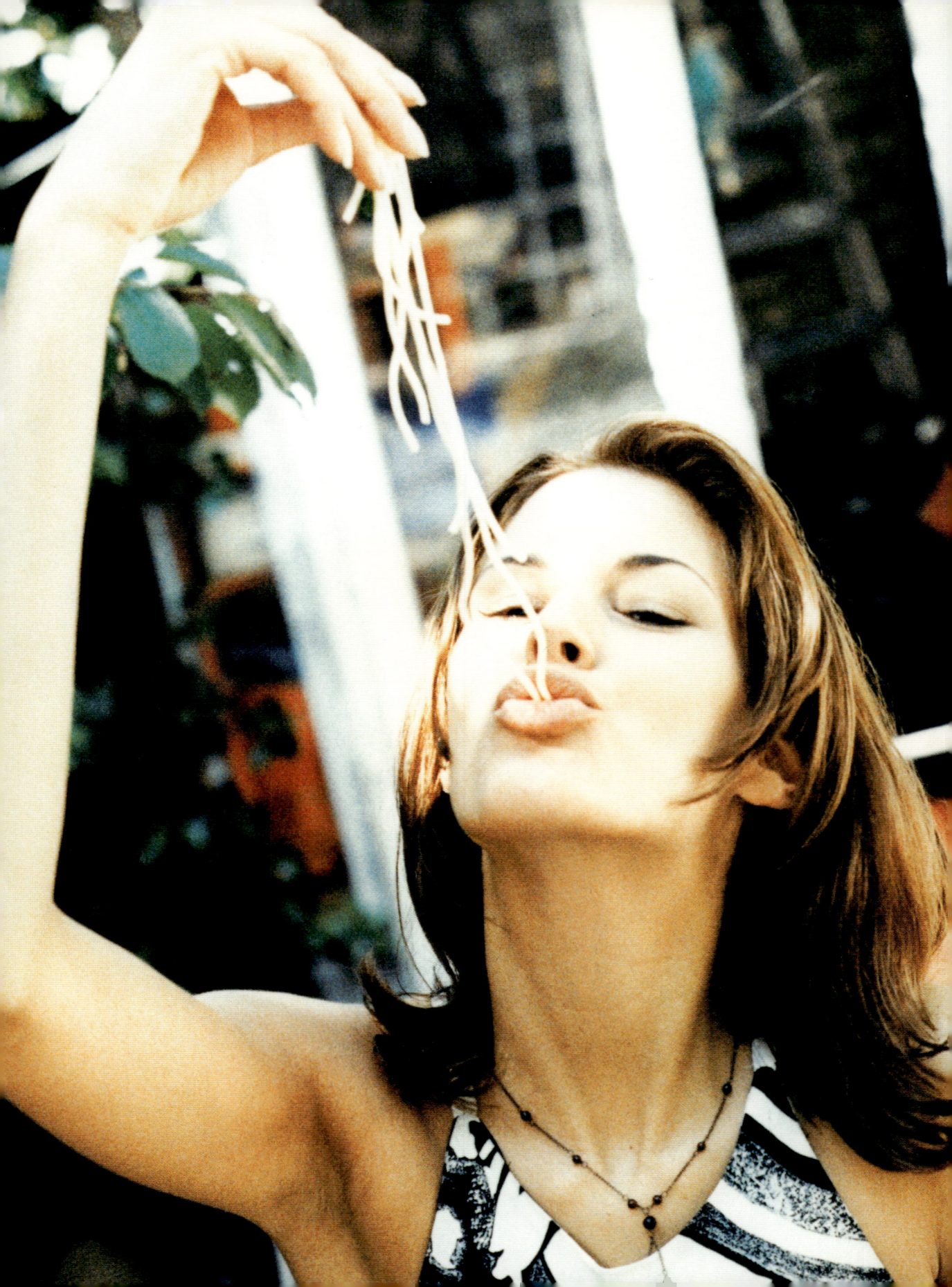

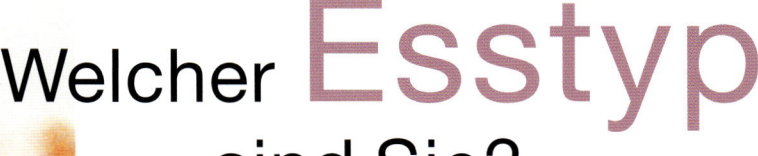

Welcher Esstyp
sind Sie?

NATÜRLICH: WENN WIR HUNGRIG SIND, ESSEN WIR! Und wenn wir Durst haben, trinken wir! Über diese beiden Grundbedürfnisse hinaus erfüllen Essen und Trinken in unserem Alltag noch viele andere Funktionen: Wir essen zum Beispiel, um uns zu verwöhnen. Damit wir uns stark fühlen. Weil wir so allein sind. Weil es in Gesellschaft so gut schmeckt. Um uns zu trösten, wenn wir traurig sind. Weil wir im Stress sind. Um uns abzulenken. Und, und, und … Es sind also viele verschiedene Faktoren, die unser Essverhalten prägen – egal, ob vor, während oder nach einer Diät. Wovon werden Sie in Ihrem Essverhalten beeinflusst? Hier können Sie es herausfinden.

Machen Sie Bestandsaufnahme

Auf den folgenden Seiten finden Sie viele ganz unterschiedliche Fragen zu Ihrem Essverhalten, die Sie mit „stimmt" oder „stimmt nicht" beantworten können. Wichtig: Lassen Sie sich dabei bitte nicht von Idealvorstellungen oder Ihrem Wunschdenken leiten, sondern antworten Sie so, wie es Ihren momentanen Gewohnheiten und Ihrem aktuellen Essverhalten entspricht. Dieser Test basiert auf der Annahme, dass ganz verschiedene Faktoren unsere Essgewohnheiten beeinflussen. Manche sind uns bewusst, andere nicht – und alle haben sie gewisse Vorteile (+), aber auch Nachteile (-). Der Test kann Ihnen helfen, sich diese Zusammenhänge bewusst zu machen, und Sie dabei unterstützen, Ihr Essverhalten zu ändern, wenn Sie das wollen. Klar ist aber auch:

Test und Auswertung: Kirsten Khaschei

Bei massiven Ess-Störungen wie beispielsweise Bulimie ist professionelle Hilfe nötig.

Wenn Ihnen zum Beispiel „Genuss" wichtig ist, haben Sie ein sehr positives Verhältnis zum Essen, und das ist ein Vorteil, denn so kann Essen Ausdruck Ihrer Lebensfreude sein und Sie dazu motivieren, sich gesund zu ernähren. Der Nachteil, mit dem „Genießer-Typen" zu kämpfen haben: Jeglicher Verzicht – schon gar auf ihre Lieblingsspeisen und -getränke – fällt ihnen unheimlich schwer!

Testen Sie Ihr Essverhalten

Falls Sie im Rahmen Ihrer Diät Ihre Ernährungsgewohnheiten verändern wollen, kann es sehr hilfreich sein, die verschiedenen Vor- und Nachteile Ihres Essverhaltens zu kennen. Wichtig zu wissen: Es gibt bei dieser Auswertung weder ein „gutes" noch ein „schlechtes" Test-Ergebnis – vielmehr soll Ihre persönliche Auswertung Sie anregen, sich auf verschiedenen Ebenen mit Ihrem Essverhalten auseinander zu setzen.

Stimmt? Oder stimmt nicht?
Kreuzen Sie bei jeder Frage die Antwort an, die auf Sie zutrifft!

	stimmt	stimmt nicht
[K] Feine Essensdüfte machen mir sofort Appetit – auch wenn ich noch satt bin	1	0
[G] Ich koche leidenschaftlich gern	1	0
[S] Wenn ich im Stress bin, esse ich mehr als gewöhnlich	1	0
[E] Ich habe nach einer Lebenskrise deutlich zugenommen	1	0
[R] Ich esse meine Portionen auf – auch wenn ich schon satt bin	1	0
[Sb] Ich würde gern mehr gesunde Lebensmittel essen	1	0
[Kö] Ich bewege mich ungern	1	0
[K] Wenn's mir schmeckt, möchte ich am liebsten immer weiteressen	1	0

	stimmt	stimmt nicht
[K] „Diät" und „Genuss" schließen einander aus	1	0
[G] Süßen Törtchen und/oder herzhaften Delikatessen kann ich einfach nicht widerstehen	1	0
[S] Ich esse oft Fertiggerichte oder Fastfood, weil das schneller geht	1	0
[Kö] Ich fühle mich nicht so wohl in meinem Körper	1	0
[Sb] Gesund zu leben ist mir wichtig, aber oft schaffe ich es nicht	1	0
[R] Ich esse gern vor dem Fernseher	1	0
[E] Essen ist/war in meiner Familie sehr wichtig	1	0
[S] Ich wünschte, ich hätte mehr Zeit, auf meine Ernährung zu achten	1	0
[K] Eine Diät muss streng sein – sonst funktioniert sie bei mir nicht	1	0

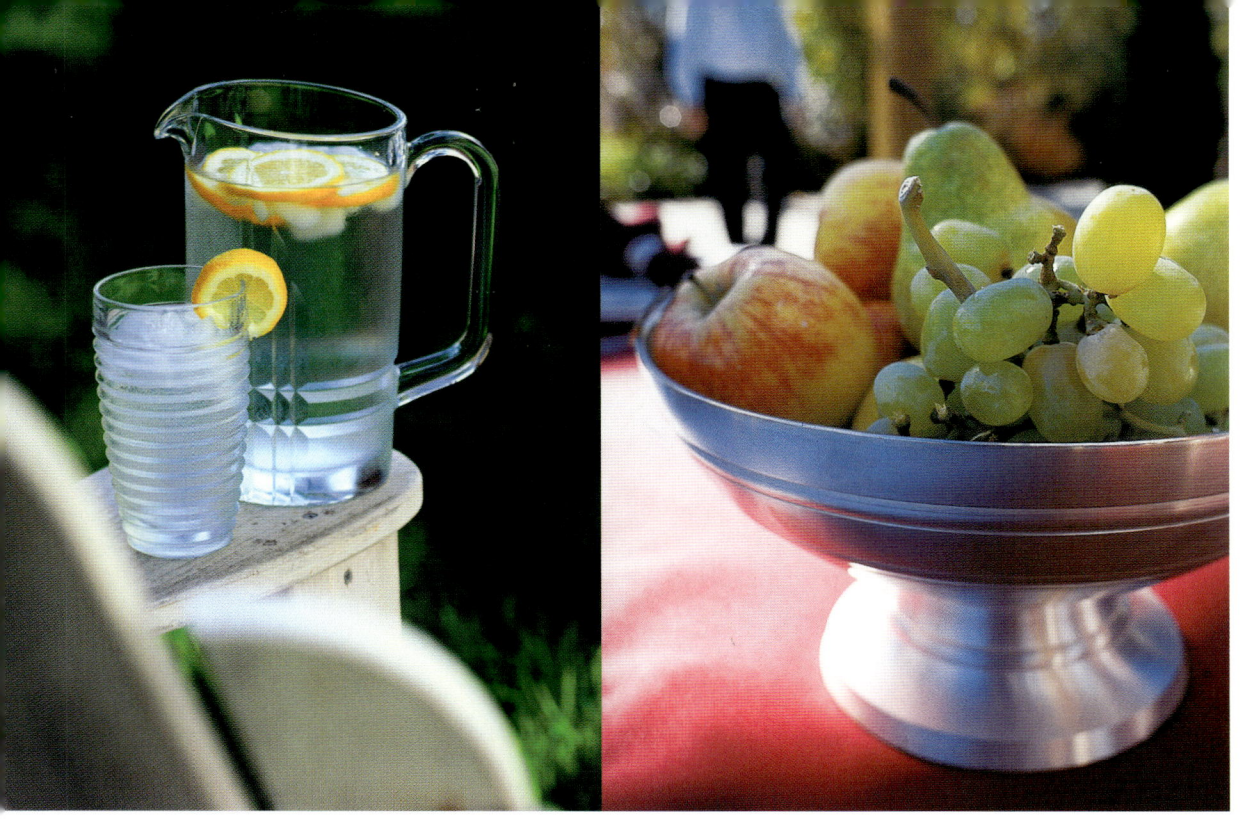

	stimmt	stimmt nicht
[G]		
Ich bin ein richtiger Genussmensch	1	0
[S]		
Tagsüber habe ich fast nie Zeit zum Essen	1	0
[E]		
Manchmal esse ich, um mich abzulenken	1	0
[G]		
Ich esse grundsätzlich nur, was mir schmeckt	1	0
[K]		
Wenn ich mal zu viel esse, ist mir schnell alles egal und ich esse erst recht weiter	1	0
[Sb]		
Es geht mir viel besser, wenn ich mich vernünftig ernähre	1	0
[Kö]		
Ich finde mich zu dick	1	0
[Sb]		
Wenn ich auch nur ein bisschen zunehme, bekomme ich schlechte Laune	1	0
[Sb]		
Ich rauche und trinke nicht oder nur wenig	1	0

	stimmt	stimmt nicht
[R]		
Für mich ist es selbstverständlich, den Teller leer zu essen	1	0
[E]		
Wenn ich traurig bin, esse ich oft zu viel	1	0
[S]		
Manchmal komme ich lange nicht zum Essen und habe dann Heißhunger	1	0
[G]		
Das Leben ist schon hart genug – da will ich beim Essen nicht auch noch verzichten	1	0
[K]		
Im Urlaub und an Feiertagen schlage ich öfter über die Stränge	1	0
[G]		
Ich könnte nie auf gutes Essen verzichten	1	0
[Kö]		
Schlank zu werden ist sehr wichtig für mich	1	0
[G]		
Ich lasse mich gern mit einem tollen Essen verwöhnen	1	0
[E]		
Manchmal esse ich aus Langeweile	1	0

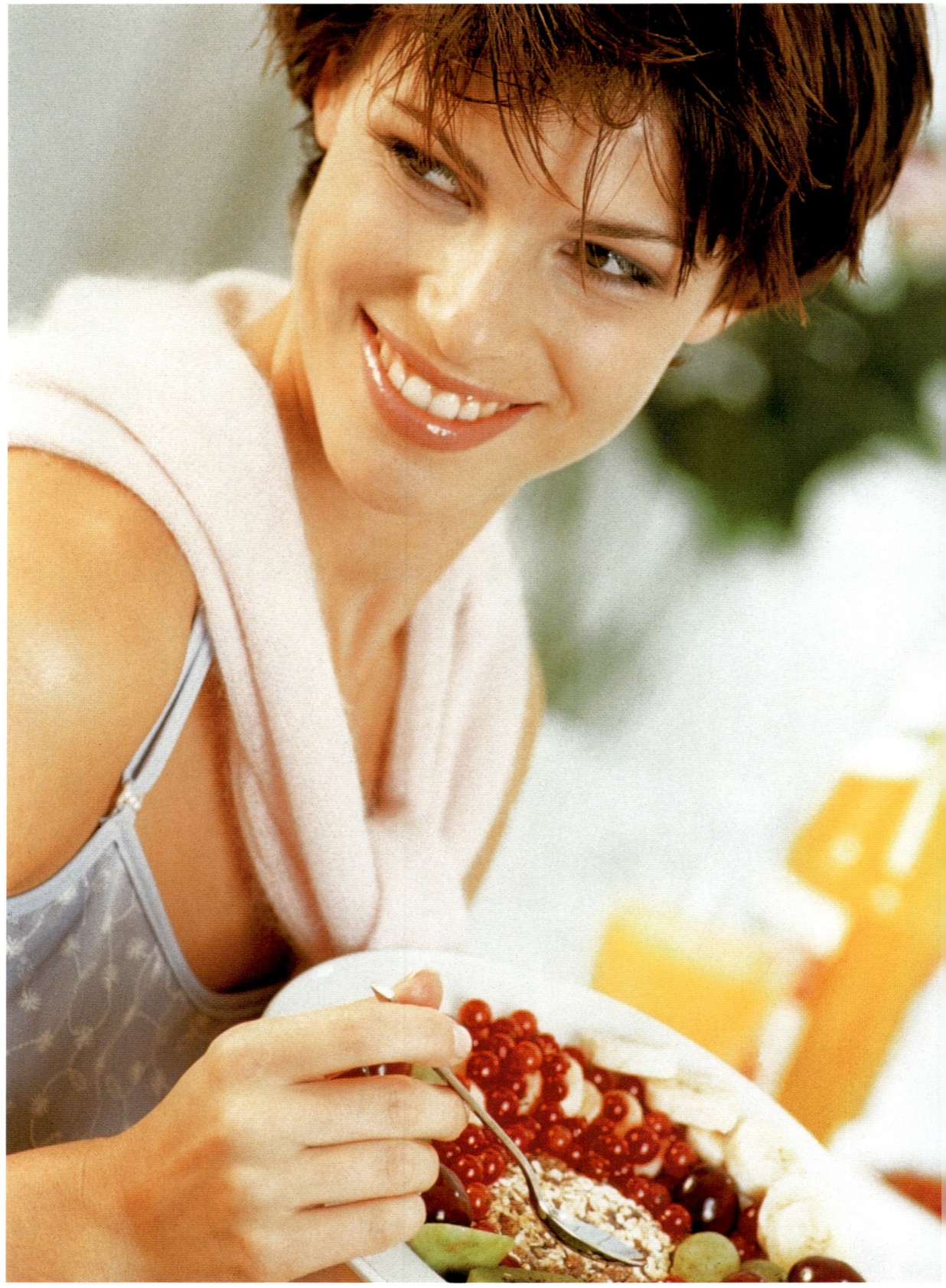

	stimmt	stimmt nicht
[Kö] Ich spüre nicht immer, wann ich satt bin	1	0
[S] Wenn ich gestresst bin, brauche ich jede Menge Kalorien	1	0
[Sb] Ich weiß genau, welches Gewicht gesund für mich wäre	1	0
[Kö] Mit meiner Figur traue ich mich nicht ins Schwimmbad/zum Sport	1	0
[R] Ich liebe es, beim Lesen oder Fernsehen zu naschen	1	0
[K] Ich denke ständig daran, wie viel ich noch essen darf	1	0
[S] Abends esse ich am meisten, weil ich dann endlich Ruhe habe	1	0
[E] Harmonie ist mir wichtig, deshalb „schlucke" ich vieles	1	0
[R] Wenn ich allein esse, lese ich nebenbei in der Zeitung	1	0
[K] Ich kann mich beim Essen einfach nicht disziplinieren	1	0
[Kö] Wenn ich erst schlank bin, wird's mir besser gehen	1	0
[G] Genuss hat für mich vor allem mit Essen zu tun	1	0
[S] Abends brauche ich einfach ein gutes Essen, dazu einen Wein oder ein Bier	1	0
[K] Wenn ich mehr esse als geplant, bekomme ich ein schlechtes Gewissen	1	0
[G] Es fällt mir schwer, auf Lieblingsspeisen und -getränke zu verzichten	1	0
[S] Manchmal stopfe ich Mahlzeiten ganz hektisch in mich hinein	1	0
[Kö] Ich freue mich selten über Komplimente	1	0
[E] Nur wenn ich satt bin, fühle ich mich rundum geborgen und wohl	1	0
[R] In Gesellschaft esse ich immer viel mehr, als ich eigentlich will	1	0
[Sb] Ich weiß genau, was ich wann gegessen habe	1	0
[E] Wenn ich Liebeskummer habe, nehme ich immer zu	1	0
[R] Ich bin nicht daran gewöhnt, regelmäßig zu essen	1	0
[Sb] Wenn ich zu viel esse, kann ich mir das kaum verzeihen	1	0
[R] Ich bin immer schnell mit dem Essen fertig	1	0
[E] Ein gutes Essen tröstet mich über jeden Frust hinweg	1	0
[Kö] Ich bin unzufrieden mit meinem Aussehen	1	0
[R] Wenn ich allein bin, koche ich so gut wie nie	1	0
[Sb] Ich versuche immer wieder, mich beim Essen zurückzuhalten	1	0

Auswertung

Welche Faktoren bestimmen Ihr Essverhalten? Füllen Sie für jeden angekreuzten Punkt neben dem jeweiligen Buchstaben ein Kästchen aus:

Die sieben Faktoren Ihres Essverhaltens

Kontrolle (K)								
Genuss (G)								
Umgang mit Stress (S)								
Zugang zu Gefühlen (E)								
Essrituale (R)								
Selbstbeobachtung (Sb)								
Körpergefühl (Kö)								

Wie Sie sehen, stehen die Buchstaben für jeweils einen bestimmten Teil Ihres Essverhaltens. Sie können nun an der „Breite" der Reihen ablesen, welche Faktoren Ihr Essverhalten stark beeinflussen (5 Punkte und mehr) und welche weniger stark (weniger als 5 Punkte). In der Auswertung lesen Sie, welche Vor- und Nachteile Ihre Faktoren für das Gelingen einer Diät haben können.

(K) Wenn **Kontrolle** Ihr Thema ist

„Vertrauen ist gut, Kontrolle ist besser" könnte das Motto sein, nach dem Sie versuchen, Ihr Essverhalten in den Griff zu kriegen. Ihre Vorstellungen von einer gelungenen Diät sind sehr streng, deshalb brauchen Sie jedes Mal eine Menge Disziplin und Durchhaltevermögen, um am Ball zu bleiben. Und dann kreisen Ihre Gedanken doch wieder darum, was und wie viel Sie noch essen dürfen – so lange, bis eine besonders nette Einladung oder ein Urlaub dazwischenkommt und Sie alle guten Vorsätze und strengen Diät-Pläne spontan über den Haufen werfen. Im Nu ist alle „Selbstkontrolle" dahin, Sie essen nach Herzenslust und schlagen über die Stränge, bis Ihr schlechtes Gewissen Sie irgendwann

doch wieder einholt. Und dann rüsten Sie sich für die nächste Diät … Das Gute daran: Für eine gewisse Zeit können Sie sehr diszipliniert sein. Aber: Ihre größte Stärke ist zugleich auch Ihre größte Schwäche; mehr dazu ab Seite 66.

▶ **(+):** Sie können die strengste Diät gut durchhalten, wenn Sie sich das vorgenommen haben.
▶ **(–):** So viel Kontrolle halten Sie allerdings manchmal selbst nicht aus – und als Ausgleich flüchten Sie dann in die Maßlosigkeit.

(G) Wenn **Genuss** Ihr Thema ist

Essen ist Ihrer Meinung nach nicht nur dazu da, dass es „Leib und Seele zusammenhält", sondern es bedeutet für Sie ein Stück Himmel auf Erden: Sie genießen es in vollen Zügen, sich mit einem leckeren Menü zu verwöhnen und/oder verwöhnen zu lassen. Kulinarischer Genuss – das ist Lebensfreude pur! Deshalb sind Sie in der Regel auch nur äußerst ungern dazu bereit, auf Ihre Lieblingsspeisen oder -getränke zu verzichten, geschweige denn, sich einer strengen Diät zu unterwerfen. Ohne jeden Zweifel: „Genuss" nimmt in Ihrem Leben eine zentrale Rolle ein. Könnte Ihre Freude daran vielleicht auch die Ursache für das eine oder andere Extra-Kilo Gewicht sein? Dazu zwei Fragen: 1. Abgesehen von Leckereien aller Art – was können Sie noch in vollen Zügen genießen? 2. Sind Sie der Meinung, dass alles, was lecker ist, auch dick machen muss? Mehr dazu auf Seite 69.

▶ **(+):** Sie haben ein positives Verhältnis zum Essen, und das kann Sie auch zu einer gesunden Lebensweise motivieren.
▶ **(–):** Verzicht fällt Ihnen unheimlich schwer und verdirbt Ihnen manchmal vielleicht zu schnell die Laune.

(S) Wenn **Stress** Ihr Thema ist

Was tun Sie, wenn Ihr Stress am größten ist? Vielleicht ist Ihnen das gar nicht so klar, aber oft essen Sie, um Ihre tägliche Hektik und/oder den Druck besser zu bewältigen! Deshalb folgende Frage: Was unternehmen Sie sonst, um Ihren Alltags-Stress in den Griff zu bekom-

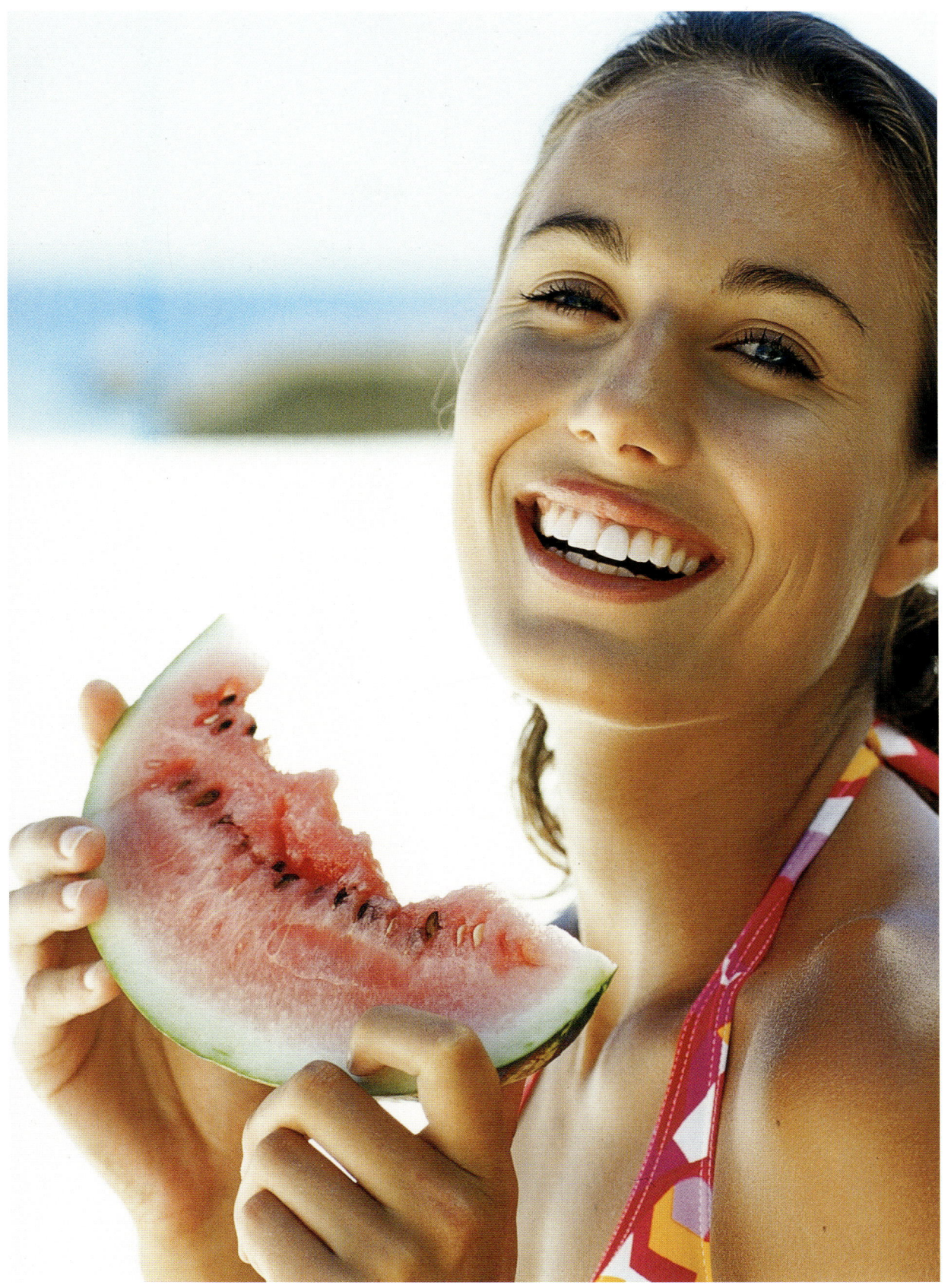

men? Kennen Sie Entspannungstechniken? Oder treiben Sie Sport? Falls nein, so bietet sich hier eine konkrete Möglichkeit, Ihre Diät durch gezielten Stress-Abbau aktiv zu unterstützen und so Ihr „altes" Bewältigungsmuster „Essen gegen Stress" zu durchbrechen. Noch etwas Grundsätzliches: Der Wettlauf mit der Zeit scheint in Ihrem Leben eine zentrale Rolle zu spielen – tagsüber gönnen Sie sich kaum eine Pause, und abends, wenn Sie dann endlich Zeit haben, schlemmen Sie dafür umso mehr. Das ist vielleicht gemütlich, aber leider nicht gerade die gesündeste Art der Ernährung. Mehr dazu ab Seite 69.

▶ **(+):** Sie haben eine Möglichkeit gefunden, mit Ihrem Stress umzugehen.
▶ **(-):** Aber auf Dauer ist Ihre Form der Stressbewältigung leider ungesund.

(E) Wenn **Gefühle** Ihr Thema sind

Eine Frage, die nicht so einfach zu beantworten ist: Wie gut kennen Sie Ihre Gefühle? Innere Zustände wie Liebeskummer, Einsamkeit, Aufregung, Trauer oder auch Angst können uns ziemlich aus dem Gleichgewicht bringen und sind gewiss nicht immer einfach zu ertragen. Deshalb kann es unter Umständen sinnvoll sein, manche Gefühle gar nicht erst zuzulassen, sondern sich lieber gleich abzulenken: zum Beispiel mit Essen. Essen kann ein zuverlässiger Trost sein, ein gutes Beruhigungsmittel, ein Schutzschild gegen zu intensive Erfahrungen. Eine hohe Punktzahl in diesem Bereich deutet darauf hin, dass Essen für Sie echter „Seelentrost" ist. Aber leider funktioniert diese Art von Trost immer nur kurzfristig. Kennen Sie vielleicht einen Menschen, mit dem Sie Ihre Gefühle teilen können, anstatt sie immer wieder herunterzuschlucken? Mehr dazu ab Seite 71.

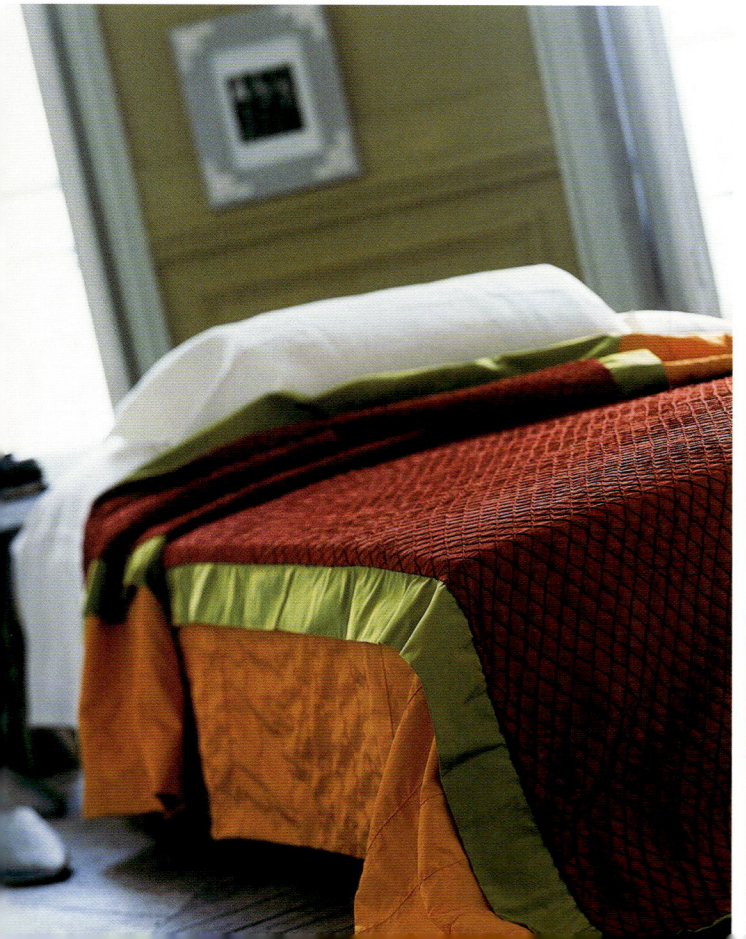

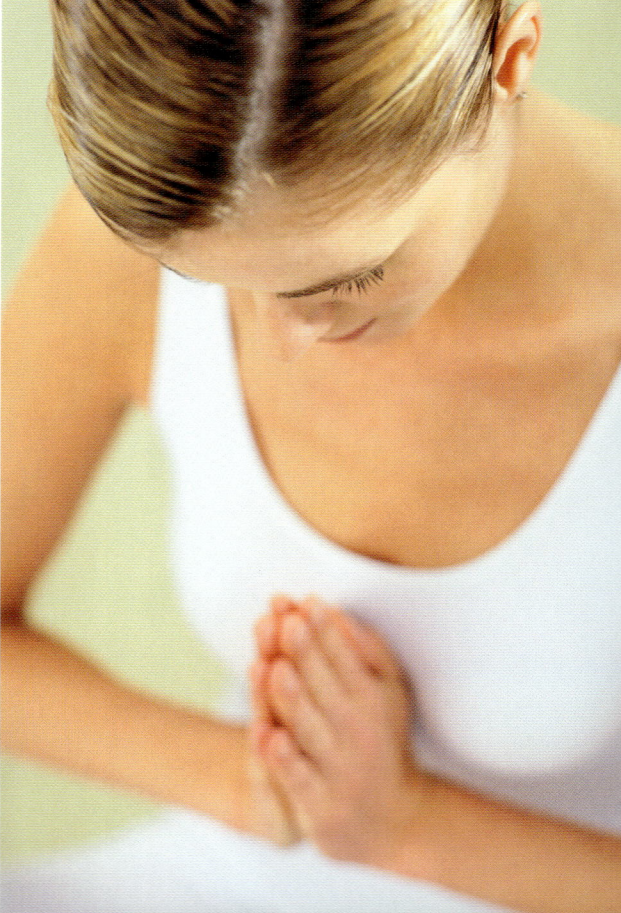

- ► (+): Mit Essen können Sie sich selbst etwas Gutes tun und trösten.
- ► (-): Aber Gefühle wie Liebeskummer, Angst, Wut oder Trauer wollen gespürt werden, bevor wir sie bewältigen können. Das fällt Ihnen schwer, weil Sie dazu neigen, sich mit Essen von allen Gefühlen abzulenken.

(R) Wenn **Essrituale** Ihr Thema sind

Haben Sie schon einmal darüber nachgedacht, wann, wo und wie Sie essen? Vielleicht sind Ihnen manche Ihrer Essrituale ja auch gar nicht bewusst? Sie scheinen jedenfalls eher unregelmäßig zu essen. Und wenn Sie dann, meist allein, vor Ihrem Teller sitzen, liegt oft die Zeitung daneben oder Sie setzen sich gleich auf Ihren Lieblingsplatz vor den Fernseher, stimmt's? Mit anderen Worten: Essen und Essenszubereitung scheinen Ihnen nicht so wahnsinnig wichtig zu sein, die Nahrungsaufnahme läuft bei Ihnen eher nebenbei und ist deshalb auch nicht immer die gesündeste. Manchmal sind Sie vielleicht sogar so abgelenkt, dass Sie die Signale Ihres Körpers gar nicht wahrnehmen. Wann haben Sie eigentlich das letzte Mal so richtig mit Lust und Genuss gegessen? Mehr dazu auf Seite 72.

- ► (+): Rituale helfen uns, Struktur in unser Leben zu bringen. Und Sie haben bereits einige Essrituale entwickelt. Jetzt liegt es an Ihnen, zu überprüfen, ob diese Rituale auch gut für Sie sind.
- ► (-): Manche Rituale, an die Sie sich gewöhnt haben (z. B. Essen mit der Zeitung neben dem Teller), sind leider nicht sehr gesund.

(Sb) Wenn **Selbstbeobachtung** Ihr Thema ist

Egal ob zu Hause, am Arbeitsplatz oder im Urlaub: Sie haben Ihren Speiseplan stets im Blick. Deshalb nehmen Sie sich auch immer wieder vor, auf Ihre Ernährung zu achten und gesunde Lebensmittel zu bevorzugen, aber leider gelingt Ihnen das nicht immer. Das bemerken Sie natürlich sofort, und dann können Sie sehr ungnädig mit sich selbst werden: Denn wenn Sie auch nur ein biss-

chen zunehmen, bekommen Sie leicht schlechte Laune. Und als Reaktion darauf versuchen Sie sofort, sich noch mehr zurückzuhalten. Die Fähigkeit zu dieser Art von Selbstbeobachtung ist typisch weiblich und bewahrt Sie davor, nach einer Diät gleich wieder Pfund um Pfund zuzulegen. Allerdings hat sie auch zur Folge, dass Sie trotz Ihres Gesundheitsbewusstseins und aller guten Bemühungen oft unzufrieden mit sich selbst sind – und Unzufriedenheit, die häufig mit einem schlechten Gewissen einhergeht, ist auf Dauer kein positiver Anreiz zum Abnehmen. Passen Sie deshalb gelegentlich auf, dass Sie mit Ihrer Selbstbeobachtung nicht übers Ziel hinausschießen. Vor allem wenn Ihr „Genuss-Faktor" nur schwach ausgeprägt ist, sollten Sie nicht vergessen, dass Essen auch Spaß machen kann. Mehr dazu ab Seite 72.

- ► (+): Sie haben Ihr Essverhalten stets im Blick, und das bewahrt Sie vor unliebsamen Überraschungen.
- ► (-): Manchmal kommt allerdings aufgrund Ihrer freiwilligen Selbstkontrolle der Genuss zu kurz.

(Kö) **Körpergefühl:** Unzufrieden mit dem eigenen Körper?

Kann es sein, dass Sie sich zurzeit nicht so wohl in Ihrem Körper fühlen? Sie sind öfter unzufrieden mit sich selbst, Ihr Vertrauen in Ihren Körper und seine Signale ist nicht das allergrößte. Vielleicht missachten Sie manchmal auch deshalb seine Zeichen, trauen Ihren Hunger- oder Sättigungsgefühlen nicht über den Weg? Versuchen Sie, Ihrem Körper gegenüber ein positiveres Gefühl zu entwickeln. Menschen, die sich rundum wohl fühlen, können sich viel besser auf ihren Körper verlassen – so wie auf einen guten Freund. Er signalisiert ihnen zuverlässig, wann sie Hunger haben, wann sie satt sind – und ob sie Lust auf eine bestimmte Speise haben oder nicht. Mehr dazu ab Seite 74.

- ► (+): Sie haben zurzeit nicht so ein positives Körpergefühl, aber das bestärkt Sie darin, sich besser um Ihren Körper zu kümmern.
- ► (-): Ihr Körper ist Ihnen manchmal gleichgültig – achten Sie vielleicht deshalb so ungern auf eine gute Ernährung?

Bunte Diät

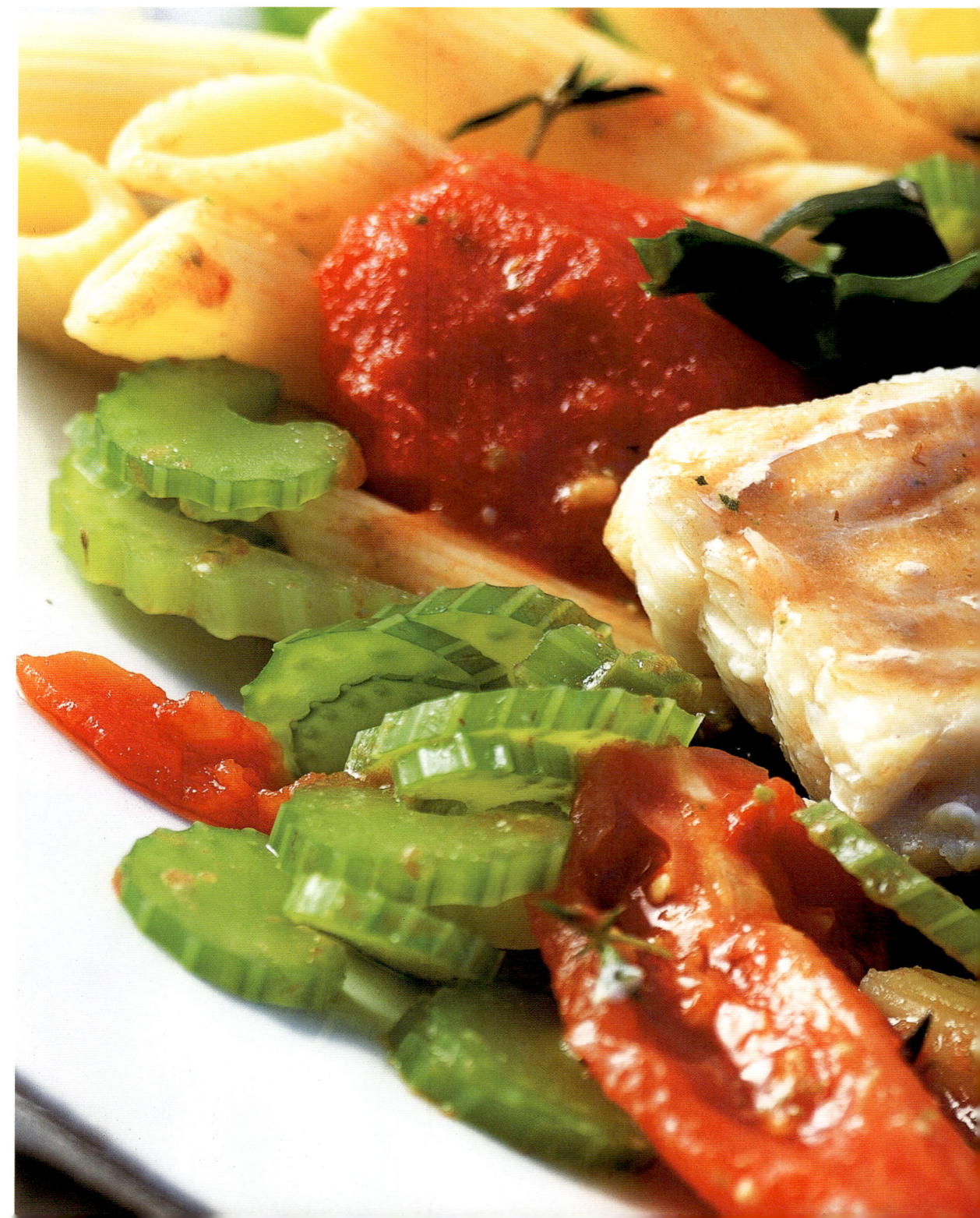

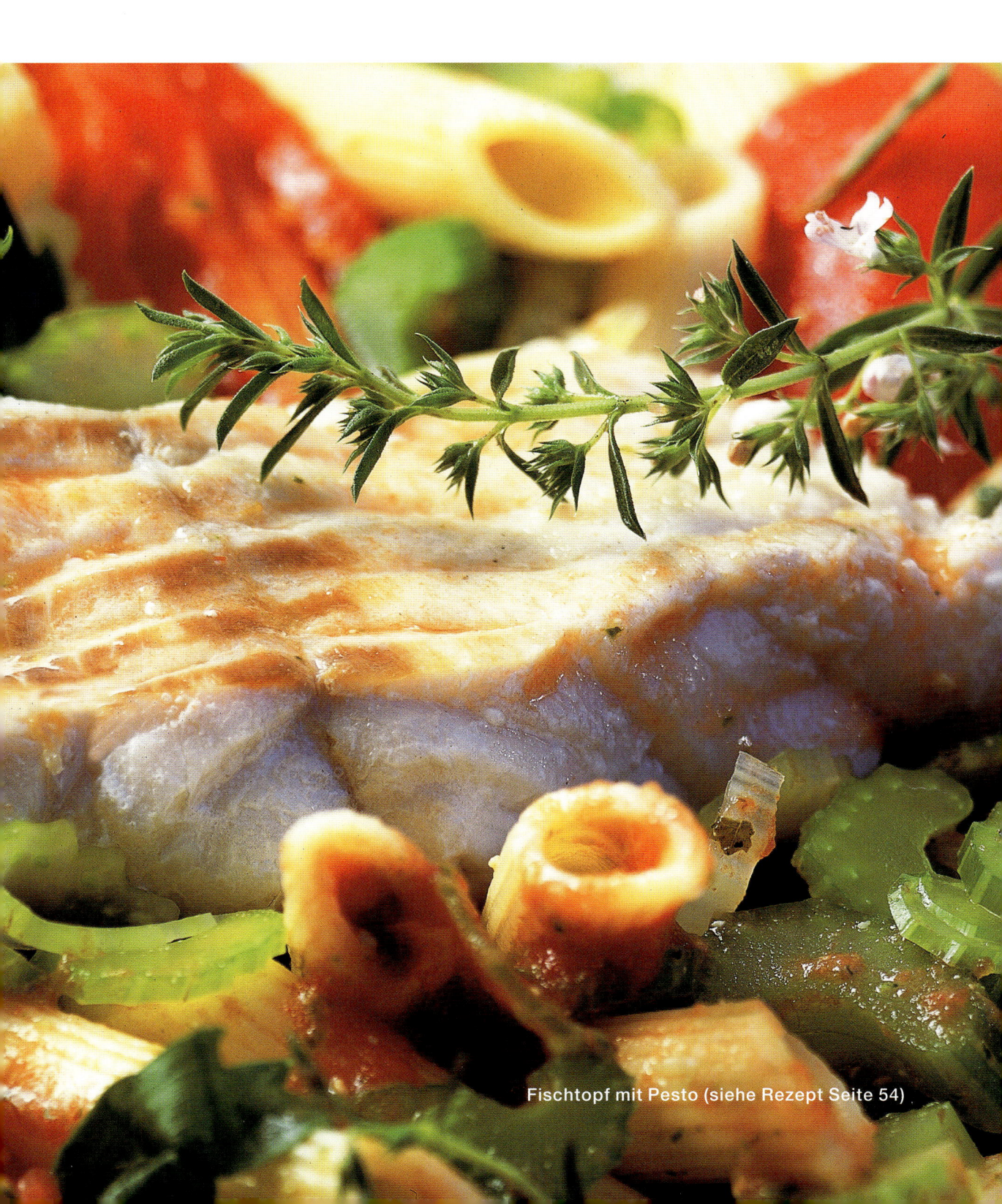

Fischtopf mit Pesto (siehe Rezept Seite 54)

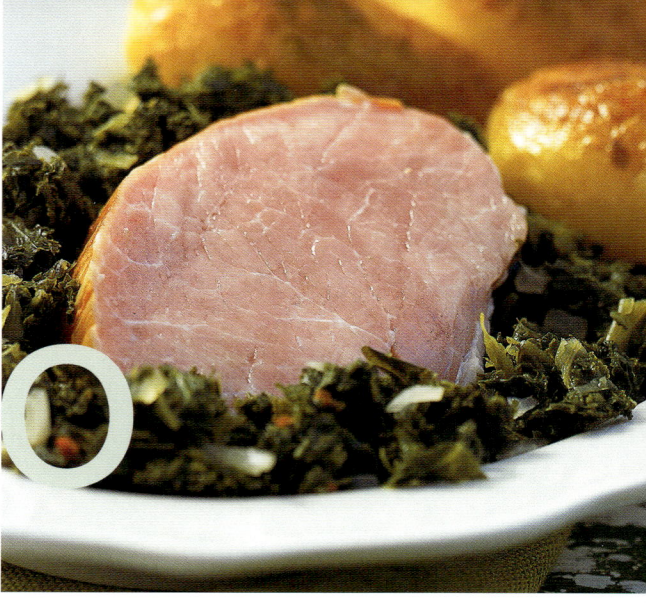

FRÜHSTÜCK ▶ 8 G FETT

TOAST MIT EI

1–2 Scheiben Toastbrot,
1–2 EL Magerquark, ½ Scheibe
gekochter Schinken,
1 TL Fruchtaufstrich, 1 Ei

▶ Das Brot toasten, mit Quark bestreichen und halbieren. Eine Hälfte mit Schinken belegen, auf die zweite Fruchtaufstrich geben. Das Ei weich oder hart kochen und dazu essen.
TIPP: Restliche Toastbrot- oder Aufschnittscheiben einzeln einfrieren, so halten sie sich für die gesamte Zeit der Diät frisch.

SNACK ▶ 5–6 G FETT

JOGHURT MIT MÜSLI

▶ Einen Becher Joghurt mit ein bis zwei Esslöffel Müsli (siehe Rezept Seite 95) verrühren.

HAUPTGERICHT ▶ 14 G FETT

GRÜNKOHL MIT KASSELER

3 Kartoffeln, Salz, 250 g Grünkohl
(½ Glas), 1 Zwiebel, 1 Scheibe
Kasseler, ½ TL Öl, ½ TL Honig,
frisch gemahlener Pfeffer

▶ Die Kartoffeln mit Schale in Salzwasser kochen.
▶ Inzwischen den Grünkohl mit dem Gemüsewasser aus dem Glas in einem Topf zum Kochen bringen. Klein geschnittene Zwiebel zufügen. Den Grünkohl bei milder Hitze zugedeckt etwa 20 Minuten kochen. Zum Schluss das Fleisch obenauf le-

gen und für vier bis fünf Minuten mit erhitzen.
▶ Kartoffeln abgießen, pellen und in heißem Öl rundherum braun braten. Honig und einen Esslöffel Wasser zugeben und die Flüssigkeit verdampfen lassen. Die Kartoffeln öfter umrühren, damit sie nicht in der Pfanne festkleben. Mit Salz und Pfeffer würzen.
▶ Alles auf einem vorgewärmten Teller anrichten.
GRÜNKOHL: Den Rest davon brauchen Sie für den Grünkohleintopf am Dienstag (Seite 50).
KARTOFFELN: Kochen Sie zehn bis elf mehr – Sie brauchen sechs bis sieben für den Imbiss heute und den Kartoffelsalat morgen, eine für den Grünkohleintopf am Dienstag (Seite 50) und drei für die Kartoffel-Quark-Küchlein am Donnerstag (Seite 53).
TIPP: Wenn Sie keine süßen Kartoffeln mögen, lassen Sie den Honig weg.

SNACK ▶ 2 G FETT

1 STÜCK OBSTKUCHEN

(siehe Rezept Seite 95)

IMBISS ▶ 4 G FETT

MARINIERTE KARTOFFELSCHEIBEN AUF RAUKE

1 Zwiebel, 125 ml Gemüse-Hefe-
brühe, frisch gemahlener Pfeffer,
6 TL Salatcreme, Salz, Essig,
6–7 gekochte Kartoffeln
(ergibt 2 Portionen Salat);
ca. 30 g Rauke, 1–2 Tomaten

▶ Die Zwiebel klein schneiden, mit der Brühe aufkochen und die Flüssigkeit etwas verdampfen lassen. Mit Pfeffer kräftig würzen. Die Salatcreme unterrühren, mit Salz und Essig abschmecken.
▶ Die gekochten Kartoffeln pellen, in Scheiben schneiden, mit der Soße mischen und einige Minuten durchziehen lassen. Die Hälfte abteilen und kalt stellen.
▶ Die Rauke abspülen und trocken tupfen. Die Tomate klein schneiden. Beides auf einem Teller ausbreiten und darauf die Kartoffelscheiben anrichten.
MARINIERTE KARTOFFELN: Den Rest brauchen Sie für den Imbiss morgen.
TIPP: Variieren Sie das Gericht mit Feldsalat statt Rauke.

ORANGENMÜSLI

1 Orange, 1 Becher Joghurt, 3-4 EL Müsli (siehe Rezept Seite 95)

▶ Die Orange schälen, klein schneiden und mit dem Joghurt und dem Müsli mischen.

1 BIRNE

RAUKENUDELN

60–70 g Nudeln, Salz, 100 g Champignons, 2 Möhren, 1–2 Messerspitzen Vollkornmehl, 125 ml Milch, 1 Schmelzkäse-Ecke, 50 g Rauke,

1–2 TL Zitronensaft, frisch gemahlener Pfeffer, 1 ½–3 EL geriebener Parmesan-Käse

▶ Die Nudeln nach Packungsanweisung in Salzwasser kochen.
▶ Inzwischen die Champignons putzen, eventuell halbieren, die Möhren schälen und raspeln. Beides in eine heiße Pfanne geben, salzen und unter Rühren etwa zwei Minuten anrösten. Mit Mehl bestäuben und die Milch zugeben.
▶ Den Schmelzkäse zufügen, zerdrücken und bei milder Hitze auflösen. Falls die Soße zu dick wird, zwei bis drei Esslöffel Nudelkochwasser zugießen.
▶ Die Rauke abspülen und trocken tupfen. Stiele abschneiden, hacken und unter die Champignons rühren, die Blätter der Rauke in Streifen schneiden.

▶ Die Champignonmischung kräftig mit Zitronensaft und Pfeffer abschmecken.
▶ Die Nudeln abgießen, mit der Gemüsesoße mischen und in einen vorgewärmten tiefen Teller geben.
▶ Mit Raukestreifen und Parmesan bestreuen.
NUDELN: Kochen Sie 50 Gramm (Rohgewicht) mehr für den Fischtopf am Freitag (Seite 54).
TIPP: Gekochte Teigwaren können Sie einfrieren. Es lohnt sich also immer, Nudeln für Gerichte an anderen Tagen vorzukochen.

1 BECHER FRUCHTJOGHURT

KARTOFFELSALAT MIT MÖHREN

1 Portion marinierte Kartoffeln (siehe Rezept Seite 48), 1–2 Möhren, etwas Schnittlauch, Petersilie oder Basilikum, 1 EL Kürbiskerne

▶ Die Kartoffeln mindestens zwei Stunden vor dem Essen aus dem Kühlschrank nehmen, denn kalt schmecken sie nicht.
▶ Die Möhre klein schneiden oder raspeln, die Kräuter hacken und beides mit den Kürbiskernen unter die Kartoffeln mischen.

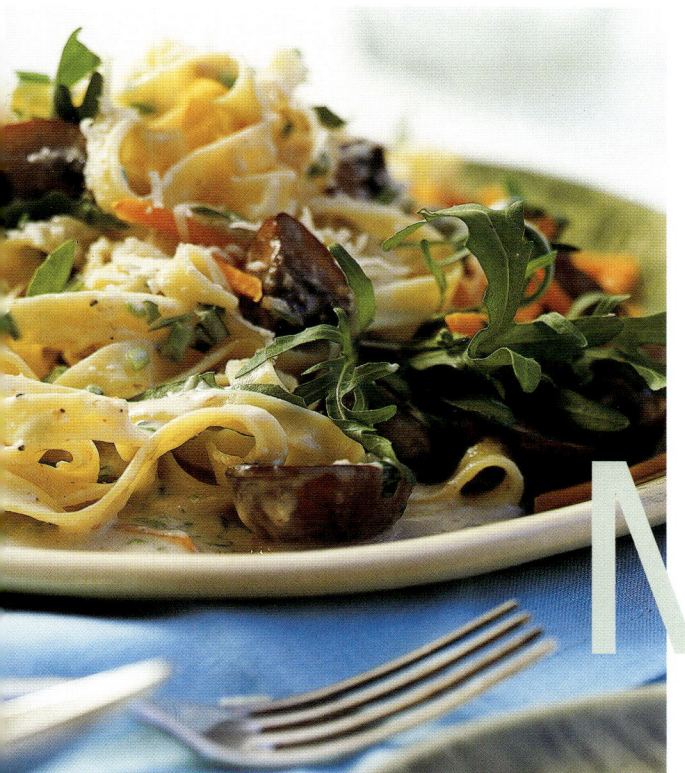

Mo

FRÜHSTÜCK ▶ 4 G FETT

QUARKBROT MIT KÜRBISKERNEN

1 Scheibe Vollkornbrot,
2 EL Magerquark, 2 TL Frucht-
aufstrich, 1 EL Kürbiskerne

▶ Das Brot mit Quark und Fruchtaufstrich bestreichen und mit den
Kürbiskernen bestreuen.

SNACK ▶ 6–7 G FETT

JOGHURT MIT MÜSLI

▶ Einen Becher Joghurt mit zwei bis
drei Esslöffel Müsli (siehe Rezept
Seite 95) mischen.

HAUPTGERICHT ▶ 11 G FETT

GRÜNKOHLEINTOPF UND APFELQUARK

1 gestrichener TL Gemüse-Hefe-
brühe (siehe Hinweis Seite 122),

1 gestrichener TL Currypulver,
ca. 200 g abgetropfter Grünkohl,
1 Möhre, 1 gekochte Kartoffel,
1 Zwiebel, 2–3 Scheiben gekochter
Schinken, 1 TL Öl; 3 EL Mager-
quark, 2–3 EL Kaffeesahne,
2 TL Honig, 1 Apfel

▶ 250 Milliliter Wasser, Gemüsebrühe, Currypulver und Grünkohl
in einen Topf geben. Die Möhre in
Scheiben schneiden oder hobeln,
dazugeben und alles aufkochen.
Den Eintopf bei milder Hitze zugedeckt zehn bis 15 Minuten kochen.

▶ Inzwischen die Kartoffel pellen
und grob würfeln. Die Zwiebel würfeln und den Schinken in dünne
Streifen schneiden.

▶ Öl in eine heiße Pfanne geben,
Zwiebel und Schinken darin braun
braten.

▶ Inzwischen für den Nachtisch den
Quark mit Kaffeesahne und Honig
verrühren. Den Apfel klein schneiden oder raspeln und untermischen.

▶ Die Kartoffelwürfel in dem Ein-
topf erhitzen, alles in einen tiefen
Teller füllen und mit der Schinken-
Zwiebel-Mischung bestreuen.

TIPPS: • Der gebratene Schinken
schmeckt recht salzig, deshalb ist bei
diesem Eintopf zusätzliches Salz
nicht nötig.

• Den Apfelquark nach Belieben mit
etwas Zitronensaft und abgeriebener Orangen-, Zitronen- oder Cle-
mentinenschale würzen.

SNACK ▶ 2 G FETT

1 STÜCK OBSTKUCHEN
(siehe Rezept Seite 95)

IMBISS ▶ 5 G FETT

SCHINKENBROT UND CLEMENTINE

1–2 Scheiben Vollkornbrot,
3–4 TL Salatcreme, 1 TL Senf,
1 Scheibe gekochter Schinken,
2 Tomaten, 1–2 Clementinen, Salz,
frisch gemahlener Pfeffer, etwas
Schnittlauch, Petersilie oder
Basilikum

▶ Das Vollkornbrot mit Salatcreme
und Senf bestreichen und mit dem
Schinken belegen. Die Tomaten in
dünne Scheiben schneiden, die Clementine in Spalten teilen, eventuell
klein schneiden. Alles auf einem Teller anrichten, mit Salz und Pfeffer
würzen und mit gehackten Kräutern
bestreuen.

Für unterwegs: Das Schinkenbrot
mit den Kräutern belegen und zusammenklappen. Die Tomaten und
Clementinen dazu essen.

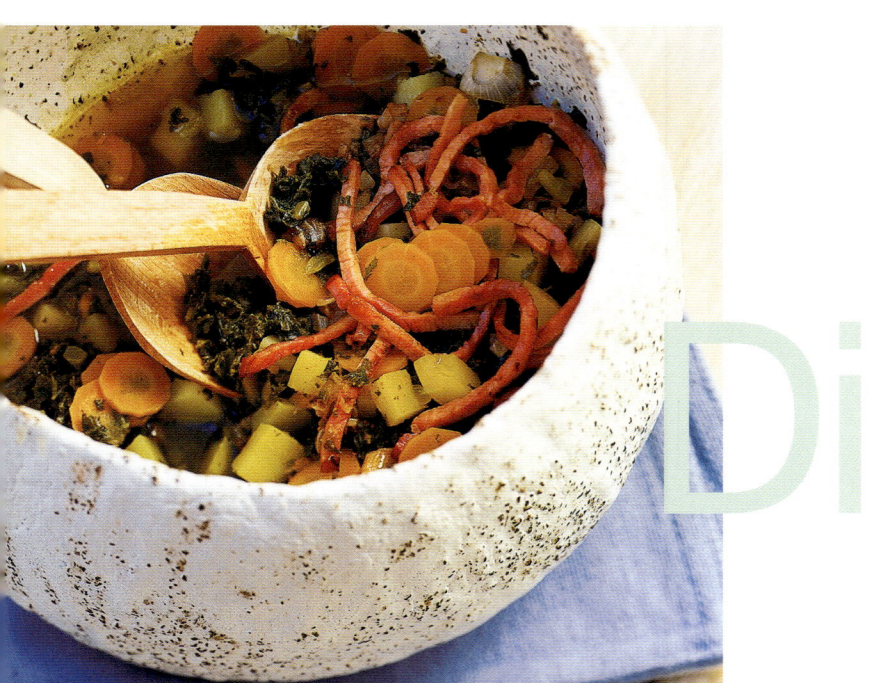

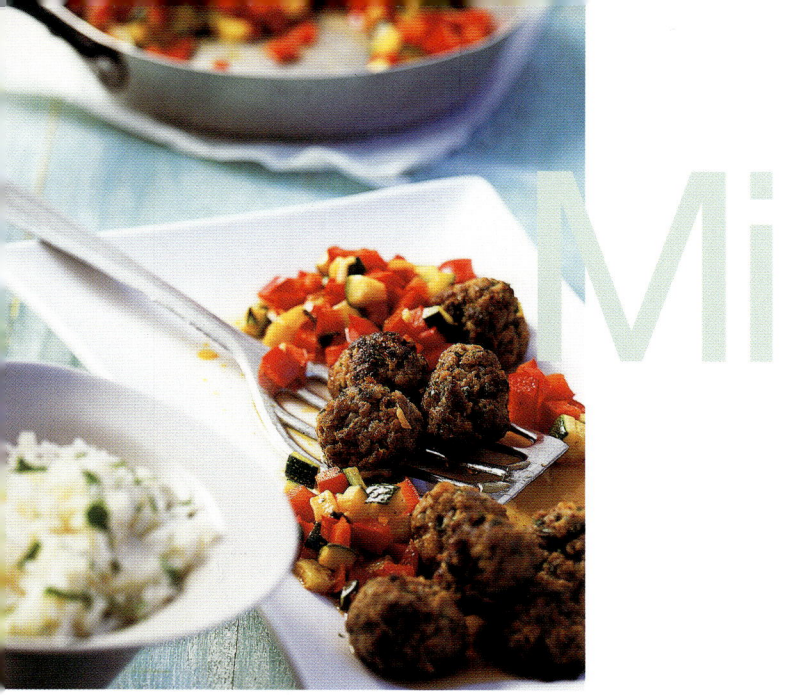

HACKBÄLLCHEN: Den Rest brauchen Sie für die Nudeln in Clementinensoße, zweite Woche Dienstag (Seite 59).
REIS: Kochen Sie 30 Gramm (Rohgewicht) mehr für den Reissalat am Donnerstag (Seite 53).
TIPPS: • Lammhack müssen Sie beim Fleischer vorbestellen. Wenn Sie das Hack selbst herstellen wollen, kaufen Sie mageres Lammfleisch, schneiden es in grobe Würfel und zerkleinern es mit allen Gewürzzutaten im Blitzhacker.
• Wer mag, würzt den Fleischteig oder das Gemüse mit Knoblauch.

FRÜHSTÜCK ▶ 6 G FETT

BANANENMÜSLI

1 Banane, 1–2 EL Magerquark, 4 EL Kaffeesahne, 3–4 EL Müsli (siehe Rezept Seite 95)

▶ Die Banane mit einer Gabel zerdrücken und mit Quark und Kaffeesahne verrühren. Das Müsli darüber streuen.
TIPP: Würzen Sie das Müsli mit etwas Zitronensaft.

SNACK ▶ 0,5 G FETT

1 BIRNE

HAUPTGERICHT ▶ 13 G FETT

TÜRKISCHE HACK-BÄLLCHEN MIT BUNTEM GEMÜSE UND REIS

(ergibt 15 Hackbällchen) 30 g Reis, Salz, 1 ½ Zwiebäcke, 1 ½ Zwiebeln, 6 Stiele Petersilie, 150 g Lammhack (oder Rinderhack vom Bio-Bauern), 1 ½ EL Tomatenketchup, je 1 Messerspitze Kumin, Zimt, Rosenpaprika, frisch gemahlener Pfeffer

und Piment, Salz, 1 ½ TL Olivenöl, 1 Paprikaschote, 1 Zucchini

▶ Den Reis nach Packungsanweisung in Salzwasser kochen. Inzwischen die Zwiebäcke fein zerkrümeln, Zwiebeln und Petersilie fein hacken. Alles mit Fleisch, Tomatenketchup und den Gewürzen verkneten.
▶ Aus dem Fleischteig 15 Hackbällchen formen und diese in einer großen Pfanne im heißen Öl unter häufigem Wenden zehn Minuten braten; die Pfanne dabei mit Küchenpapier abdecken.
▶ Paprikaschote und Zucchini klein schneiden und dann das Gemüse am Pfannenrand zwei bis drei Minuten mitbraten.
▶ Fünf Hackbällchen herausnehmen, abkühlen lassen und einfrieren.
▶ Die übrigen Hackbällchen auf einem Teller warm halten, das Gemüse in die Pfannenmitte schieben, mit Salz und Pfeffer würzen, drei bis vier Esslöffel Wasser zugießen, kurz aufkochen und mit dem Reis zum Fleisch anrichten.

SNACK ▶ 3–4 G FETT

1 MÜSLIRIEGEL

IMBISS ▶ 6 G FETT

KÄSEBROT UND APFELSALAT

1–2 Scheiben Vollkornbrot, 1 Schmelzkäse-Ecke; 1 Apfel, etwas Petersilie, Schnittlauch oder Basilikum, ½–1 EL Kürbiskerne, Salz, frisch gemahlener Pfeffer, 1 EL Zitronensaft

▶ Das Brot mit dem Schmelzkäse bestreichen. Den Apfel in kleine Stücke schneiden oder grob raspeln. Die Kräuter und Kürbiskerne fein hacken, mit dem Apfel mischen und mit Salz, Pfeffer und Zitronensaft abschmecken.
▶ Den Salat auf das Brot geben.
Für unterwegs: Das Käsebrot mit gehackten Kräutern und Kürbiskernen belegen und zusammenklappen. Den Apfel dazu essen.

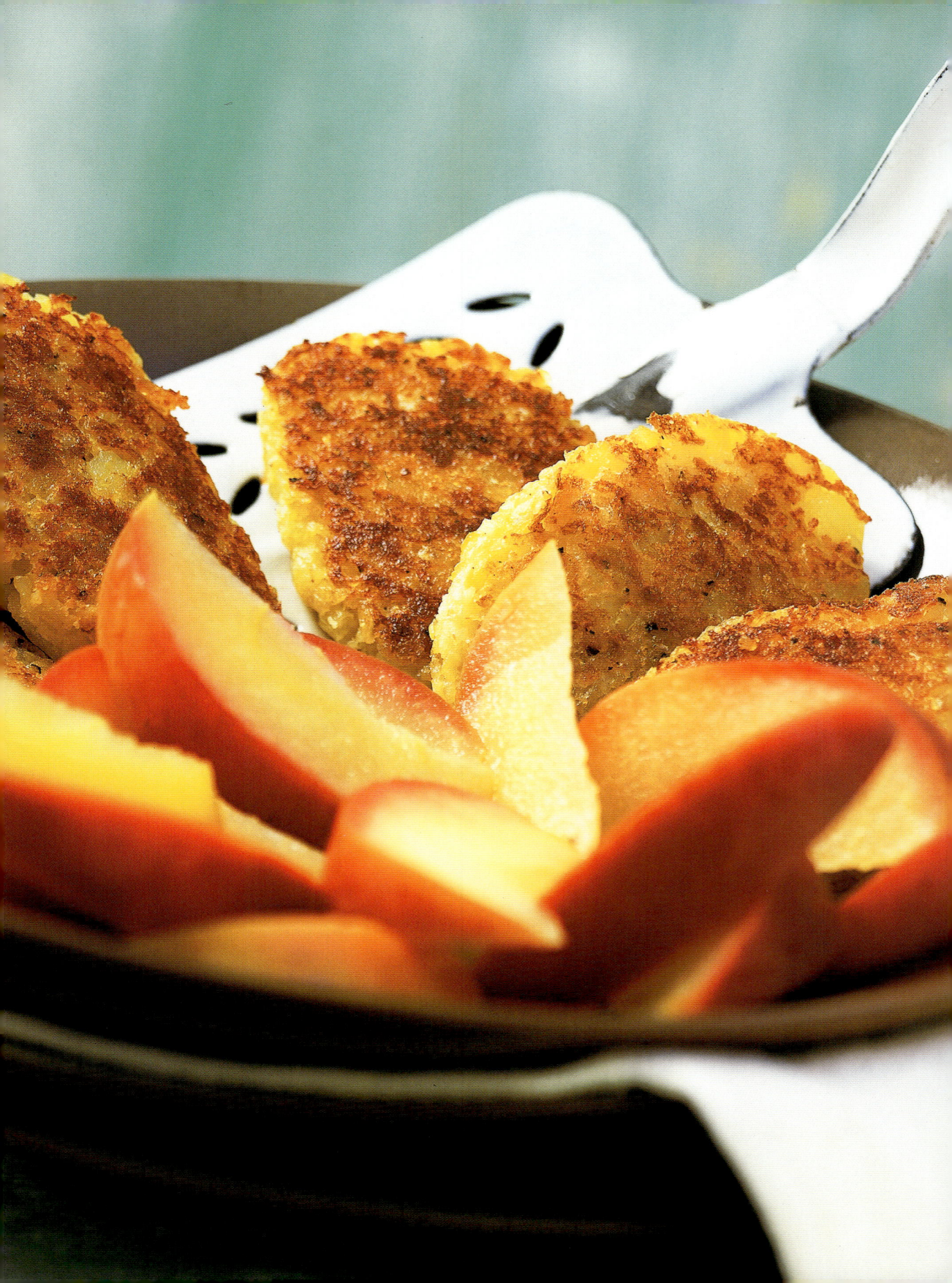

FRÜHSTÜCK ▶ 6 G FETT

KÄSE- UND HONIGBROT

1 Scheibe Vollkornbrot, 1–2 EL Magerquark, 1 TL Honig, 1 TL Butter oder Margarine, 10 g Schnittkäse

▶ Die Brotscheibe halbieren. Eine Hälfte mit Quark und Honig bestreichen, die andere mit Butter oder Margarine bestreichen und mit dem Käse belegen.

SNACK ▶ 1 G FETT

2 CLEMENTINEN UND 1 KIWI

HAUPTGERICHT ▶ 11 G FETT

KARTOFFEL-QUARK-KÜCHLEIN MIT APFEL-KOMPOTT UND ZUCCHINI-CREMESUPPE

3 gekochte Kartoffeln, 2 EL Magerquark, etwas abgeriebene Zitronenschale, Salz, frisch gemahlener Pfeffer, 1 Zimtstange oder 1 Prise gemahlener Zimt, 1 dünne Scheibe Ingwer, 2 Äpfel, 2 TL Ahornsirup, 1 ½ TL Öl; 1 Zucchini, 125–150 ml Milch, etwas Thymian, 1 TL Zitronensaft

▶ Die Kartoffeln pellen und reiben. Mit Quark, Zitronenschale, Salz und Pfeffer verrühren und etwas ruhen lassen.
▶ Inzwischen ca. 60 Milliliter Wasser mit Zimt und Ingwer bei milder Hitze zum Kochen bringen. Äpfel vierteln und in Spalten schneiden. Apfelstücke in das Gewürzwasser geben, aufkochen und garen, bis sie weich sind, dann den Ahornsirup unterrühren.
▶ Eine große heiße Pfanne mit Öl einpinseln. Aus der Kartoffel-Quark-Masse mit einem Esslöffel sechs Portionen abteilen, zu flachen Küchlein formen und diese in die Pfanne geben. Bei mittlerer Hitze sechs bis sieben Minuten zugedeckt braten, zwischendurch wenden und die Pfanne erneut mit Öl einpinseln. Die fertigen Küchlein mit Kompott anrichten.
▶ Währenddessen für die Suppe Zucchini klein schneiden, mit Milch, Salz, Pfeffer und Thymian in einen Topf geben und fünf Minuten kochen.
▶ Die Suppe pürieren und mit Zitronensaft abschmecken.
TIPP: Würzen Sie die Zucchinicremesuppe mit Knoblauch.

INGWER: Aus einem Ingwerrest können Sie einen Tee kochen: Ein haselnussgroßes geschältes Stück Ingwer fein raspeln, mit 500 Milliliter kochendem Wasser übergießen und bei geringer Hitze ca. 15 Minuten ziehen lassen, durchsieben. Der Tee schmeckt heiß oder kalt; eventuell mit Honig süßen und mit etwas Zitronensaft abschmecken.

SNACK ▶ 6 G FETT

KÄSEKNÄCKEBROT

1–2 Scheiben Knäckebrot, 1 TL Butter oder Margarine, 1–2 TL Tomatenmark, 10 g Schnittkäse

▶ Das Knäckebrot mit Butter oder Margarine und Tomatenmark bestreichen und mit dem Käse belegen.

IMBISS ▶ 6 G FETT

REISSALAT MIT GURKE UND CLEMENTINE

ca. 100 g Salatgurke, 1 Clementine, etwas Schnittlauch, Petersilie und Koriandergrün oder Dill, ca. 90 g gekochter Reis (30 g Rohgewicht), 3 TL Salatcreme, 1 EL Leinsamen, 1 Messerspitze Currypulver, Salz, 1 TL Zitronensaft

▶ Die Gurke in dünne Scheiben schneiden oder hobeln, die Clementine klein schneiden, die Kräuter hacken. Alles mit den übrigen Zutaten mischen und durchziehen lassen. Vor dem Essen abschmecken.
TIPPS: • Der Reissalat schmeckt besser, wenn er eine Nacht durchgezogen ist.
• Bei großem Appetit essen Sie hinterher noch einen Fruchtjoghurt.
Für unterwegs: Das Käseknäckebrot nehmen Sie fertig belegt mit und verzehren es dann als erste Zwischenmahlzeit.

Do

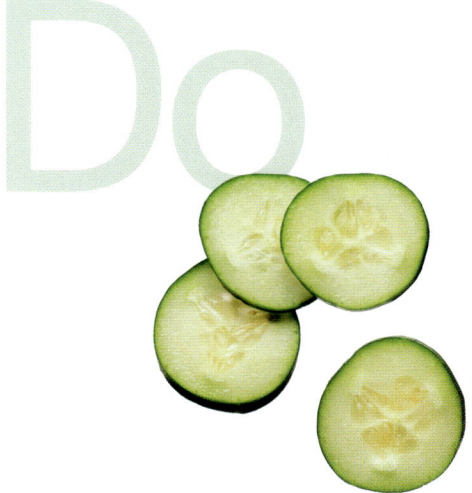

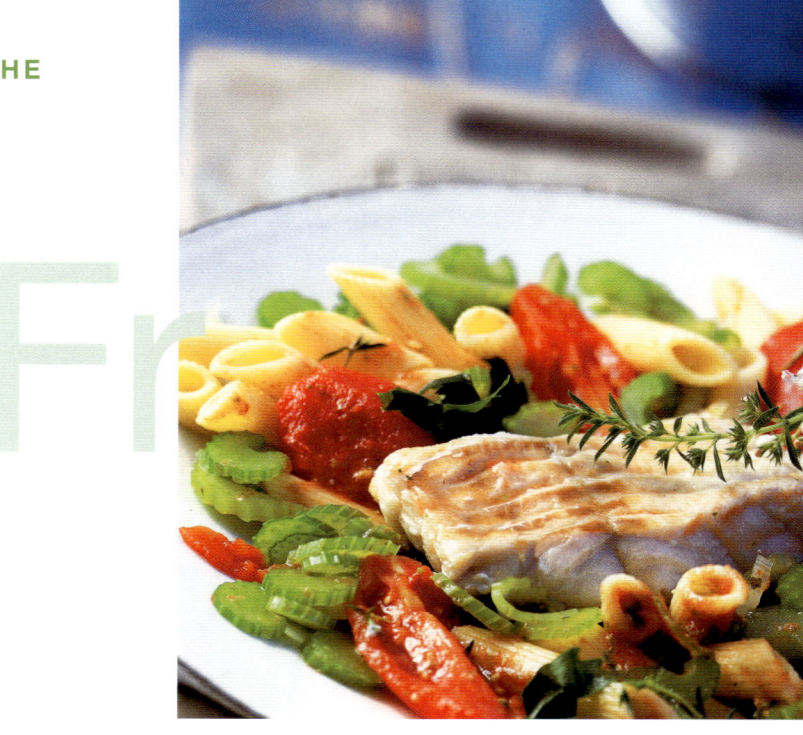

FRÜHSTÜCK ▶ 5 G FETT

FRÜCHTEMÜSLI

1 Kiwi, 1 Clementine, 4 EL Müsli (siehe Rezept Seite 95), 2 EL Kaffeesahne, 3 EL Milch

▶ Früchte klein schneiden und mit den übrigen Zutaten mischen.

TIPP: Etwas gehaltvoller wird das Müsli mit zwei Teelöffel Ahornsirup oder Agavendicksaft.

AGAVENDICKSAFT: Der Saft wird aus dem Blütenschaft der Agave gewonnen und ist ein reines Bio-Produkt. Gefiltert ist er hell und schmeckt neutral. Ungefiltert ist er dunkel und schmeckt fruchtig-würzig – eine gute Alternative zum teureren Ahornsirup. Agavendicksaft gibt es im Reformhaus und im Ökoladen.

SNACK ▶ 0,5 G FETT

1 BANANE UND EVENTUELL 3 GETROCKNETE APRIKOSENHÄLFTEN

HAUPTGERICHT ▶ 11 G FETT

FISCHTOPF MIT PESTO

150 g Staudensellerie, Salz, 1 Messerspitze Harissa, Thymian, ½ Dose geschälte Tomaten, 100 g TK-Seefisch, ca. 125 g gekochte Nudeln (50 g Rohgewicht), 5 TL Pesto, 1 TL Olivenöl

▶ Den Staudensellerie in dünne Scheiben schneiden und mit ca. 125 Milliliter Salzwasser, Harissa und Thymian vier bis fünf Minuten kochen.

▶ Die Dosentomaten und den Fisch zugeben, aufkochen und bei milder Hitze etwa acht Minuten zugedeckt garen.

▶ Die gekochten Nudeln zufügen und ein bis zwei Minuten miterhitzen. Das Pesto zum Schluss unterrühren, alles auf einem vorgewärmten Teller anrichten und mit dem Öl beträufeln.

DOSENTOMATEN: Den Rest brauchen Sie für das Knoblauchhähnchen am Sonntag (Seite 57) und für die Kräuter-Buchweizen-Küchlein am Montag (Seite 58).

SEEFISCH: Weitere 100 Gramm brauchen Sie für das Fischfilet auf Fenchelgemüse am Freitag (Seite 62). Den Rest verwenden Sie für andere Gerichte.

SNACK ▶ 5 G FETT

BUTTERZWIEBACK

▶ Zwei Zwiebäcke mit je einem halben Teelöffel Butter oder Margarine bestreichen.

IMBISS ▶ 7 G FETT

BROT MIT GURKENQUARK

ca. 100 g Salatgurke, 2 ½–3 EL Magerquark, ½–1 TL Olivenöl, 1 EL Leinsamen, Salz, frisch gemahlener Pfeffer, etwas Schnittlauch und Dill, Kresse oder Petersilie, 1–2 Scheiben Vollkornbrot; 2 Löffelbiskuits

▶ Die Gurke klein schneiden oder grob raspeln und mit Quark, Öl, Leinsamen, Gewürzen und gehackten Kräutern mischen. Etwas durchziehen lassen. Das Brot toasten und dazu essen.

▶ Die Löffelbiskuits gibt es hinterher.

TIPP: Würzen Sie den Quark mit Zitronenpfeffer und etwas Knoblauch.

Für unterwegs: Bereiten Sie den Quark ohne die Gurke zu, sonst zieht er zu viel Wasser. Essen Sie Gurke und Brot so dazu.

TOASTS MIT KÄSE UND KONFITÜRE

2 Scheiben Toastbrot,
½–1 Schmelzkäse-Ecke, 2 EL Frisch-
käse, 1 TL Fruchtaufstrich

▶ Die Brotscheiben toasten. Eine Scheibe mit Schmelzkäse und die zweite mit Frischkäse und Fruchtaufstrich bestreichen.

CLEMENTINENJOGHURT

▶ Eine Clementine klein schneiden und mit einem Becher Joghurt mischen. Eventuell mit einem Teelöffel Honig, Ahornsirup oder Agavendicksaft süßen.

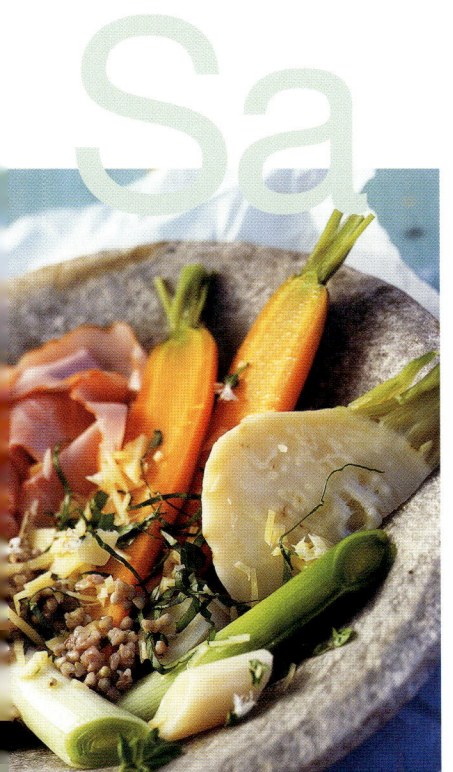

BUCHWEIZENRISOTTO MIT GEMÜSE

(ergibt 2 Portionen Risotto)
Salz, 1 Bund Suppengrün, 2 Zwie-
beln, 2 ½ TL Olivenöl,
8–9 EL Buchweizen, 2–3 Scheiben
gekochter Schinken, 30 g Schnitt-
käse, etwas Basilikum, Kresse oder
Petersilie; ½ Grapefruit

▶ 500 ml Salzwasser zum Kochen bringen. Das Gemüse putzen, ganz lassen, nur sehr dicke Möhren längs halbieren. Alles ca. zehn bis 13 Minuten zugedeckt garen. Die Hitze so regulieren, dass nur wenig Flüssigkeit verdampft.

▶ Für den Risotto die Zwiebeln klein schneiden und in zwei Teelöffel Öl glasig dünsten. Den Buchweizen dazugeben, unter Rühren kurz mitdünsten. 120 bis 140 Milliliter Salzwasser zugießen und zugedeckt bei geringer Hitze 18 Minuten quellen lassen; nicht umrühren. Zum Schluss die restliche Flüssigkeit bei starker Hitze offen verdampfen lassen. Die Hälfte des Risottos abteilen und kalt stellen. Den übrigen Buchweizen auf einem Teller warm halten.

▶ Die Hälfte des Suppengrüns aus dem Topf heben und abtropfen lassen (die andere Hälfte mit dem Kochwasser kalt stellen). Gemüse zum Buchweizen anrichten und mit dem restlichen Öl beträufeln. Den Schinken dazulegen. Den Käse und die Kräuter fein hacken und über das Gericht streuen.

▶ Die Grapefruithälfte gibt es als Dessert.

BUCHWEIZENRISOTTO: Den Rest brauchen Sie für die Kräuter-Buchweizen-Küchlein am Montag (Seite 58).
SUPPENGRÜN: Den Rest und das Gemüsekochwasser brauchen Sie für die Gemüsesuppe am Sonntag (Seite 57) und für die Gemüse-cremesuppe am Mittwoch (Seite 60).
GRAPEFRUIT: Die andere Hälfte brauchen Sie am Sonntag fürs Müsli (Seite 57).

1 STÜCK OBSTKUCHEN
(siehe Rezept Seite 95)

SELLERIESUPPE MIT KÄSE

150 g Staudensellerie und einige
Sellerieblätter, 100 ml Milch,
1 EL Kaffeesahne, frisch gemahlener
Pfeffer, Salz, 1–2 TL Zitronensaft,
½ Schmelzkäse-Ecke, Rosenpaprika

▶ Staudensellerie in dünne Scheiben schneiden, mit Milch und Kaffeesahne in einen Topf geben, mit Pfeffer und Salz würzen und fünf bis sieben Minuten weich kochen. Zitronensaft und Käse zufügen und alles pürieren. Die Suppe in einen tiefen Teller füllen und mit gehackten Sellerieblättern und Rosenpaprika bestreuen.
TIPP: Bei großem Appetit essen Sie zur Suppe eine Scheibe Vollkornbrot mit zwei Teelöffel Tomatenmark bestrichen.

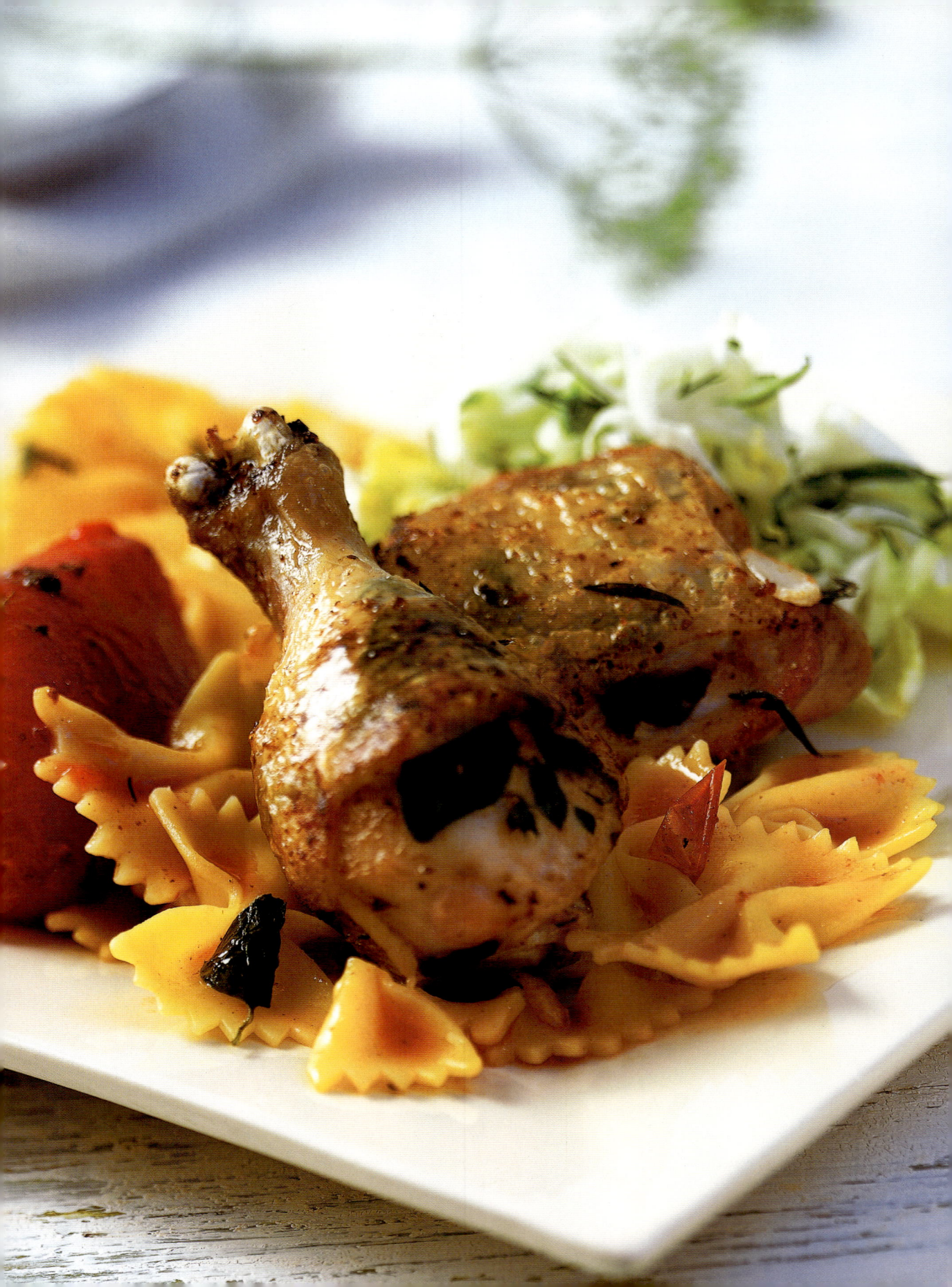

TOASTS MIT SCHINKEN UND FRUCHTAUFSTRICH

2 Scheiben Toastbrot oder 1 Mehr-kornbrötchen, 1 TL Tomatenmark, 20 g Salatgurke, 1 Scheibe gekochter Schinken, 1 EL Frischkäse, 1 TL Fruchtaufstrich, ½ EL Leinsamen

▶ Die Brotscheiben toasten. Eine Scheibe mit Tomatenmark bestreichen und mit Gurkenscheiben und Schinken belegen; auf die zweite Frischkäse, Fruchtaufstrich und den Leinsamen geben.

GRAPEFRUITMÜSLI

▶ Das Fruchtfleisch von einer halben Grapefruit mit ein bis zwei Esslöffel Müsli (siehe Rezept Seite 95) und einem Teelöffel Ahornsirup mischen.

KNOBLAUCHHÄHNCHEN MIT NUDELN UND SALAT

1 Hähnchenkeule, je 1 Messerspitze Salz, Oregano, Thymian und Ca-yennepfeffer, 1–2 Knoblauchzehen, 50 g Nudeln, ca. 50 g Salatgurke, ½ Clementine, frisch gemahlener Pfeffer, ½ Chicorée, etwas Schnitt-lauch und Dill oder Petersilie, 1 EL Tomatenketchup, 1 Dosentomate

▶ Die Hähnchenkeule im Gelenk durchtrennen. Gewürze und Kräu-ter mischen. Den Knoblauch in dünne Scheiben schneiden, in der Kräutermischung wenden und un-ter die Geflügelhaut schieben. Die Keulenhälften mit der restlichen Mischung einreiben.

▶ Die Fleischstücke und drei Esslöf-fel Wasser in eine kleine Pfanne ge-ben. Pfanne mit zwei Lagen Kü-chenkrepp abdecken und erhitzen. Hähnchenkeule vier Minuten bei starker, dann ca. 15 Minuten bei mittlerer Hitze braten, dazwischen zweimal drei Esslöffel Wasser zugie-ßen und die Keule öfter wenden.

▶ Inzwischen die Nudeln nach Pa-ckungsanweisung in Salzwasser ko-chen. Abgießen und ca. 60 Milliliter Kochwasser für die Tomatensoße auffangen.

▶ Für den Salat die Gurke fein rei-ben, die Clementine auspressen und den Saft zugießen. Die Soße mit Salz und Pfeffer würzen. Chicoréeblätter abteilen und klein schneiden, Kräu-ter hacken und beides mit der Soße mischen.

▶ Die Keulenstücke warm stellen. Ausgebratenes Fett abgießen. Das aufgefangene Nudelkochwasser in der Pfanne etwas einkochen, dabei den Bratsatz unter Rühren lösen. To-matenketchup und Dosentomate zufügen, mit Salz und Pfeffer wür-zen und die Soße mit den Nudeln zum Fleisch anrichten.

CHICORÉE: Den Rest brauchen Sie für das Käsebrot mit Salat am Mon-tag (Seite 58).

NUDELN: Kochen Sie 90 bis 100 Gramm (Rohgewicht) mehr – Sie brauchen 50 Gramm für die Nudeln in Clementinensoße am Dienstag (Seite 59) und 40 bis 50 Gramm für den Nudel-Erbsen-Salat am Mittwoch (Seite 60).

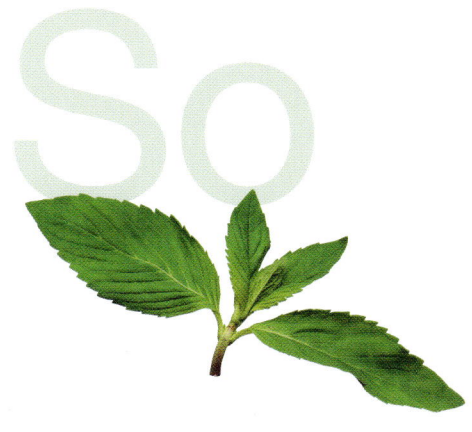

CLEMENTINE: Die restliche halbe Clementine brauchen Sie für das Frühstück am Montag (Seite 58).

1 STÜCK OBSTKUCHEN
(siehe Rezept Seite 95)

GEMÜSESUPPE MIT PESTO UND KÄSEBROT

¼ Bund gekochtes Suppengrün und ca. 200 ml Gemüsekochwasser, 2 TL Pesto, 1–2 Scheiben Voll-kornbrot oder 1 Vollkornbrötchen, 2 TL Tomatenmark, 20 g Schnittkäse

▶ Das gekochte Suppengrün klein schneiden, in dem Gemüsewasser erhitzen und Pesto einrühren.

▶ Das Brot oder Brötchen mit To-matenmark bestreichen und mit dem Käse belegen.

TIPPS: • Nehmen Sie Paprikamark statt Tomatenmark und zusätzlich noch Kräuter, z. B. Basilikum.

• Oder Sie überbacken das Käsebrot unter dem Grill und bestreuen es dann mit Kräutern.

CLEMENTINEN-APFEL-MÜSLI

1 Apfel, ½ Clementine, 1 TL Honig,
3 EL Müsli (siehe Rezept Seite 95),
½–1 Becher Joghurt

▶ Den Apfel raspeln, die Clementine klein schneiden. Beides mit den übrigen Zutaten mischen.

1 BANANE

KRÄUTER-BUCHWEIZEN-KÜCHLEIN

je 1 Bund Petersilie, Basilikum,
Sellerieblätter oder Liebstöckel,
1 Portion Buchweizenrisotto

(siehe Rezept Seite 55), 1 Ei, frisch
gemahlener Pfeffer, Salz, 100 g TK-
Erbsen, ca. 150 g Dosentomaten,
1 EL Tomatenketchup, 1 Messerspitze
Harissa, ½ TL Olivenöl

▶ Die Kräuter fein hacken, mit dem Buchweizenrisotto und dem Ei verrühren. Kräftig mit Pfeffer und Salz würzen.
▶ Die Erbsen nach Packungsanweisung in Salzwasser kochen und abgießen.
▶ Die Dosentomaten mit Ketchup, Salz und Harissa in einem kleinen Topf auf- und etwas einkochen.
▶ Eine große heiße Pfanne mit Öl einpinseln. Aus der Kräuter-Risotto-Masse mit einem Esslöffel fünf bis sechs Portionen abteilen und diese zugedeckt bei mittlerer Hitze sechs bis sieben Minuten braten, zwischendurch wenden.

▶ Die Tomatensoße auf einen Teller gießen. Erbsen und Küchlein darauf anrichten.
TIPP: Die Kräuter-Buchweizen-Küchlein sind auch außerhalb der Diät ein idealer Imbiss zu Salat oder ein Snack zwischendurch. Bereiten Sie gleich etwas mehr davon zu und frieren Sie die fertig gebratenen Küchlein ein. Sie schmecken warm und kalt. Pro Stück haben sie etwa drei Gramm Fett.

1 BECHER FRUCHTJOGHURT

KÄSEBROT UND SALAT MIT SENF-LEINSAMEN-DIP

1–2 Scheiben Vollkornbrot oder
1 Vollkornbrötchen, 2 TL Tomaten-
mark, 10–20 g Schnittkäse,
½–1 Becher Joghurt, 1 TL Senf,
Salz, ½–1 TL Zitronensaft,
½ EL Leinsamen, ½ Chicorée,
50–100 g Staudensellerie

▶ Das Brot oder Brötchen mit Tomatenmark bestreichen, mit Käse belegen und zusammenklappen.
▶ Den Joghurt mit Senf, Salz, Zitronensaft und Leinsamen in einem tiefen Teller verrühren. Kräftig würzen.
▶ Chicorée und Staudensellerie klein schneiden und mit der Soße mischen.
TIPP: Dieser Salat schmeckt auch mit anderen Gemüsesorten gut.

Mo

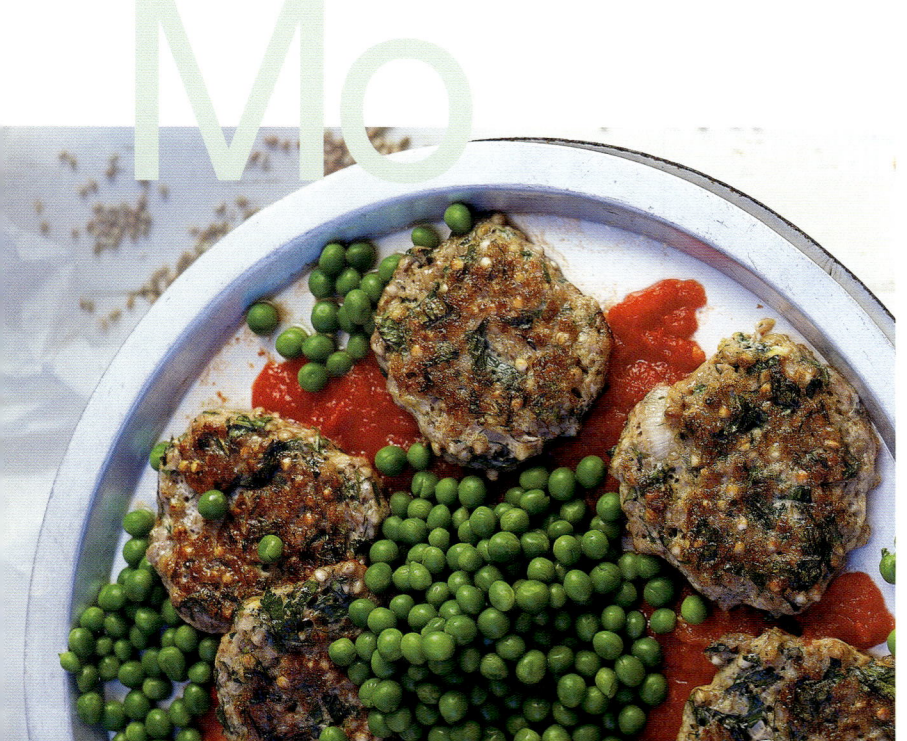

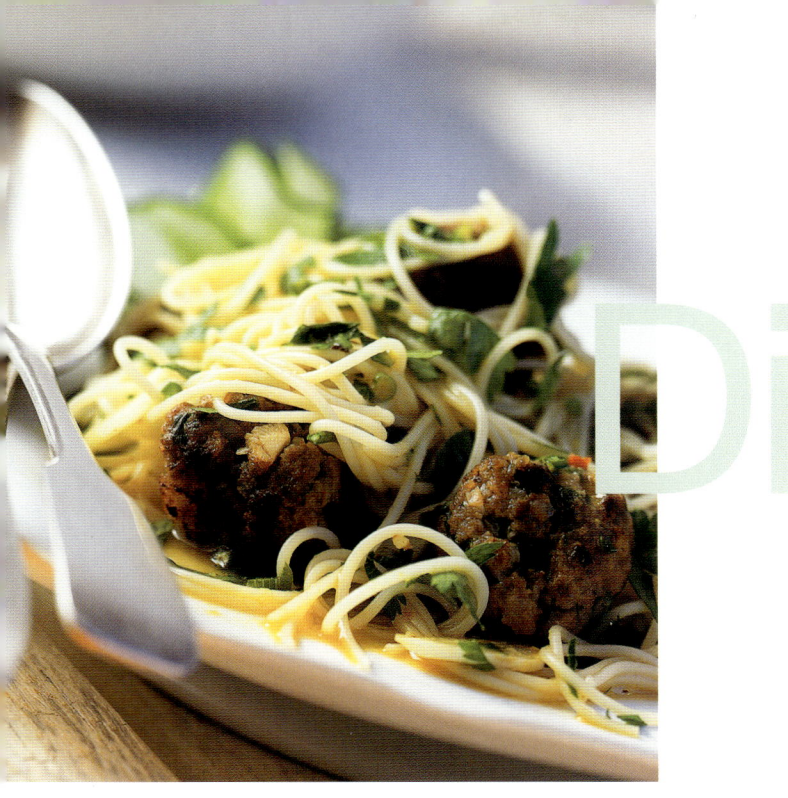

▶ Für den Salat die Gurke klein schneiden oder hobeln und mit Salz, Pfeffer und Zitronensaft würzen.
TIPP: Variieren Sie die Nudeln mit etwas Koriandergrün und den Gurkensalat mit Dill oder Schnittlauch.

SNACK ▶ 2 G FETT

4 LÖFFELBISKUITS

IMBISS ▶ 10 G FETT

KNÄCKEBROT MIT FRISCHKÄSE UND RADIESCHENSALAT

6 EL Frischkäse, Salz, Rosenpaprika, etwas Schnittlauch, Petersilie oder Kresse, 2–3 Scheiben Knäckebrot oder 1 Vollkornbrötchen, 1 Bund Radieschen, Salz, frisch gemahlener Pfeffer, 1–2 TL Zitronensaft

▶ Den Frischkäse mit Salz und Rosenpaprika verrühren und auf die Knäckebrote streichen.
▶ Die Radieschen in Scheiben schneiden oder hobeln. Die Kräuter und einige junge Radieschenblätter hacken. Alles mit Salz, Pfeffer und Zitronensaft mischen und etwas durchziehen lassen.

> **Tipp:** Wenn Sie gelegentlich der große Hunger überfallen sollte, greifen Sie zu Bananen und Geflügelsülze. Eine Banane und 30 Gramm Sülze (ca. 1½ Scheiben) am Tag zusätzlich bedeuten nur ein Gramm Fett mehr.

FRÜHSTÜCK ▶ 5 G FETT

HAFERBREI MIT KONFITÜRE

100 ml Milch, Salz, etwas abgeriebene Zitronenschale, 5 EL kernige Haferflocken, 2 TL Fruchtaufstrich, 1–2 EL Kaffeesahne

▶ Milch mit ein bis zwei Esslöffel Wasser, einer Prise Salz und Zitronenschale aufkochen. Haferflocken einrühren und bei geringer Hitze fünf bis zehn Minuten eindicken – je nach gewünschter Konsistenz. Dann Fruchtaufstrich und Kaffeesahne unterrühren.
TIPP: Kochen Sie statt Zitronenschale mal Orangenschale oder Vanille mit.

SNACK ▶ 0,5 G FETT

2–3 CLEMENTINEN

HAUPTGERICHT ▶ 12 G FETT

NUDELN IN CLEMENTINENSOSSE MIT HACKBÄLLCHEN

1 Clementine, ca. 60 ml kräftige Gemüse-Hefebrühe, 5 Hackbällchen (siehe Rezept Seite 51), etwas Petersilie, 1–2 Knoblauchzehen, ca. 125 g gekochte Nudeln (50 g Rohgewicht), frisch gemahlener Pfeffer, 1 ½ TL Olivenöl; 130–150 g Salatgurke, Salz, 1–2 TL Zitronensaft

▶ Die Clementine auspressen, den Saft mit der Brühe und den gefrorenen Hackbällchen in einer Pfanne etwa vier Minuten kochen; die Flüssigkeit dabei etwas verdampfen lassen.
▶ Petersilienstiele und Knoblauch hacken und mitgaren. Gehackte Petersilienblätter und die gekochten Nudeln zufügen und weitere ein bis zwei Minuten garen, dabei öfter wenden. Mit Pfeffer würzen, Öl zufügen und alles auf einem Teller anrichten.

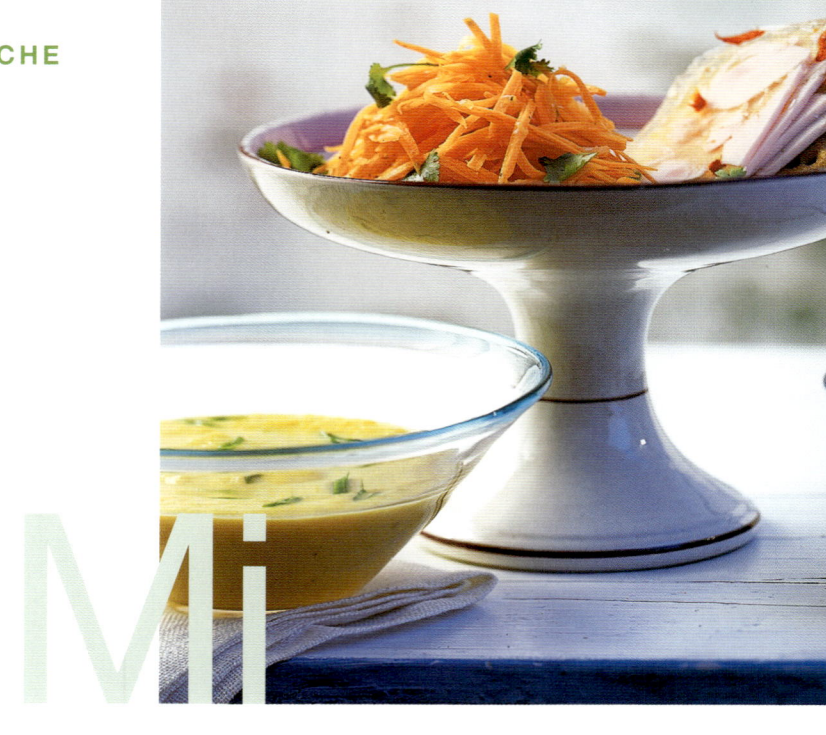

Mi

FRÜHSTÜCK ▶ 5 G FETT

FRISCHKÄSEBROT MIT LEINSAMEN

*1 Scheibe Vollkornbrot, 1 EL Frisch-käse, 1 EL Leinsamen,
½ TL Fruchtaufstrich, Salz,
frisch gemahlener Pfeffer; 1 Apfel*

▶ Das Brot mit Frischkäse bestreichen, mit Leinsamen bestreuen und halbieren. Auf eine Hälfte den Fruchtaufstrich geben, die zweite Hälfte mit Salz und Pfeffer würzen. Den Apfel dazu essen.
TIPP: Das Käsebrot zusätzlich mit frischen oder getrockneten Kräutern würzen.

SNACK ▶ 8 G FETT

KÄSEKNÄCKEBROT

▶ Ein bis zwei Scheiben Knäckebrot mit einem Teelöffel Butter oder Margarine bestreichen und mit 20 Gramm Schnittkäse belegen.
TIPP: Das Brot noch mit einem Teelöffel Senf, Tomaten- oder Paprikamark bestreichen.

HAUPTGERICHT ▶ 14 G FETT

GEMÜSECREMESUPPE UND MEERRETTICH-MÖHREN-SALAT MIT SÜLZE

¼ Bund gekochtes Suppengrün und ca. 200 ml Gemüsekochwasser (siehe Rezept Seite 55), 4 TL Milch, 1 EL Kaffeesahne, Salz, frisch gemahlener Pfeffer, ½ Clementine, 1–2 TL Meerrettich, 1 TL Zitronen-saft, 1 TL Öl, 3 Möhren; 2–3 Schei-ben Geflügelsülze, 1 Scheibe Knäckebrot; 1 Becher Fruchtjoghurt

▶ Das Suppengrün in dem Gemüsekochwasser mit Milch und Kaffeesahne aufkochen, mit Salz und Pfeffer abschmecken und pürieren.
▶ Die Clementine auspressen, den Saft in einem tiefen Teller mit Salz, Meerrettich, Zitronensaft und Öl verrühren. Die Möhren schälen und in die Soße raspeln.
▶ Die Sülze und das Knäckebrot dazu essen.
▶ Den Fruchtjoghurt gibt es zum Dessert.
TIPPS: • Würzen Sie die Suppe zusätzlich mit Knoblauch, Currypulver, Kurkuma, abgeriebener Orangenschale, Zitronensaft oder Harissa.
• Und streuen Sie gehackte Kräuter darüber, beispielsweise Kresse, Schnittlauch, Koriandergrün oder Petersilie.

SNACK ▶ 0–2 G FETT

1 BANANE UND EVENTUELL NOCH 3 LÖFFELBISKUITS

IMBISS ▶ 5 G FETT

NUDEL-ERBSEN-SALAT

½ Clementine, etwas Schnittlauch und Koriandergrün oder Petersilie, Salz, Currypulver, 3 EL Gemüse-Hefebrühe, 3–4 TL Salatcreme, 1–2 Scheiben gekochter Schinken, 40–50 g TK-Erbsen, 100–125 g ge-kochte Nudeln (40–50 g Rohgewicht)

▶ Die Clementine klein schneiden, Kräuter hacken. Beides mit Salz, Curry, Gemüsebrühe und Salatcreme verrühren, das Fruchtfleisch dabei etwas zerdrücken.
▶ Den Schinken in dünne Streifen schneiden und mit den gefrorenen Erbsen und den gekochten Nudeln untermischen. Gut durchziehen lassen. Vor dem Essen mit Salz und Curry abschmecken.

FRISCHKÄSE MIT MÜSLI UND FRÜCHTEN

1 Clementine, ½ Apfel, 4 EL kör-
niger Frischkäse, 2 TL Ahornsirup,
2 EL Müsli (siehe Rezept Seite 95)

▶ Die Früchte klein schneiden und mit den übrigen Zutaten mischen.

SNACK ▶ 0,5 G FETT

1 BIRNE UND EVENTUELL NOCH 1 APFEL

HAUPTGERICHT ▶ 14 G FETT

APFEL-ERBSEN MIT GEFLÜGELLEBER

30 g Reis, Salz, 75–100 g Geflügel-
leber, frisch gemahlener Pfeffer,
2 TL Olivenöl, 1–2 Lauchzwiebeln,
½ Apfel, 120 g TK-Erbsen,
1 Messerspitze Harissa

▶ Den Reis in reichlich Salzwasser nach Packungsanweisung kochen, abgießen und dabei drei bis vier Esslöffel Kochwasser auffangen.

▶ Inzwischen die Leber putzen und mit Salz und Pfeffer würzen. Eine große Pfanne erhitzen und einen Teelöffel Öl in die Mitte geben. Leberstücke drei Minuten rundherum anbraten und an den Pfannenrand schieben.

▶ Die Lauchzwiebel putzen und in Ringe, die Apfelhälfte in dünne Spalten schneiden. Den restlichen Teelöffel Öl in der Pfannenmitte verteilen, Zwiebelringe, Apfelspalten und Erbsen drei Minuten unter Rühren braten, mit Salz würzen. Harissa mit dem Reiskochwasser verrühren und zugießen. Die Pfanne eine halbe Minute zugedeckt auf der ausgeschalteten Herdplatte stehen lassen.

▶ Die Leber mit Apfel-Erbsen-Reis anrichten.

REIS: Kochen Sie 50 bis 60 Gramm mehr – Sie brauchen 20 bis 30 Gramm für den Mais-Reis-Salat morgen (Seite 62) und 30 Gramm für die Reiskuchen am Samstag (Seite 63).

TIPP: Würzen Sie dieses Gericht zusätzlich mit Estragon, Thymian oder Petersilie.

SNACK ▶ 2 G FETT

1 STÜCK OBSTKUCHEN
(siehe Rezept Seite 95)

IMBISS ▶ 7 G FETT

SCHINKEN-KÄSE-BROT MIT TOMATENSALAT

3 Tomaten, Salz, frisch gemahlener
Pfeffer, ½ Beet Kresse; 1–2 Scheiben
Vollkornbrot, 1 TL Meerrettich,
3–4 TL Salatcreme, 1 Scheibe
gekochter Schinken, 10 g Schnittkäse

▶ Die Tomaten in dünne Scheiben schneiden oder achteln, mit Salz und Pfeffer würzen und einige Minuten durchziehen lassen. Dann die Kresse darauf geben.

▶ Die Brotscheibe mit Meerrettich und Salatcreme bestreichen und mit Schinken und Käse belegen.

TIPP: Besonders gut schmeckt der Salat mit Zitronenpfeffer.

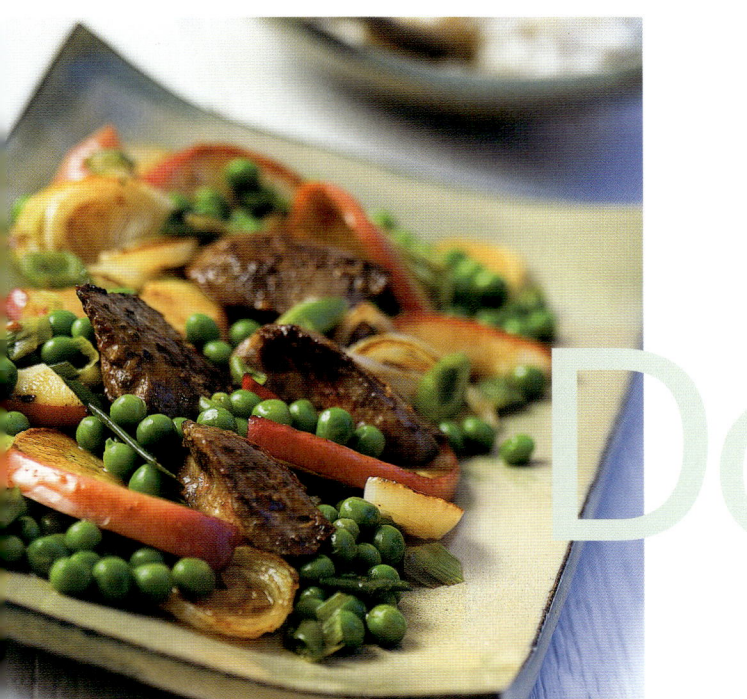

Do

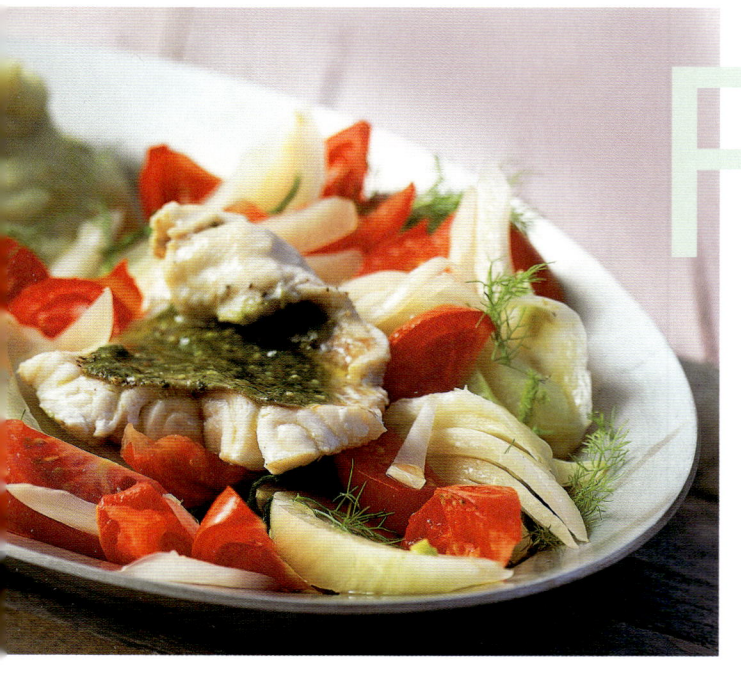

FRÜHSTÜCK ▶ 6 G FETT

FRISCHKÄSEBROT UND SÜSSER ZWIEBACK

1 ½ EL körniger Frischkäse,
1 Scheibe Vollkornbrot, 1 Zwieback,
½ TL Fruchtaufstrich,
Salz, frisch gemahlener Pfeffer,
1 EL Kürbiskerne

▶ Den Frischkäse auf dem Brot und dem Zwieback verteilen. Den Zwieback mit Fruchtaufstrich bestreichen, das Brot mit Salz und Pfeffer würzen und mit Kürbiskernen bestreuen.

SNACK ▶ 4 G FETT

1 EL KÜRBISKERNE UND 3 GETROCKNETE APRIKOSENHÄLFTEN

HAUPTGERICHT ▶ 9 G FETT

FISCHFILET AUF FENCHELGEMÜSE

1 Fenchel, 3 Tomaten, Salz, frisch
gemahlener Pfeffer, 100–200 g
TK-Seefisch, 4 TL Pesto, 4 EL Kaf-
feesahne, 7 EL Kartoffelpüree-
flocken; 2 Löffelbiskuits

▶ Das Fenchelkraut hacken, den Strunk herausschneiden und den Fenchel in Streifen schneiden. Die Tomaten achteln. Das Gemüse mit zwei Esslöffel Wasser in einen Topf oder in eine Pfanne mit Deckel geben und mit Salz und Pfeffer gut würzen.

▶ Das gefrorene Fischfilet obenauf legen, mit einem Teelöffel Pesto bestreichen und mit Salz und Pfeffer bestreuen.

▶ Zugedeckt bei starker Hitze kurz aufkochen, dann zehn bis zwölf Minuten bei mittlerer Hitze garen.

▶ Für den Kartoffelbrei eine Tasse Salzwasser zum Kochen bringen. Erst Kaffeesahne und restliches Pesto, anschließend die Kartoffelpüreeflocken hineinrühren.

▶ Alles auf einem vorgewärmten Teller anrichten und mit dem gehackten Fenchelkraut bestreuen. Als Dessert gibt es die Löffelbiskuits.

SNACK ▶ 2 G FETT

4 LÖFFELBISKUITS

IMBISS ▶ 9 G FETT

MAIS-REIS-SALAT

3–4 EL Gemüse-Hefebrühe (siehe
Hinweis Seite 122), 1 EL Zitronen-
saft, Cayennepfeffer, 1 TL Olivenöl,
1 Apfel, 1–2 EL Kürbiskerne,
60–90 g gekochter Reis (20–30 g
Rohgewicht), 4 EL Gemüsemais,
½ Beet Kresse,

▶ Gemüsebrühe, Zitronensaft, Cayennepfeffer und Öl verrühren. Den Apfel in die Soße raspeln. Die Kürbiskerne eventuell hacken und mit Reis, Mais und der Kresse zufügen. Mischen und durchziehen lassen.

TIPPS: • Probieren Sie den Salat auch einmal mit Chili-Gewürzmischung statt Cayennepfeffer.

• Rösten Sie die Kürbiskerne in einer Pfanne ohne Fett und geben Sie sie dann zum Salat.

KÄSETOAST UND KIWI

2 Scheiben Toastbrot, 1 TL Butter oder Margarine, 1 TL Tomatenmark, 10 g Schnittkäse; 1 Kiwi

▶ Die Brotscheiben toasten, mit Butter oder Margarine und mit Tomatenmark bestreichen, mit Käse belegen und zusammenklappen.
▶ Die Kiwi dazu essen.

FRISCHKÄSE-CLEMENTINEN-MIX

▶ Eine Clementine klein schneiden und mit ca. 90 Gramm körnigem Frischkäse und einem Teelöffel Ahornsirup mischen.
TIPP: Würzen Sie mit etwas Zimt oder gemahlener Vanille und mit abgeriebener Orangen- oder Zitronenschale.

REISKUCHEN MIT ZWIEBEL-MAIS-GEMÜSE

1 Ei, Salz, frisch gemahlener Pfeffer, etwas Schnittlauch, Oregano und Thymian, ca. 90 g gekochter Reis (30 g Rohgewicht), 20 g Schnittkäse, ½ TL Öl, 3 Lauchzwiebeln, ca. 100 g Gemüsemais mit Gemüsewasser, 1–2 EL Tomatenketchup, Cayennepfeffer

▶ Das Ei mit Salz, Pfeffer, gehackten Kräutern und gekochtem Reis mischen. Den Käse fein hacken.

▶ Eine heiße Pfanne mit Öl einpinseln. Die Reismasse einfüllen, glatt streichen und mit dem Käse bestreuen. Zugedeckt bei milder Hitze etwa acht Minuten stocken lassen.
▶ Die Lauchzwiebeln putzen, in Stücke schneiden und mit Mais, Gemüsewasser und Ketchup in einem Topf erhitzen. Mit Salz und mit Cayennepfeffer würzen. Zugedeckt etwa vier bis fünf Minuten kochen.
▶ Den Reiskuchen auf einen Teller geben und das Zwiebel-Mais-Gemüse dazu anrichten.

2–3 ZWIEBÄCKE MIT 1–1½ TL FRUCHTAUFSTRICH

WARMES KÄSEBROT UND ERBSENSUPPE

1–2 Scheiben Vollkornbrot, 2–4 TL Tomatenmark, etwas Basilikum, Oregano oder Thymian, 10–20 g Schnittkäse, frisch gemahlener Pfeffer; 125 ml Gemüse-Hefebrühe, 40 g TK-Erbsen, 3 EL Kaffeesahne

▶ Das Brot mit Tomatenmark bestreichen und mit gehackten Kräutern und Käse belegen. Brot in einer Pfanne zugedeckt bei geringer Hitze fünf Minuten erwärmen (oder das Brot in der Mikrowelle überbacken). Mit Pfeffer würzen.
▶ Inzwischen die Gemüsebrühe mit Erbsen und Kaffeesahne aufkochen und pürieren.
TIPPS: • Belegen Sie das Brot mit dünnen Knoblauchscheiben.
• Streuen Sie gehackte Kräuter auf das Brot und die Suppe.

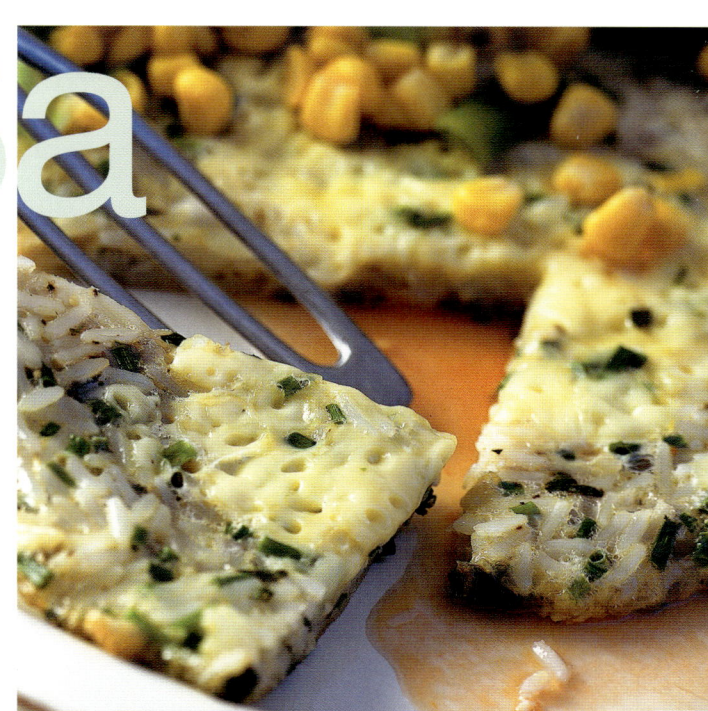

Das brauchen Sie an frischen Zutaten für die Bunte Diät

		So	Mo	Di	Mi	Do	Fr	Sa
Fleisch – Fisch	Lammhack (Gramm)				150			
	Geflügelleber (Gramm)							
	Geflügelsülze (Gramm)							
	Gekochter Schinken (Scheibe à 20 g; Gramm)	10		60				40
	Hähnchenkeule (Stück ca. 200 g mit Knochen)							
	Kasseler (Gramm)	80						
	Seefischfilet (TK-Paket à 400 g; Gramm)						100	
Eier – Brot / Milchprodukte	Eier (Gewichtsklasse M)	1						
	Fruchtjoghurt (Becher à 125–150 g; 3,5 % Fett)		1					
	Joghurt (Becher à 125–150 g; 3,5 % Fett)	1	1	1				1
	Magerquark (1 Paket à 250 g; Gramm)	20		100	20	60	50	
	Milch (1,5 % Fett; Milliliter)		125			125	30	100
	Frischkäse mit Buttermilch (Packg. à 200 g; Gramm)							40
	Körniger Frischkäse (20 % F.i.Tr.; Becher à 200 g; Gr.)							
	Schmelzkäse (Packg. mit 8 St. à 25 g; 11 % Fett abs.)		1		1			1
	Schnittkäse (30 % F.i.Tr.; Gramm)					20		30
	Vollkornbrot (Scheibe à 50 g)			2	1	1	1	
	Vollkorntoastbrot (Scheibe)	1						2
	„3 Riesen-Germknödel" (von „Iglo"; TK-Paket)	1						
Obst – Gemüse	Apfel (mittelgroß)	3		1	1	2		
	Banane (klein)					1	1	
	Birne (mittelgroß)		1		1			
	Clementine			1		3	1	1
	Grapefruit (rosa)							½
	Kiwi					1	1	
	Orange (klein; unbehandelt)		1					
	Champignons (Gramm)		100					
	Chicorée							
	Erbsen (TK-Paket à 300 g; Gramm)							
	Fenchel (klein)							
	Kartoffeln (mittelgroß)	9		1		3		
	Lauchzwiebeln							
	Möhren (klein)		3	1				
	Paprikaschote (rot; mittelgroß)				1			
	Radieschen (Bund)							
	Rauke (Gramm)	30	50					
	Salatgurke (Gramm)					100	100	
	Staudensellerie (Gramm)						150	150
	Suppengrün (Bund à ca. 500 g)							½
	Tomaten	1		2				
	Zucchini (klein)				1	1		

1. Woche

2. Woche	So	Mo	Di	Mi	Do	Fr	Sa
					75		
				50			
	20			20	20		
	1						
						100	
		1					1
		1		1			
		1					
			100	20			
	20		120	20			
					80	30	90
	20	10		20	10		40
	1	1		1	1	1	1
	2						2
		1		1	1	1	
		1		1			
					1		
	½	½	3	1	1		1
	½						
							1
	½	½					
		100		40	120		40
						1	
					1		3
				3			
			1				
	70		130				
		50					
	¼			¼			
					3	3	

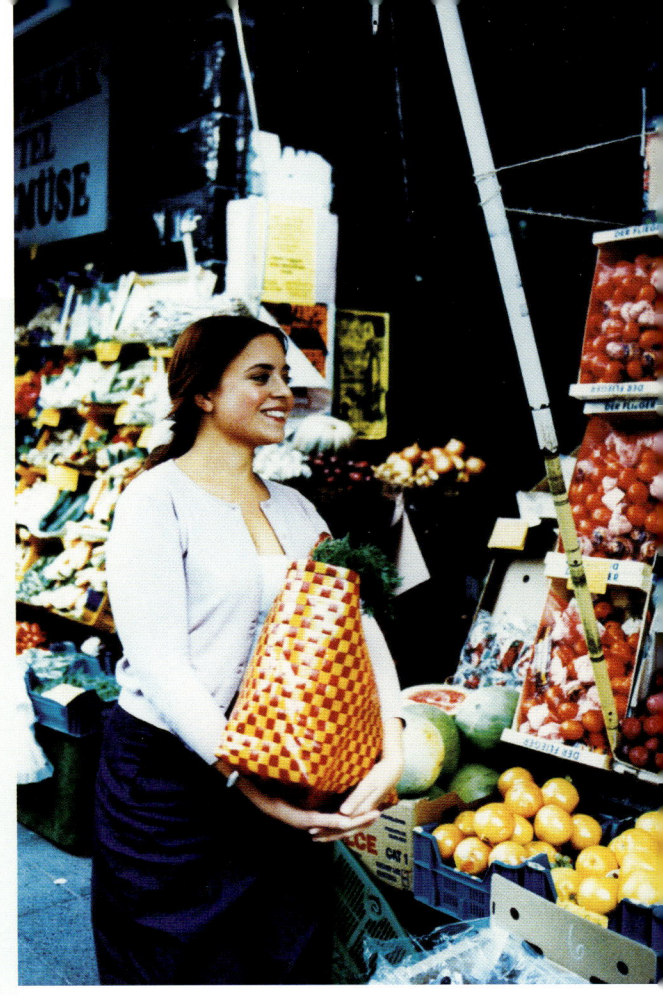

► Weitere Vorräte, die Sie für diese Diät brauchen, finden Sie auf den Seiten 98 und 99.

► In den Rezepten sind häufig variable Mengen angegeben, zum Beispiel „2–3 Möhren". Bitte beachten Sie, dass in den Einkaufs- und Vorratslisten immer nur die kleinere Menge berücksichtigt worden ist.

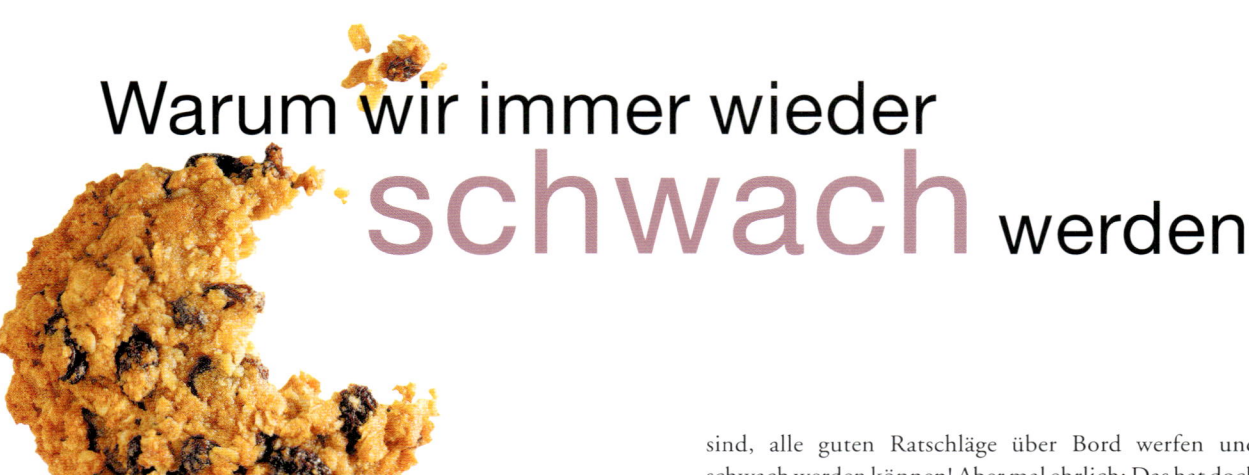

Warum wir immer wieder
schwach werden

sind, alle guten Ratschläge über Bord werfen und schwach werden können! Aber mal ehrlich: Das hat doch auch etwas, oder? Schwach werden zu können ist schließlich eine menschliche Qualität, die jede/n von uns auf eine ganz persönliche Art und Weise auszeichnet und die jeder Vernunft widerspricht.

Deshalb ist uns oft gar nicht bewusst, warum wir in manchen Situationen so willensstark sind und in anderen dahinschmelzen wie Eis in der Sonne. Hundertprozentig werden wir das wohl auch nicht herausbekommen, aber wir können uns auf Spurensuche begeben.

Die Auswertung des Tests (siehe Seiten 42 bis 45) hat Ihnen bereits erste Hinweise darauf gegeben, welche Faktoren Ihr Essverhalten stärker beeinflussen und welche weniger stark. Jetzt können Sie diese Einflüsse unter die Lupe nehmen, damit Sie in Zukunft vielleicht nicht ganz so schnell schwach werden – jedenfalls nicht, was Ihr Essverhalten angeht.

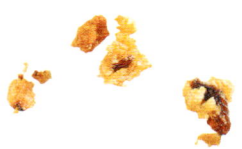

EIGENTLICH WISSEN WIR DOCH ALLE ganz genau, wie eine gesunde und ausgewogene Ernährung auszusehen hat, oder? Warum ist es dann immer wieder so schwer, sich konsequent daran zu halten? Weil Essen nicht nur unseren Hunger, sondern auch viele andere Bedürfnisse stillt. Es versorgt uns nicht nur mit Energie und Vitaminen, sondern häufig auch mit einer Extra-Portion Glück oder Zufriedenheit – Gefühlen also, die wir im Alltag vielleicht vermissen …

Schwach werden ist menschlich

Wäre das nicht Klasse? Sie lassen sich von einer Ernährungsexpertin beraten, suchen gemeinsam eine gesunde und ansprechende Diät aus, halten sich ohne Schwierigkeiten daran, und ein paar Monate später sind Sie alle überflüssigen Pfunde los, die Sie belastet haben. Sie fühlen sich rundum fit und gesund. Gab es da je ein Problem mit Ihrer Ernährung oder Ihren Essgewohnheiten?

Ganz so einfach ist die Sache leider nicht! Denn wir sind keine Maschinen, sondern Menschen mit Augen, Nase, Hirn und Gaumen, die immer wieder verführbar

Wenn **Kontrolle** Ihr Thema ist: Öfter mal nachgeben!

Wer zu diszipliniert ist, wird schneller schwach. Das klingt vielleicht beim ersten Lesen nicht gerade logisch, ist aber wissenschaftlich bewiesen: Psychobiologen haben nämlich herausgefunden, dass Leute, die sehr streng mit sich selbst sind, beim Abnehmen eher scheitern. Wieso? In einer Studie wurde zwei Gruppen von Versuchspersonen, die gerade Diät hielten, ein verlockendes Eis angeboten. Das Ergebnis: Diejenigen, die sich bis dahin strikt an ihre Diät gehalten hatten, verloren schnell ihre Kontrolle und aßen dann den ganzen Becher leer – nach dem Motto „Jetzt ist sowieso alles egal". Dagegen

Text: Kirsten Khaschei

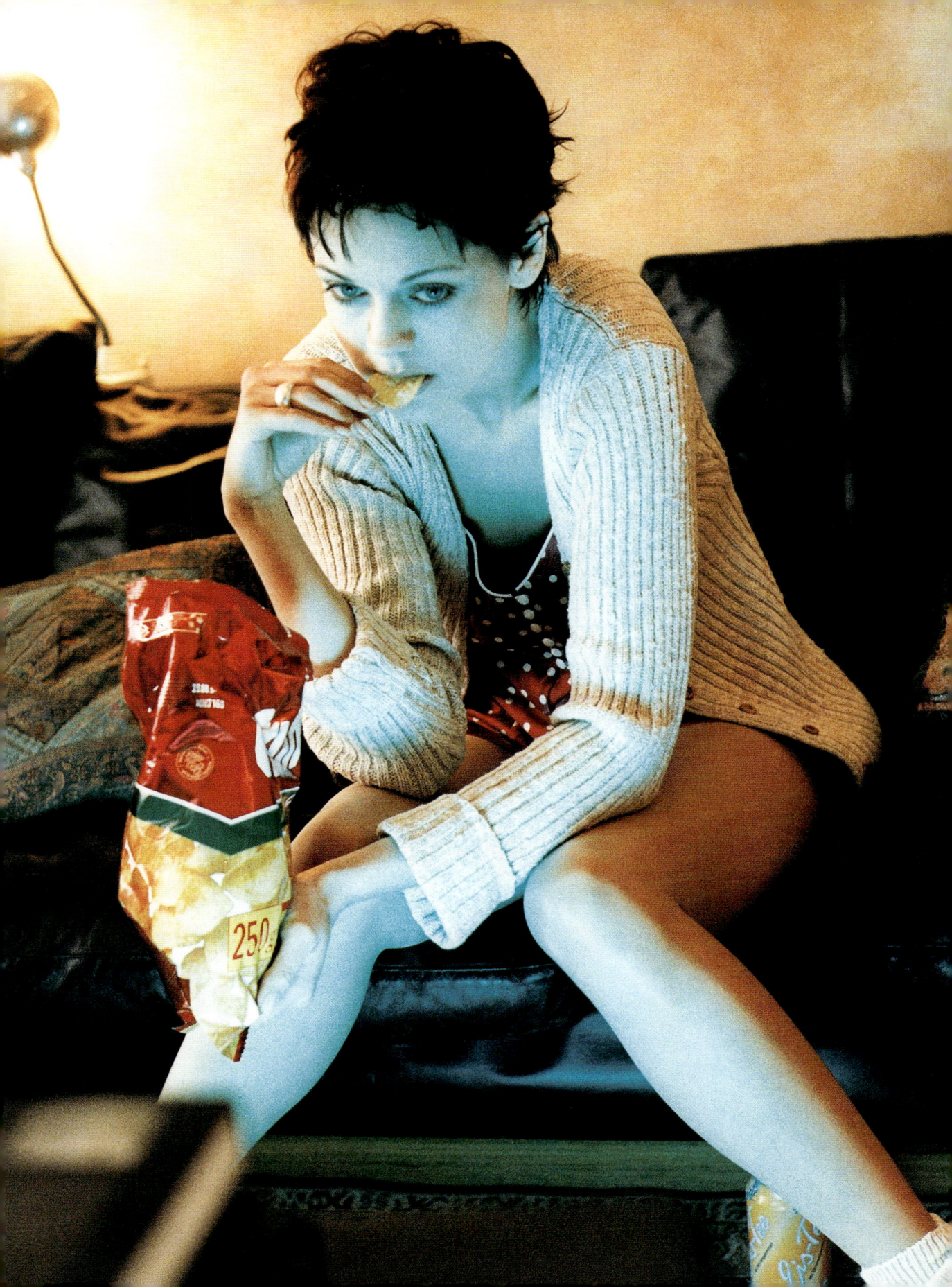

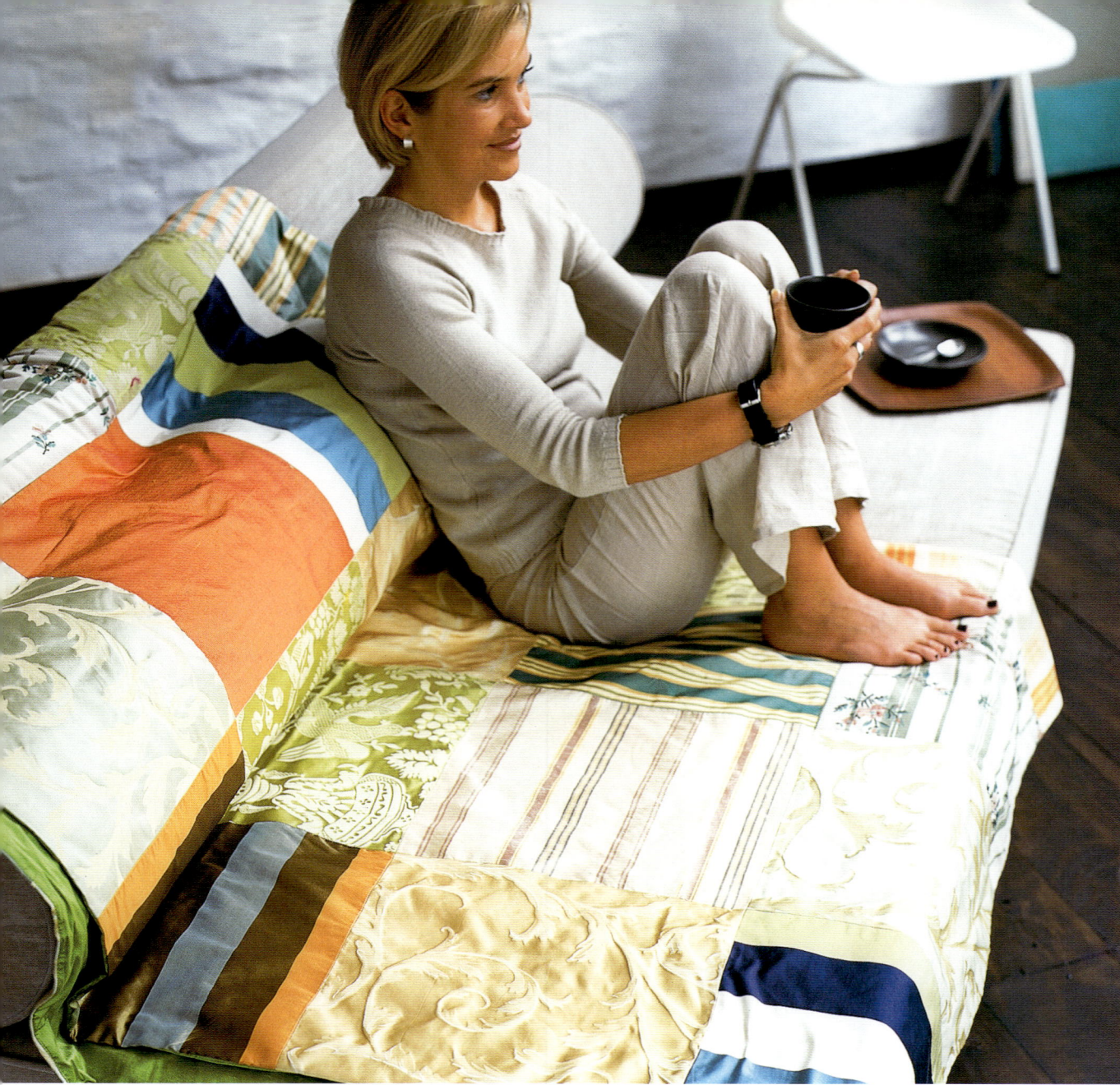

konnten diejenigen, die ihre Diät von Anfang an lockerer betrachtet hatten, leichter aufhören und etwas Eis stehen lassen.

▶ Das können Sie tun:

Verabschieden Sie sich von der Vorstellung, dass eine Diät absolut streng und asketisch sein muss, um Erfolg zu haben. Denn wenn Sie sich zu sehr kasteien und jeden Genuss verbieten, bekommen Sie über kurz oder lang Heißhunger! Haben Sie also auch während einer Diät ruhig mal den Mut, genau das zu essen, worauf Sie Appetit haben. Wenn Sie totale Lust auf einen Schokoriegel verspüren und aus Vernunft zu einer Möhre greifen, wird Sie das nicht zufrieden stellen. Also essen Sie noch einen Vollkornkeks, dann eine Banane, ein Stückchen Käse … Und haben im Endeffekt oft mehr Kalorien zu sich genommen, als wenn Sie sich gleich einen Schokoriegel gegönnt hätten und danach wieder zu Ihrer gesunden, fettarmen Kost zurückgekehrt wären.

Wenn **Genuss** Ihr Thema ist: Den Horizont erweitern!

Haben Sie die zwei Fragen am Ende der Test-Auswertung „Genuss" für sich beantwortet? Falls nicht, tun Sie es jetzt:

1] Abgesehen von Leckereien aller Art –
   was können Sie noch in vollen Zügen genießen?
2] Sind Sie der Meinung, dass alles,
   was lecker ist, auch dick machen muss?

Da Sie ein absoluter Genuss-Mensch sind, liegen hier vermutlich auch Ihre „Schwachstellen", die Sie immer wieder dazu bringen, alle guten Vorsätze über Bord zu werfen. Für Sie ist es deshalb wichtig, sich Ihr persönliches Verhältnis zum Genuss genauer anzuschauen und zu überprüfen, ob und wie viele Dinge Ihnen außer Essen einfallen, die sich auch genießen lassen. Haben diese Dinge Platz in Ihrem Alltag? Wenn Ihnen jetzt nur wenig einfällt, sind Sie auf der richtigen Spur. Denn es geht darum, sich neue Genuss-Bereiche außerhalb Ihrer kulinarischen Vorlieben zu erobern (siehe rechts). Das heißt,

in puncto „Essen und Trinken" ist es wichtig, Ihre „Genuss-Überzeugungen" auf den Prüfstand zu heben: Sind Sie vielleicht bewusst oder unbewusst überzeugt davon, dass nur Fettes und/oder Süßes wirklich gut schmeckt? Gibt es bestimmte „Genuss-Kombinationen", die Sie besonders lieben, zum Beispiel Kaffee und Kuchen oder Wein und Käse? Haben Sie manches vielleicht schon in Ihrem Elternhaus so gelernt?

▶ **Das können Sie tun:**

Erweitern Sie Ihren „Genuss-Horizont" – warum nicht einmal statt eines opulenten Essens einen Kinofilm, eine Ausstellung oder einen Sportwettkampf anschauen? Auch zu Hause gibt es eventuell Möglichkeiten, Dinge bewusst zu genießen: das Hören Ihrer Lieblings-CD, eingekuschelt auf dem Sofa, der Anblick oder der Duft schöner Blumen … Gehen Sie auf Entdeckungsreise, probieren Sie aus, was Ihnen besonders gut tut!

Auch beim Essen und Trinken können Sie sich für neue Erfahrungen öffnen, Ihre Genuss-Quellen neu sortieren: Vielleicht sind frisches Obst, eine leichte Quarkspeise oder Pasta ohne Sahnesoße Genüsse für Sie, die Sie bisher weit unterschätzt haben? Probieren Sie auch, welche Ihrer klassischen „Genuss-Kombinationen" sich vielleicht verändern lassen (Kaffee und ein Vollkornkeks, ein Glas Weinschorle und etwas fettarmer Käse etc.).

Wenn **Stress** Ihr Thema ist: Entspannen ohne Essen!

Da können Sie die allerbesten Diät-Absichten haben und ganz sicher sein, dass es diesmal bestimmt klappt mit dem Abnehmen, und dann kommt doch wieder etwas dazwischen – und zwar Stress! Einer Ihrer schwachen Punkte ist der Umgang mit Zeit: Kann es sein, dass Sie sich tagsüber kaum eine Pause gönnen, statt einer richtigen Mahlzeit schnell zwischendurch irgendetwas snacken? Abends, kaum zu Hause, überfällt Sie dann der große Hunger, und Sie essen viel zu viel.

Eine andere Spur führt vielleicht zu Ihren Erfahrungen mit Essen und Entspannung: Was tun Sie im Job, um abzuschalten? Was nach Feierabend, um zu entspannen? Wenn Ihnen aktive Entspannungsmöglichkeiten fehlen,

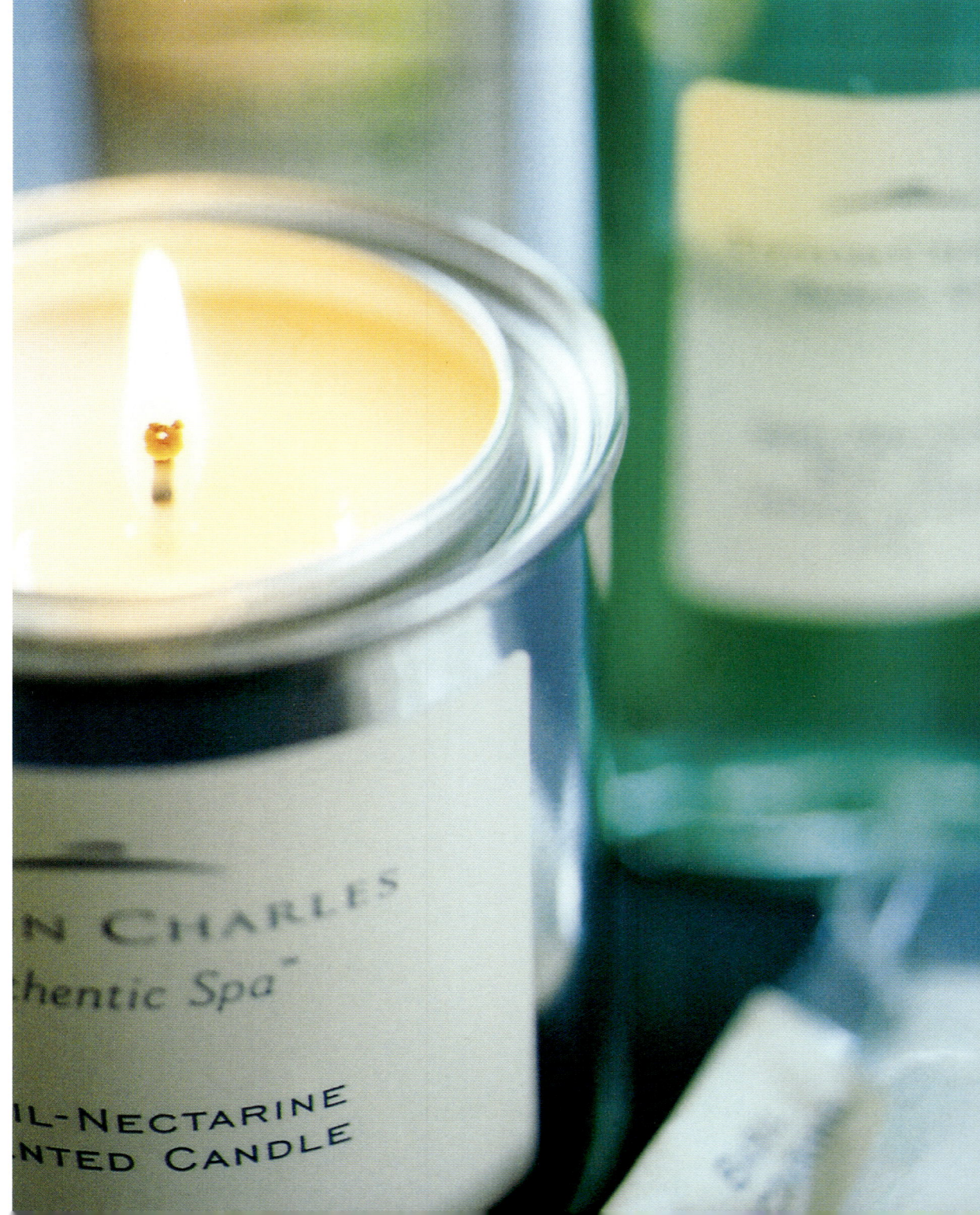

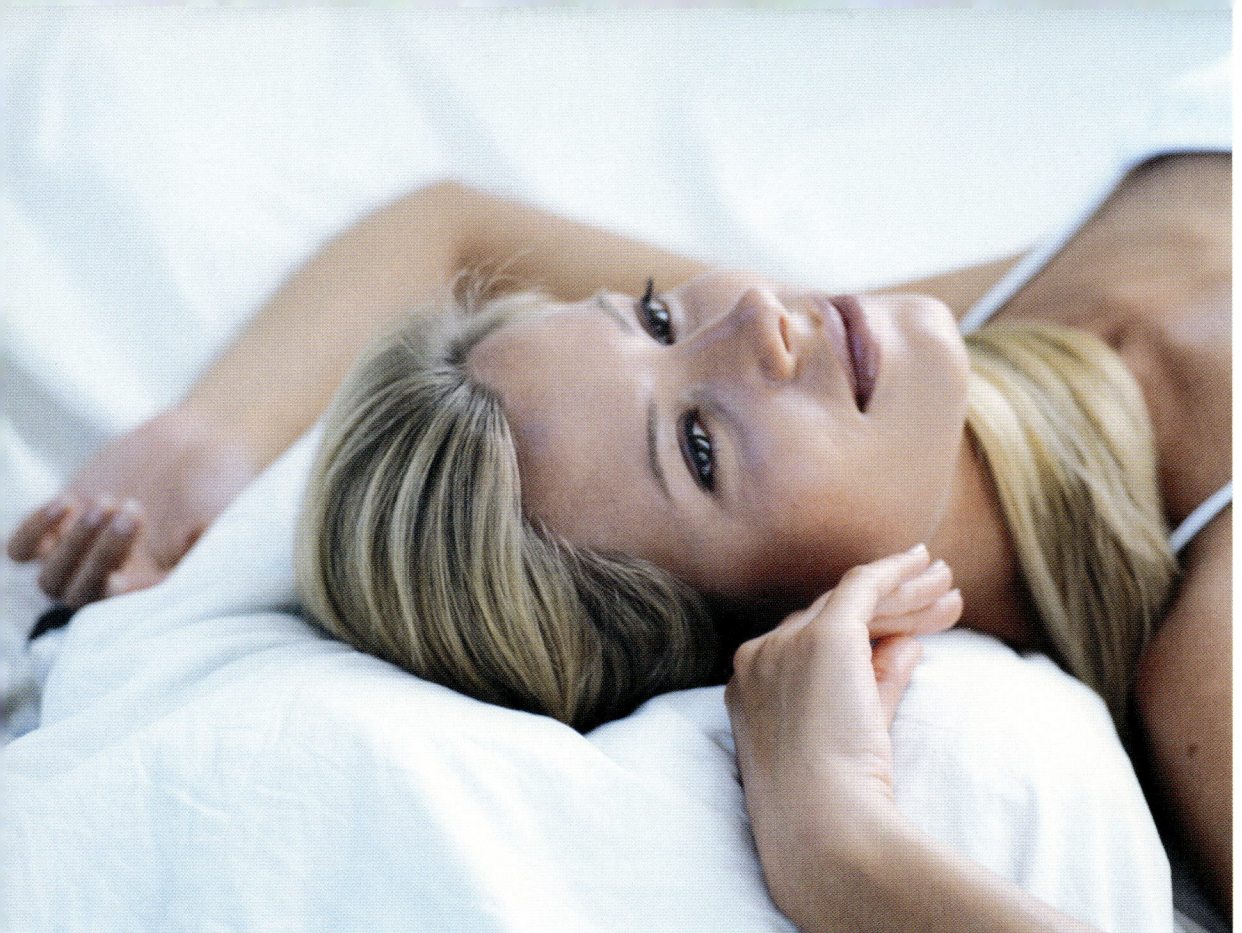

haben Sie sich vermutlich daran gewöhnt, vor allem durch bzw. beim Essen zu entspannen. Das funktioniert hervorragend, denn satt zu sein ist fast immer an Gefühle wie Ausgeglichenheit, Ruhe und Zufriedenheit gekoppelt. Darauf sollen Sie natürlich auch zukünftig nicht verzichten – doch wenn sich jemand wie Sie in ständigem Wettlauf mit der Zeit befindet, ist es gerade wichtig, andere Möglichkeiten der Entspannung zu nutzen.

▶ **Das können Sie tun:**
Selbst wenn Sie Ihre Gewohnheiten ändern müssen – nehmen Sie sich morgens ein paar Minuten Zeit und bereiten Sie sich einen gesunden Imbiss zum Mitnehmen zu (Vorschläge finden Sie in den Diät-Programmen und bei den Rezepten A–Z ab Seite 114). Achten Sie während des Tages bewusst darauf, rechtzeitig Pause zu machen. Essen Sie dann Ihren Imbiss und zwischendurch immer mal ein Stück Obst, damit Sie am Abend nicht heißhungrig über Ihren Kühlschrank herfallen müssen. Auch durch regelmäßige Bewegung können Sie Stress abbauen. Besonders geeignet und gar nicht aufwändig sind zum Beispiel Walking, Schwimmen oder Radfah-

ren. Einsteigerinnen und alle, die lange keinen Sport gemacht haben, sollten unsere beiden Bewegungsprogramme (Seite 102 und 108) ausprobieren. Eine kurze Entspannungspause vor dem Abendessen kann helfen, das alte Bewältigungsmuster „Essen gegen Stress" allmählich aufzulösen. Hilfreich bei Stress sind auch Meditation und Verfahren der Körperarbeit wie beispielsweise Yoga oder Tai-Chi.

Wenn **Gefühle** Ihr Thema sind: Ärger auch mal zulassen!

Starke Gefühle wie Wut oder Ärger, aber auch Aufregung, Liebeskummer oder Trauer lassen sich normalerweise nicht einfach so wegstecken. Aber Sie haben eine Möglichkeit gefunden, sich von diesen eher unerfreulichen Emotionen abzulenken. Wie? Indem Sie Ihre Gefühle schon im Voraus mit Essen zudecken. Dies geschieht natürlich nicht bewusst – nach dem Motto „Mit diesem Teller Spaghetti unterdrücke ich jetzt mal meine Traurigkeit …" –, sondern unbewusst: Mit dem Essen können Sie sich über Ihre Trauer hinwegtrösten, statt sie deutlich zu spüren. Oder Ihren Ärger beschwichtigen, bevor er mit aller Wucht ausbrechen kann.

Das Problem dabei: Essen als „Seelentrost" entwickelt oft eine gewisse Eigendynamik – und dann „müssen" Sie essen, unabhängig davon, ob Sie wirklich hungrig sind oder nicht. Gleichzeitig bleibt diese Art von Trost aber auch immer oberflächlich, starke Gefühle dagegen sind tief in unserem Inneren verborgen und wollen gespürt und zugelassen werden. Nur so können wir nämlich herausfinden, wann und aus welchen Ursachen sie entstanden sind. Das wiederum hilft uns, besser mit unserer Wut, Trauer oder Einsamkeit zu leben.

▶ **Das können Sie tun:**
Je mehr Sie Ihre Gefühle zulassen und ausdrücken können, desto weniger sind Sie darauf angewiesen, sie mit Essen zu beschwichtigen. Ein erster Schritt kann sein, Ihre Gefühle mit einem vertrauten Menschen zu teilen, indem Sie ihm oder ihr von Ihrem Kummer, Ihrem Ärger etc. erzählen. Vielleicht haben Sie schon in früher Kindheit erfahren, dass Essen oder Naschen ein guter Trost sein kann? Dann ist es heute umso wichtiger für Sie, auch andere Dinge zu entdecken, die Ihnen Trost und Geborgenheit spenden können: Vielleicht können Sie sich in Ihrer Wohnung eine besonders schöne, behagliche „Trost-Ecke" einrichten oder ein eigenes Zimmer als Zufluchtsort gestalten?

Und: Bei Anspannung und Kummer kann eine Kanne mit heißem, dampfendem Tee ebenso gut tun wie eine Tafel Schokolade – ganz ohne Fett.

Wenn **Essrituale** Ihr Thema sind: Neue Strukturen schaffen!

Jetzt geht es um Ihre Essgewohnheiten: Ihre Test-Auswertung hat Ihnen vermutlich schon gezeigt, dass manche Ihrer Gewohnheiten nicht so gesund sind. Machen Sie sich zuerst einmal klar: Was genau bedeutet „normal essen" für Sie? Eine repräsentative BRIGITTE-Studie aus dem Jahr 2000 hat zum Beispiel ergeben, dass 43 Prozent aller Frauen zwischen 20 und 60 Jahren „immer" oder „manchmal" beim Essen fernsehen oder lesen. Und 38 Prozent der Frauen sagen, es komme häufiger vor, dass sie „den Teller leer essen, auch wenn sie schon satt sind".

Haben Sie Lust, mal für ein paar Tage aufzuschreiben, wann, wo und wie Sie essen? Dann wissen Sie genau, ob Sie Ihre Mahlzeiten regelmäßig zu sich nehmen, ob Sie bewusst und in Ruhe essen oder eher nebenbei, ob Sie schnell oder langsam essen. Nun können Sie sich auf Spurensuche begeben: Haben Sie schon immer so gegessen? Oder hat sich etwas in Ihrem Leben ereignet, das alle Ihre Gewohnheiten auf den Kopf gestellt hat: zum Beispiel die Geburt eines Kindes? Lebenskrisen wie eine Trennung oder Krankheit?

Mit diesen Notizen können Sie auf eine kleine Reise in die Vergangenheit gehen: Überlegen Sie, ob Sie bestimmte Rituale aus Ihrer Herkunftsfamilie kennen. Welche Gefühle verbinden Sie damit? Nun liegt es an Ihnen, zu überlegen und dann zu entscheiden, welche Rituale und Gewohnheiten Sie weiterhin pflegen wollen und welche nicht.

▶ **Das können Sie tun:**
Grundsätzlich sind sich Ernährungsexperten einig, dass es besser ist, regelmäßig zu essen und keine Mahlzeit auszulassen. Darüber hinaus haben Studien gezeigt, dass Freude am Essen und Genießen gut fürs Immunsystem ist: ein starkes Argument dafür, bewusst zu essen und sich nicht nebenbei mit anderen Dingen zu beschäftigen, oder? Familien tut es gut, gemeinsam zu essen – auch das zeigen Untersuchungen. Fernsehen, Zeitungslektüre und nervende Streitereien sollten bei Tisch tabu sein. Wichtig für Mütter kleiner Kinder: Achten Sie darauf, dass Sie Ihre eigenen und vollständigen Mahlzeiten zu sich nehmen – das kann Sie davor schützen, „automatisch" die Reste der Kinder aufzuessen, sich nebenbei durch den Tag zu „snacken" und am Ende viel mehr zu essen als geplant.

Wenn **Selbstbeobachtung** Ihr Thema ist: typisch Frau …

Verschiedene Studien zeigen: Frauen sind ernährungs- und gesundheitsbewusster als Männer und in Bezug auf ihre Figur und ihr Aussehen sehr viel selbstkritischer. Deshalb haben Frauen auch ihr Essverhalten und ihre Figur sehr viel stärker im Blick als Männer, selbst wenn sie mit dem Ergebnis (viele Frauen finden sich zu dick)

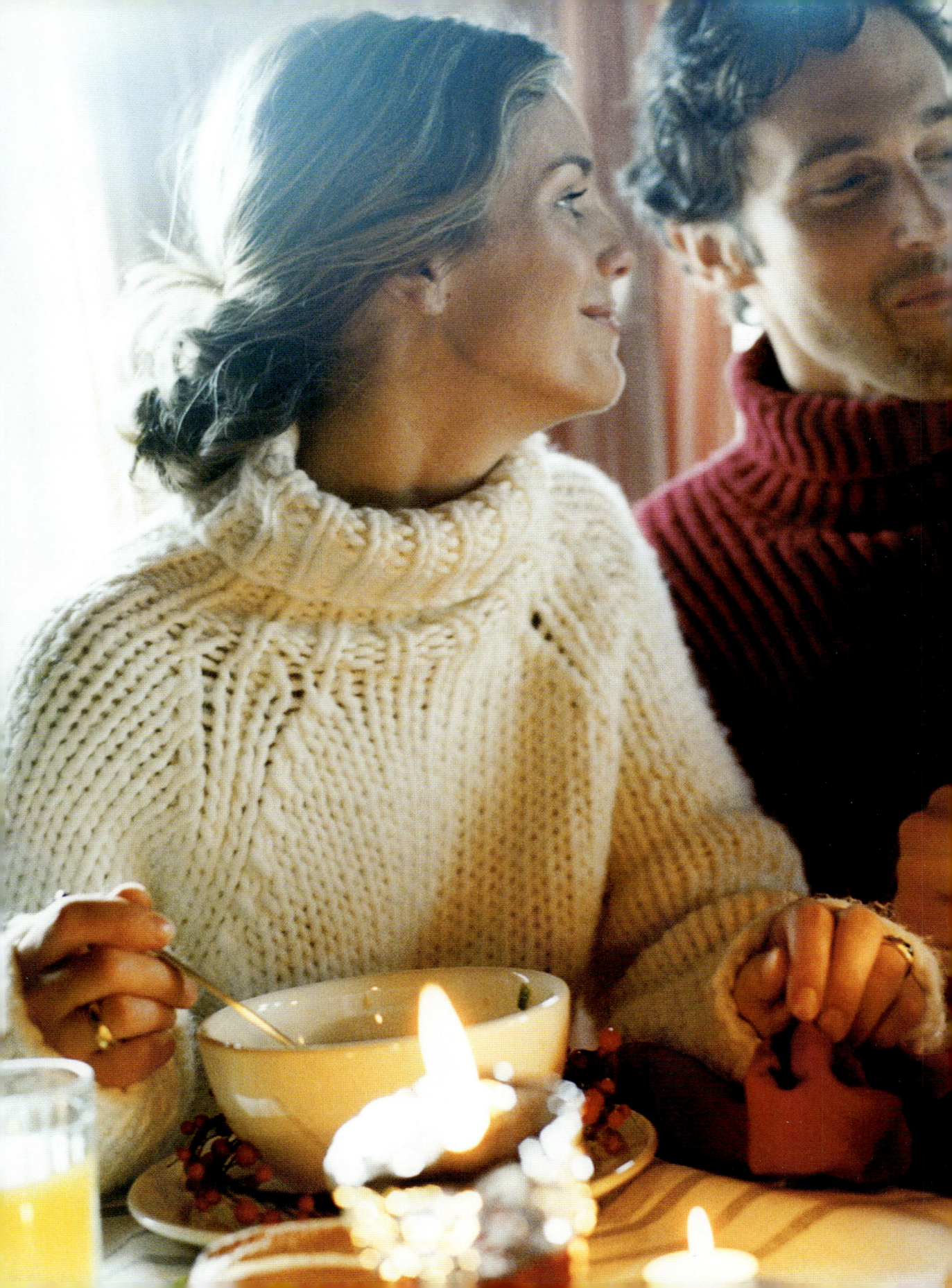

nicht immer zufrieden sind. Vermutlich kommt Ihnen das bekannt vor, oder? Allerdings: Ist es nicht ziemlich enttäuschend, sich immer wieder so viel Mühe zu geben und trotzdem unzufrieden mit dem Ergebnis bzw. dem eigenen Aussehen zu sein? Sie investieren sehr viel Energie und Aufmerksamkeit, um Ihr Essverhalten zu ändern, aber können keinen Erfolg dafür ernten. Stattdessen sind sie chronisch unzufrieden mit sich selbst, und das ist keine positive Voraussetzung, um dauerhaft am Ball zu bleiben. Wenn es Ihnen so geht: Achten Sie künftig unbedingt darauf, dass Sie für Ihre Mühen auch etwas bekommen.

▶ **Das können Sie tun:**
Je besser Sie sich vor Ihrer eigenen Unzufriedenheit schützen, desto eher können Sie lernen, auf sich stolz zu sein und auch kleine Erfolge für sich zu verbuchen. Formulieren Sie deshalb klare Ernährungs- und/oder Diätregeln, an die Sie sich halten und die Sie dann Tag für Tag abhaken – für die ersten Wochen zum Beispiel die BRIGITTE-Diät. Und: Nehmen Sie es nicht wie sonst üblich für „völlig selbstverständlich", dass Sie sich an den Plan halten, sondern loben Sie sich dafür. Sie können wirklich mit jedem Tag, an dem Sie sich wie geplant an Ihre Regeln halten, zufrieden sein. Und wenn es Ihnen gelingt, dieses anfangs vielleicht kleine Zufriedenheitsgefühl Stück für Stück ein wenig mehr zu genießen und auszubauen, dann haben Sie bald einen beständigen und positiven Anreiz, sich mit Lust und Laune um Ihre Ernährung zu kümmern.

Wenn **Körpergefühl** Ihr Thema ist: Sich selbst Vertrauen schenken!

Jede zweite Frau zwischen 20 und 60 Jahren möchte weniger wiegen. Und die meisten Frauen schätzen sich – im Gegensatz zu Männern – wesentlich dicker und unattraktiver ein, als sie wirklich sind. Mit anderen Worten: Viele Frauen sind mit ihrem Körper unzufrieden, haben nicht unbedingt ein positives Gefühl ihrem Körper gegenüber. Nun eine kurze Zwischenfrage: Würden Sie sich gern liebevoll um jemanden kümmern, mit dem Sie eigentlich unzufrieden sind? Genau das kann manchmal

ein Grund dafür sein, die Signale des eigenen Körpers zu ignorieren. Warum sollten Sie auf jemanden achten, den Sie eigentlich nicht mögen?

Deshalb ist ein positives Körpergefühl sehr wichtig: Lernen Sie, Ihrem Körper (wieder) zu vertrauen, betrachten Sie ihn als zuverlässigen Freund und nicht als jemanden, den Sie ständig maßregeln müssen: Ihr Körper hat nämlich von Natur aus ein feines Gespür dafür, wie viel Nahrung er braucht und welche Lebensmittel ihm gut tun. Und auch wenn Sie Ihren Körper am liebs-

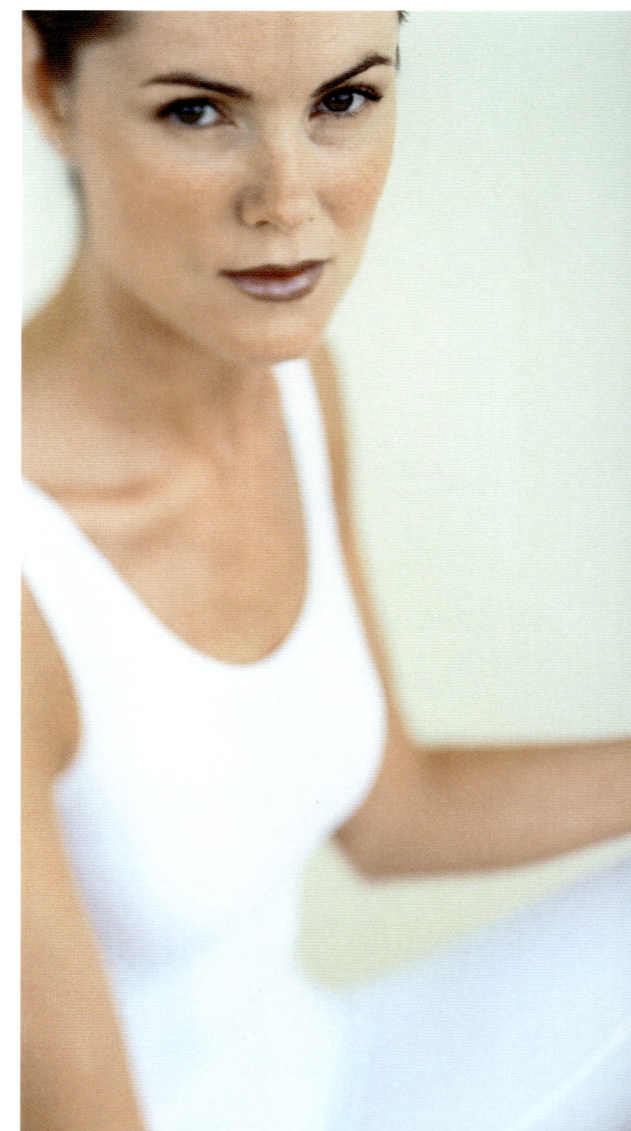

ten sofort verändern wollen, ist es trotzdem wichtig, ihn jetzt so zu nehmen und zu mögen, wie er ist: Ihr Körper muss nicht makellos perfekt sein, bevor Sie ihm Zuwendung angedeihen lassen! Und: Zu hohe Erwartungen belasten Sie und nehmen Ihnen den Atem für langsame, aber dauerhafte Veränderungen.

▶ Das können Sie tun:
Kümmern Sie sich liebevoll um Ihren Körper, zum Beispiel, indem Sie ihn baden, eincremen, sich bewusst aus-

ruhen. Auch Bewegungs-, Entspannungs- und Meditationslehren wie autogenes Training, Feldenkrais oder Yoga eignen sich, um etwas fürs Körpergefühl zu tun. Und Sie können Ihrem Körper jeden Abend etwas Aufmerksamkeit schenken, bevor Sie einschlafen: Atmen Sie mehrere Male tief und ruhig in Ihren Körper hinein – er hat Sie den ganzen Tag getragen. Sagen Sie ihm in Gedanken, wie sehr Sie ihn dafür schätzen!

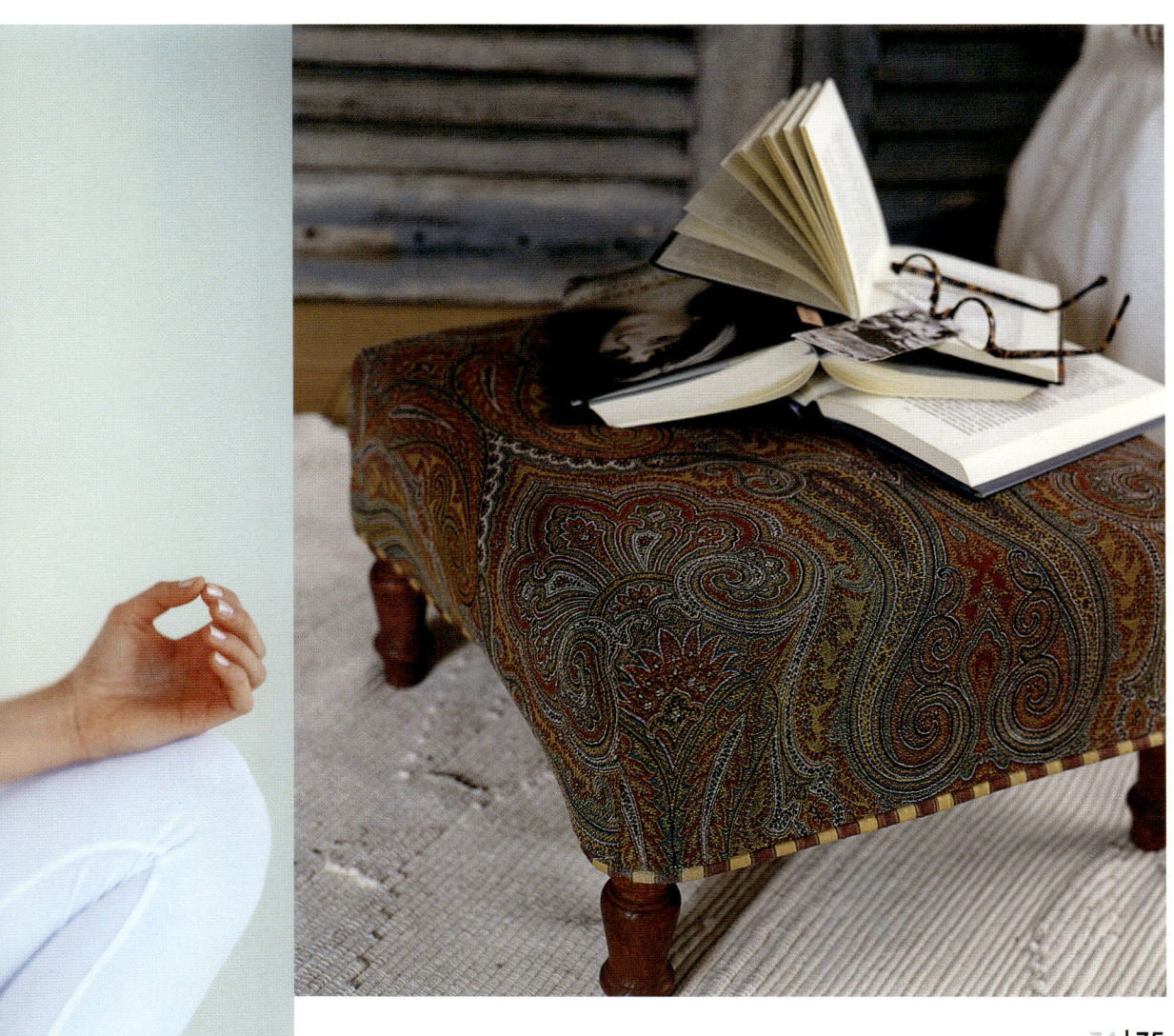

Grüne Diät

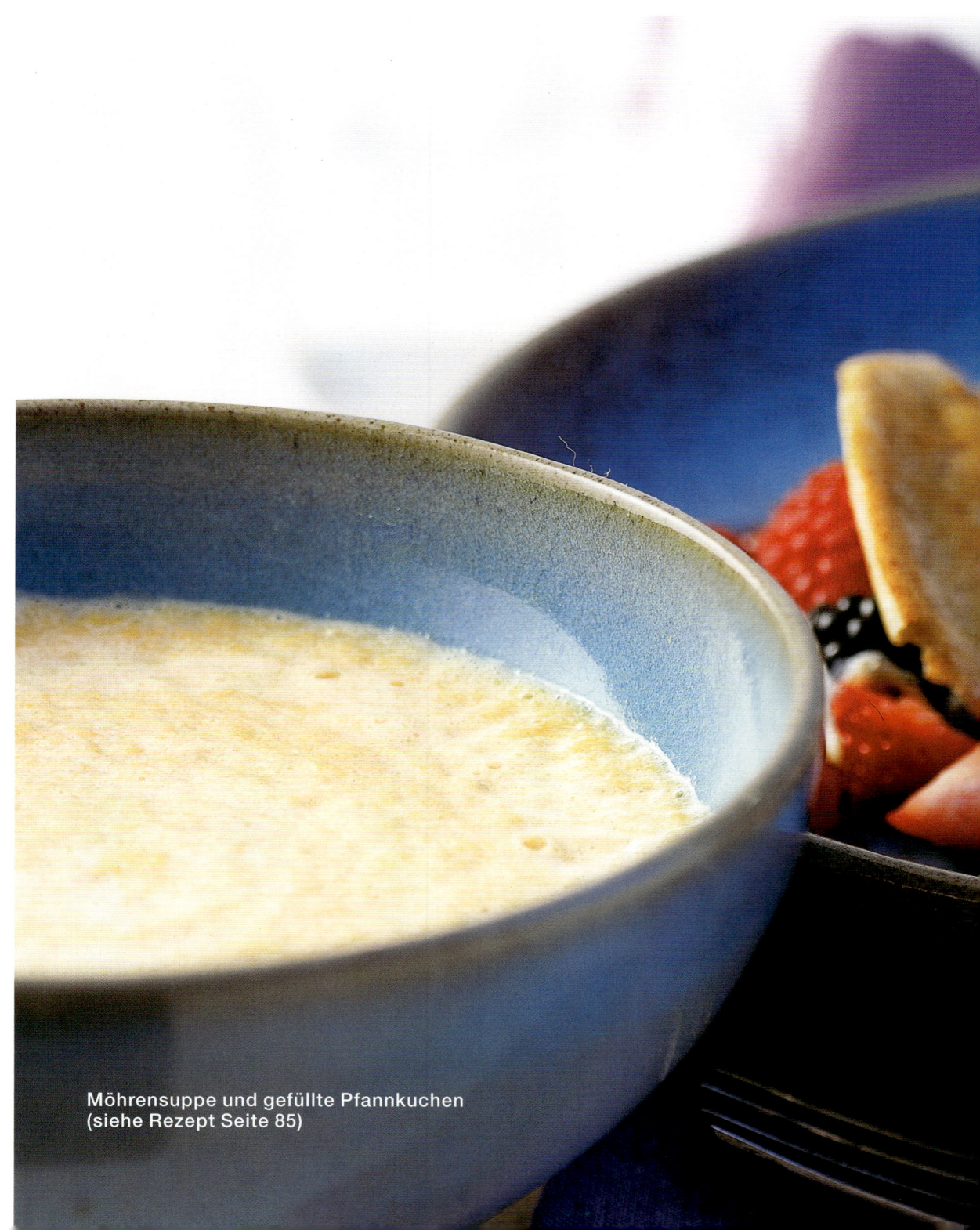

Möhrensuppe und gefüllte Pfannkuchen
(siehe Rezept Seite 85)

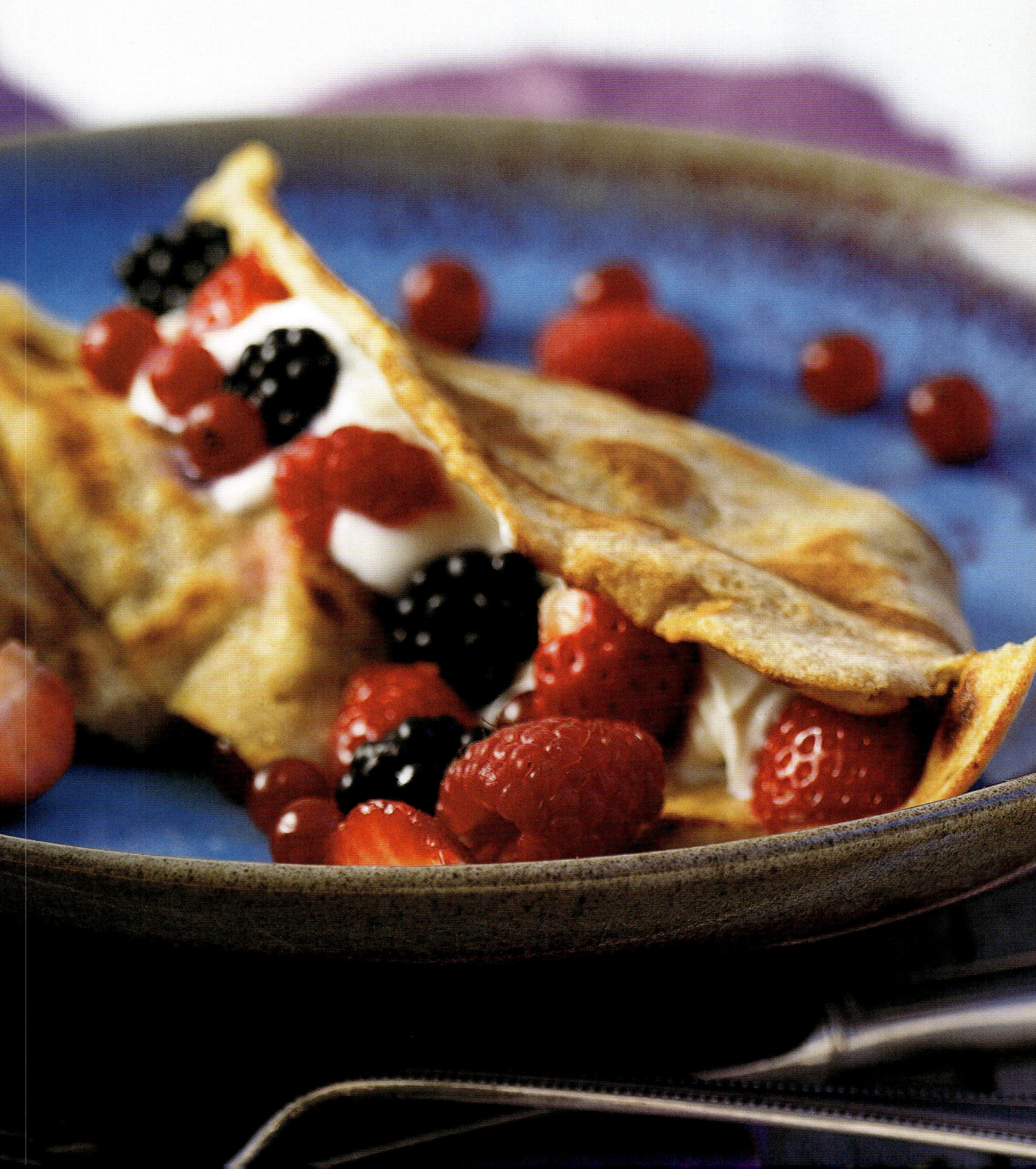

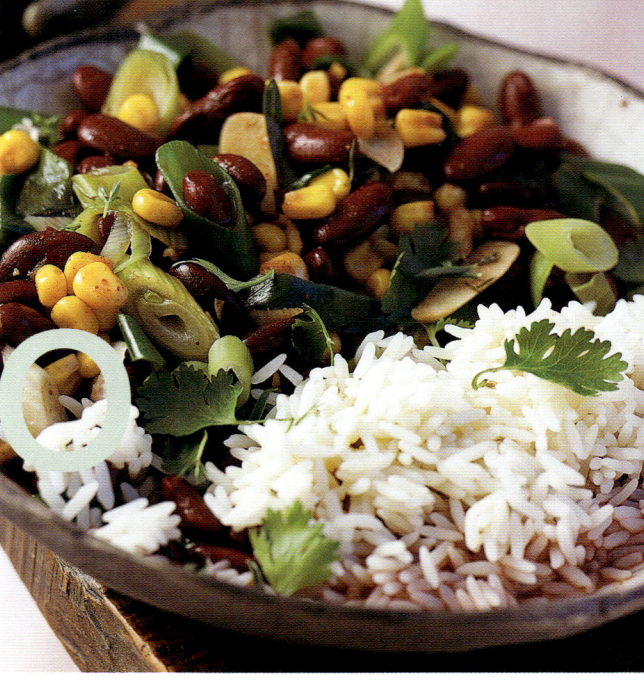

TOMATENBROT MIT SPIEGELEI UND SÜSSER ZWIEBACK

*½ TL Butter oder Margarine,
1 Ei, 1 Scheibe Toastbrot, 1 Tomate,
Salz, frisch gemahlener Pfeffer;
1 Zwieback, ½ TL Fruchtaufstrich*

▶ In dem heißen Fett ein Spiegelei braten. Das Brot toasten, mit Tomatenscheiben und dem Ei belegen. Mit Salz und Pfeffer würzen.

▶ Den Zwieback mit Fruchtaufstrich bestreichen.

TIPP: Bestreuen Sie den Toast mit Zitronen- oder Würzpfeffer und gehackten Kräutern.

SNACK ▶ 0 G FETT

½ BIRNE

HAUPTGERICHT ▶ 12 G FETT

CHILIBOHNEN

*2–3 EL Reis, Salz, ca. 200 g rote
Bohnen, 8 EL Gemüsemais, 1 EL Tomatenketchup, 4 TL Tomatenmark, Chili-Gewürzmischung, etwas
Thymian, 1–2 Knoblauchzehen,
1 Lauchzwiebel, etwas Koriandergrün oder Petersilie, 2 TL Olivenöl*

▶ Den Reis nach Packungsanweisung in Salzwasser kochen und abgießen.

▶ Inzwischen die Bohnen mit dem Bohnenwasser und den abgetropften Mais in einen Topf geben und zum Kochen bringen. Ketchup, Tomatenmark, die Chili-Gewürzmischung und Thymian zufügen.

▶ Den Knoblauch klein schneiden. Lauchzwiebel inklusive grünem Teil in Ringe schneiden. Alles zufügen und fünf Minuten kochen. Mit Salz abschmecken.

▶ Reis und Chilibohnen auf einem Teller anrichten, mit Kräutern bestreuen und mit Öl beträufeln.

MAIS: Den Rest brauchen Sie für die Currykartoffeln am Dienstag (Seite 80) und für den Kartoffelsalat am Mittwoch (Seite 81).

BOHNEN: Den Rest brauchen Sie für den Bohnen-Reis-Salat am Dienstag (Seite 80).

REIS: 100 bis 110 Gramm mehr kochen – Sie brauchen 30 bis 40 Gramm für den Bohnen-Reis-Salat am Dienstag (Seite 80), 40 Gramm für den marinierten Tofu am Donnerstag (Seite 83) und 30 Gramm für die scharf-saure Suppe mit Tofu, zweite Woche Montag (Seite 88).

TIPPS: • Wenn es mal schnell gehen soll, essen Sie die Bohnen mit Brot statt mit Reis.

• Gekochter Reis hält sich nur ein paar Tage im Kühlschrank, am besten frieren Sie ihn portionsweise ein, z. B. in Joghurtbechern.

SNACK ▶ 2 G FETT

1 STÜCK OBSTKUCHEN
(siehe Rezept Seite 95)

IMBISS ▶ 8 G FETT

BIRNEN-FELDSALAT AUF VOLLKORNBROT

*2 EL Zitronensaft, 2 EL Gemüse-Hefebrühe (siehe Hinweis Seite
122), Salz, 1 ½–2 TL Olivenöl,
½ Birne, 1–2 Scheiben Vollkornbrot,
1 Knoblauchzehe, 50 g Feldsalat,
etwas Schnittlauch oder Petersilie,
frisch gemahlener Pfeffer*

▶ Zitronensaft mit Brühe, Salz und einem Teelöffel Öl verrühren. Die Birnenhälfte in Scheiben schneiden und mit der Soße mischen.

▶ Das Brot mit der aufgeschnittenen Knoblauchzehe einreiben, mit dem restlichen Öl bestreichen, salzen und auf einen Teller legen.

▶ Den Salat abspülen, putzen und trocken tupfen, auf das Brot geben. Birnenscheiben, gehackte Kräuter und Soße darauf verteilen und alles mit Pfeffer würzen.

BEERENMÜSLI

100 g TK-Beerenfrüchte, 3 EL Quark-
zubereitung oder Magerquark,
3 EL Müsli (siehe Rezept Seite 95),
1 TL Honig, 1 EL Kürbiskerne

▶ Beerenfrüchte auftauen lassen
und mit den restlichen Zutaten
mischen.

BEERENFRÜCHTE: Den Rest brauchen Sie für das Hauptgericht heute
und die Gemüsenudeln in Käse-
cremesoße, zweite Woche Dienstag
(Seite 89).

1–2 ÄPFEL

SELLERIE-MÖHREN-
GEMÜSE UND QUARK-
SPEISE

3–4 Kartoffeln, Salz, 3 Möhren,
ca. 150 g Knollensellerie, 4 TL Pesto,
1 TL Zitronensaft, 1 EL Parme-
san-Käse, frisch gemahlener Pfeffer;
100 g TK-Beerenfrüchte,
100–150 g Quarkzubereitung oder
Magerquark, 2 EL Kaffeesahne,
1–2 TL Ahornsirup

▶ Kartoffeln mit Schale in Salzwasser kochen und pellen.

▶ Inzwischen Möhren und Sellerie
schälen. Sellerie in fingerdicke
Scheiben schneiden. Beides knapp
mit Salzwasser bedeckt in etwa zehn
Minuten gar kochen, aus dem Topf
heben und abgetropft mit den Pellkartoffeln anrichten.

▶ Pesto mit vier bis fünf Esslöffel
Gemüsekochwasser und Zitronensaft verrühren und über das Gemüse
gießen, Parmesan darauf streuen
und mit Pfeffer würzen.

▶ Für das Dessert die Früchte auftauen lassen und mit Quark, Kaffeesahne und Ahornsirup verrühren.

KARTOFFELN: Kochen Sie acht bis
neun mehr – Sie brauchen fünf für
die Currykartoffeln am Dienstag
(Seite 80) und drei bis vier für
den Kartoffelsalat am Mittwoch
(Seite 81).

SELLERIE: Teilen Sie einen 600-
Gramm-Sellerie in vier gleiche Teile
und garen Sie heute drei Stücke – Sie
brauchen gekochte Selleriescheiben
außer für heute noch für den gebratenen Sellerie mit Apfel-Buchweizen
am Mittwoch (Seite 81) und für den
Sellerie mit Schnittlauchsoße am
Donnerstag (Seite 83). Den restlichen, rohen Sellerie brauchen Sie
in der zweiten Woche am Donnerstag (Seite 91) – er hält sich problem-
los im Kühlschrank.

MÖHREN: Kochen Sie vier mehr – Sie
brauchen eine für den Bohnen-Reis-
Salat am Dienstag (Seite 80), eine für
den Kartoffelsalat am Mittwoch (Seite 81) und zwei für die Möhrensuppe
am Samstag (Seite 85).

TIPPS: • Vorgekochtes Gemüse bis
zum Verbrauch in seiner Kochbrühe
kalt stellen.

• Die restliche Kochbrühe können Sie
gut portionsweise einfrieren und für
Suppen oder Salatsoßen verwenden.

1 BECHER
FRUCHTJOGHURT

KÄSEBROT UND
KRÄUTERJOGHURT

etwas Kresse oder Petersilie, 1 Be-
cher Joghurt, 1 TL Zitronensaft,
Salz, Cayennepfeffer, 1–2 Scheiben
Vollkornbrot, 1–2 TL Tomaten-
mark, 20 g Schnittkäse

▶ Die Kräuter hacken und mit
Joghurt, Zitronensaft, Salz und Cayennepfeffer verrühren.

▶ Das Brot mit Tomatenmark bestreichen, mit Käse belegen und zum
Dippen in Streifen schneiden.

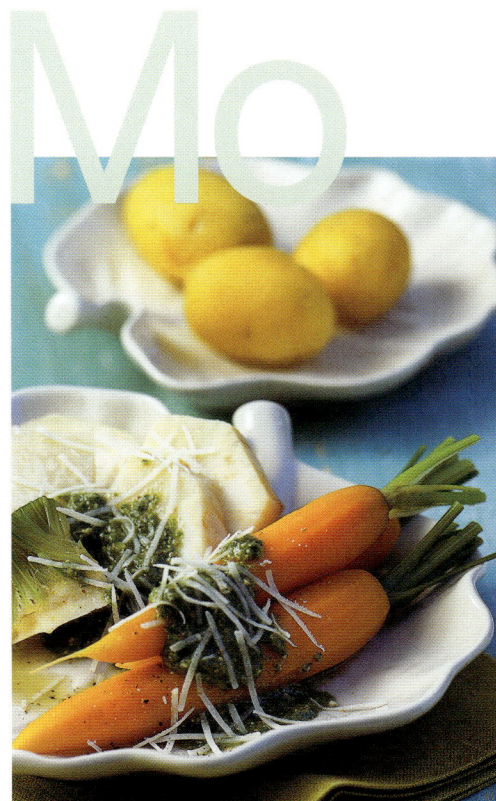

FRÜHSTÜCK ▶ 6 G FETT

QUARKBROT MIT KÄSE UND FRUCHTAUFSTRICH

1 Scheibe Vollkornbrot, 1 TL Butter oder Margarine, 2 EL Quarkzubereitung oder Magerquark, ½ TL Fruchtaufstrich, 10 g Schnittkäse

▶ Das Brot erst mit Butter oder Margarine, dann mit dem Quark bestreichen und halbieren. Auf die eine Hälfte den Fruchtaufstrich geben, auf die zweite den Käse.

SNACK ▶ 2 G FETT

KÄSEKNÄCKEBROT

▶ Eine Scheibe Knäckebrot mit zwei Teelöffel Tomatenmark und zehn Gramm Schnittkäse belegen.

HAUPTGERICHT ▶ 12 G FETT

CURRYKARTOFFELN UND MÖHREN-JOGHURT-SALAT

5 gekochte Kartoffeln, 1 ½ TL Olivenöl, 1 mittelgroße Zwiebel, 1–2 Knoblauchzehen, 1 haselnussgroßes Stück Ingwer, 1 TL Currypulver, Salz, 1 Becher Joghurt, 1–2 TL Zitronensaft, 3 TL Salatcreme, 2 Möhren, 4 EL Gemüsemais

▶ Kartoffeln pellen, klein schneiden und in heißem Öl bei mittlerer Hitze in ca. zehn Minuten braun braten. Zwiebel und Knoblauch klein schneiden und mitbraten.

▶ Den Ingwer schälen, fein hacken oder raspeln, zu den Kartoffeln geben. Mit Curry und Salz würzen und ca. eine Minute unter häufigem Wenden weiterbraten.

▶ Inzwischen den Joghurt mit Salz, Zitronensaft und Salatcreme verrühren. Die Möhren in die Soße raspeln, den Mais zufügen und alles mischen.

▶ Den Salat zu den Currykartoffeln anrichten.

SNACK ▶ 4–5 G FETT

1 BECHER FRUCHTJOGHURT

IMBISS ▶ 6 G FETT

BOHNEN-REIS-SALAT

ca. 50 g Salatgurke, 1–2 gekochte Möhren, etwas Petersilie, Schnittlauch oder Dill, 2 EL Gemüse-Hefebrühe, 1–2 EL Zitronensaft, 1 TL Öl, 90–120 g gekochter Reis (30–40 g Rohgewicht), ca. 60 g rote Bohnen, Salz, Pfeffer

▶ Gurke und Möhre klein schneiden oder raspeln, Kräuter hacken und alles mit den übrigen Zutaten mischen, gut durchziehen lassen und noch einmal mit Salz und Pfeffer abschmecken.

TIPP: Der Salat schmeckt bei Zimmertemperatur am besten.

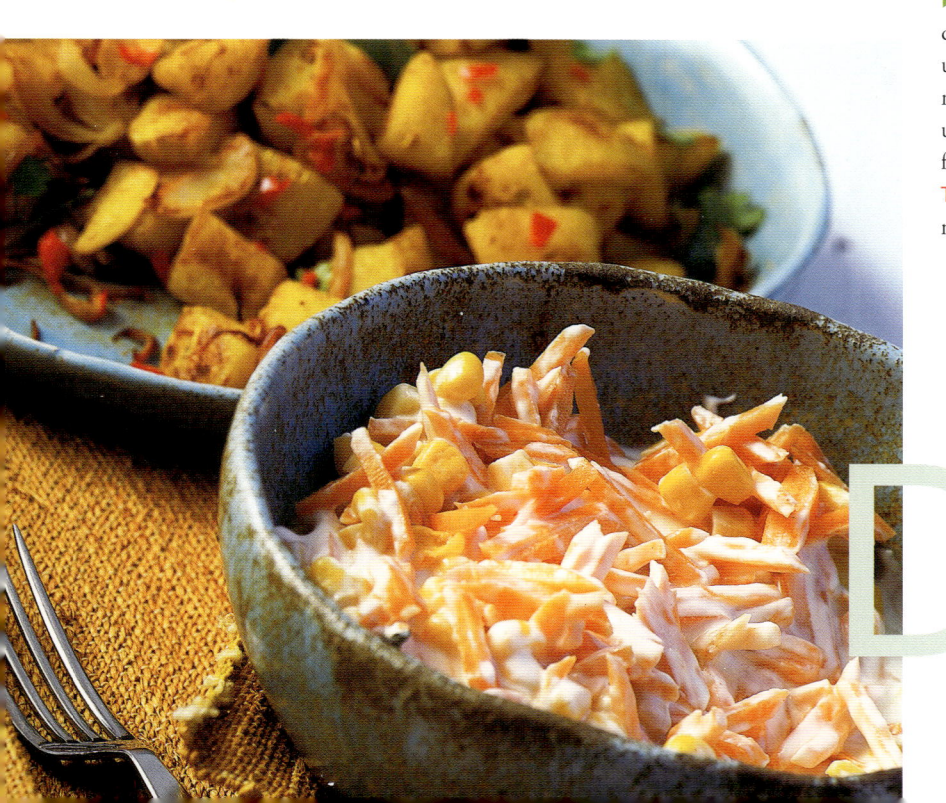

Di

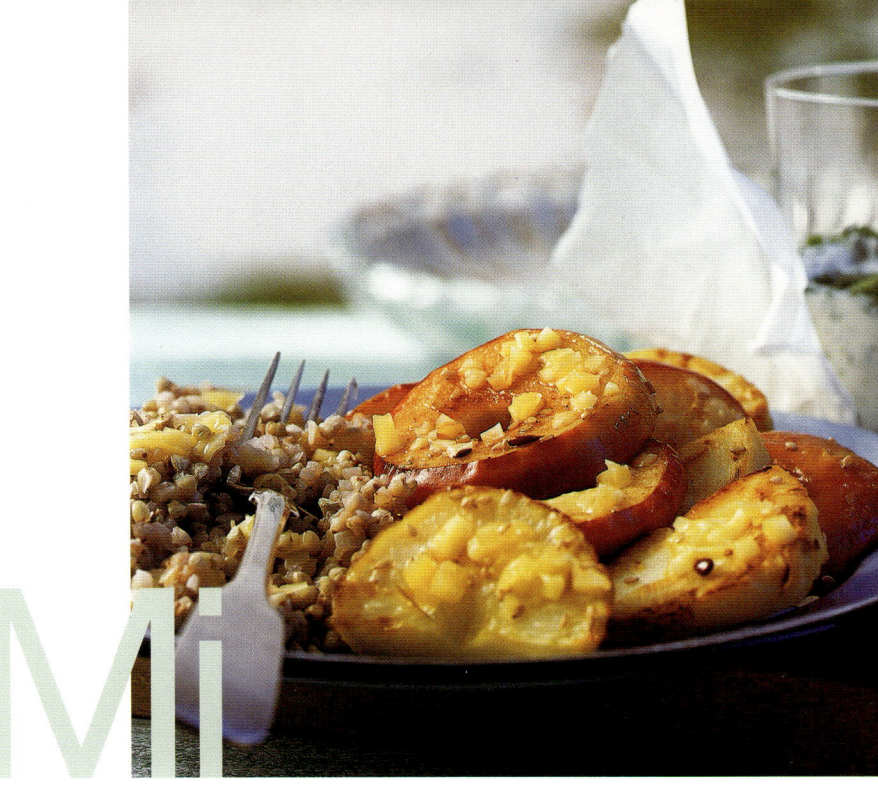

QUARKMÜSLI MIT APFEL

5 EL Quarkzubereitung oder
Magerquark, 3 EL Kaffeesahne,
1 TL Ahornsirup, ½ Apfel,
3 EL Müsli (siehe Rezept Seite 95)

▶ Den Quark mit Kaffeesahne und
Ahornsirup verrühren. Den halben
Apfel hineinraspeln und das Müsli
darüber streuen.
TIPP: Sehr gut schmeckt dieses Müsli
li mit geriebenem frischem Ingwer.

KNÄCKEBROT MIT QUARKDIP

3 EL Quarkzubereitung oder
Magerquark, 1 EL Gemüse-Hefe-
brühe, ½ TL Öl, etwas Zitronen-
saft, Salz, 1 Messerspitze Harissa,
1–2 Scheiben Knäckebrot

▶ Den Quark und die übrigen Zutaten verrühren und dann würzig abschmecken. Zum Dippen das Knäckebrot in grobe Stücke teilen.
TIPP: In den Dip passen statt Harissa auch Schnittlauch, Dill oder
Kümmel.

GEBRATENER SELLERIE MIT APFEL-BUCHWEIZEN UND JOGHURTSOSSE

(ergibt 2 Portionen Buchweizen)
2 Zwiebeln, 80 g Buchweizen, Salz,
½ Apfel, ca. 150 g gekochte Sellerie-
scheiben, 1 TL Öl, 1 TL Sesamsaat,
etwas Schnittlauch, Basilikum oder
Dill, 1 Becher Joghurt, Cayenne-
pfeffer, etwas Zitronensaft,
20 g Schnittkäse

▶ Zwiebeln klein schneiden. Einen
Topf erhitzen. Den Buchweizen unter Rühren hineingeben, dann die
Zwiebelwürfel zufügen. Alles rundherum anrösten. 160 Milliliter Salzwasser zugießen und zugedeckt bei
geringer Hitze 18 Minuten quellen
lassen, nicht umrühren.
▶ Inzwischen die Apfelhälfte in
Scheiben schneiden und mit den
Selleriescheiben in heißem Öl bei geringer Hitze auf beiden Seiten braun
braten. Danach mit Sesam bestreuen.
▶ Für die Soße Kräuter hacken
und mit Joghurt verrühren. Mit Salz,
Cayennepfeffer und Zitronensaft abschmecken. Den Käse fein würfeln.
▶ Die Hälfte des Buchweizens abteilen und kalt stellen. Den restlichen Buchweizen und das Gemüse
auf einem vorgewärmten Teller an-
richten und mit Käse bestreuen. Die
Soße dazu servieren.
BUCHWEIZEN: Den Rest brauchen
Sie für die gefüllten Tomaten am
Freitag (Seite 84).

1 STÜCK OBSTKUCHEN
(siehe Rezept Seite 95)

KARTOFFELSALAT MIT MAIS

½ Becher Joghurt, 3–4 TL Salat-
creme, 1 TL Zitronensaft,
Salz, Chili-Gewürzmischung,
3–4 gekochte Kartoffeln, 1 gekochte
Möhre, 2 EL Gemüsemais

▶ Joghurt, Salatcreme und Zitronensaft verrühren und würzen. Kartoffeln und Möhre klein schneiden
und mit dem Mais unterheben. Gut
durchziehen lassen. Noch einmal
abschmecken.

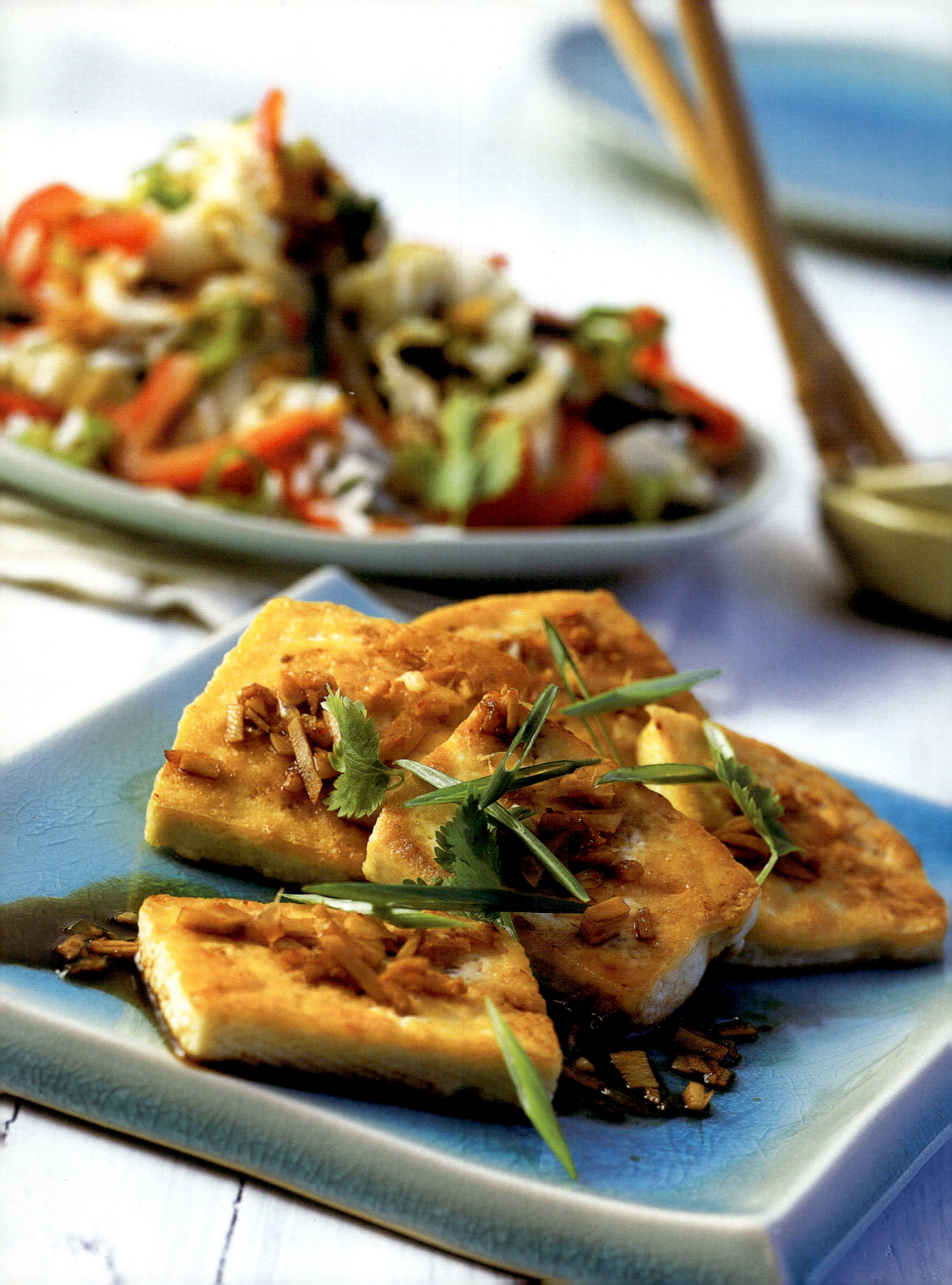

HONIG- UND SESAMTOAST

2 Scheiben Toastbrot, 3 EL Quarkzubereitung oder Magerquark, 1 TL Honig, 1 TL Sesamsaat, Salz, frisch gemahlener Pfeffer

▶ Die Brotscheiben toasten und mit Quark bestreichen. Auf eine Scheibe den Honig geben, die zweite mit Sesam, Salz und Pfeffer bestreuen.
TIPPS: • Rösten Sie die Sesamsaat kurz in einer Pfanne.
• Bestreuen Sie das Brot mit Würzsalz oder Zitronenpfeffer und gehackten Kräutern nach Wahl.

1 BECHER FRUCHTJOGHURT

MARINIERTER TOFU MIT GEMÜSEREIS

1 TL Öl, 125 g Tofu, 1–2 Knoblauchzehen, 1 dünne Scheibe Ingwer, ½ Orange, 1–2 EL Sojasoße, 1 Messerspitze Harissa, 1 Lauchzwiebel, ½ Paprikaschote, ca. 100 g Chinakohl, ca. 120 g gekochter Reis (40 g Rohgewicht), etwas Koriandergrün, Schnittlauch oder Petersilie

▶ Eine große Pfanne erhitzen und mit Öl einpinseln. Den Tofu in fünf Scheiben schneiden und bei mittlerer Hitze in ca. 15 Minuten auf beiden Seiten braun braten.
▶ Inzwischen für die Marinade Knoblauch und Ingwer hacken und die Orangenhälfte auspressen. Alles

mit Sojasoße und Harissa auf einem großen Teller verrühren.
▶ Lauchzwiebel, Paprikaschote und Chinakohl klein schneiden.
▶ Gebratene Tofuscheiben nebeneinander in die Marinade legen und darin wenden.
▶ Das Gemüse in die Pfanne geben und bei starker Hitze eine Minute unter Rühren braten. Erst den gekochten Reis, dann die Tofumarinade dazugießen und alles vermischen. Tofuscheiben und Gemüsereis auf einem Teller anrichten und mit den Kräutern bestreuen.
PAPRIKA: Die andere Hälfte brauchen Sie für das Schmelzkäsebrot morgen (Seite 84).
CHINAKOHL: Der Rest ist für die scharf-saure Suppe mit Tofu am Montag (Seite 88) und den Chinakohlsalat am Dienstag (Seite 89).

1 APFEL UND 2–5 LÖFFELBISKUITS

SELLERIE MIT SCHNITTLAUCHSOSSE

½ Bund Schnittlauch, ½–1 Becher Joghurt, ½ TL Öl, etwas Zitronensaft, Salz, frisch gemahlener Pfeffer, 1–2 Scheiben Vollkornbrot oder 1 Vollkornbrötchen, ca. 150 g gekochte Selleriescheiben, Rosenpaprika

▶ Schnittlauch in Röllchen schneiden und mit Joghurt, Öl, Zitronensaft, Salz und Pfeffer verrühren; etwas durchziehen lassen. Das Brot

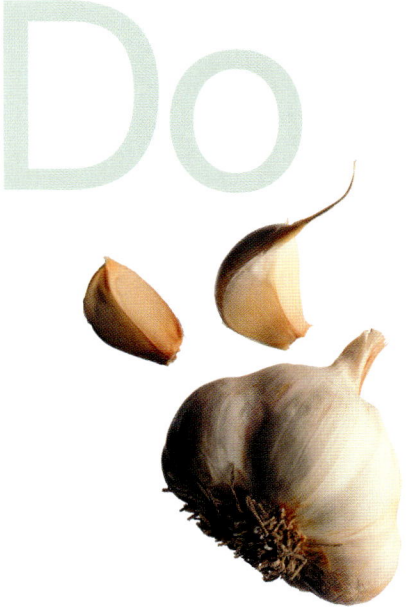

toasten und auf einen Teller geben. Mit den Selleriescheiben belegen, mit der Soße beträufeln und mit Rosenpaprika bestreuen.
TIPP: Bei großem Appetit belegen Sie das Brot zusätzlich mit zehn Gramm Schnittkäse.
Für unterwegs: Den gekochten Sellerie klein schneiden, mit der Soße mischen und in einem gut schließenden Gefäß mitnehmen. Das Brot dazu essen.

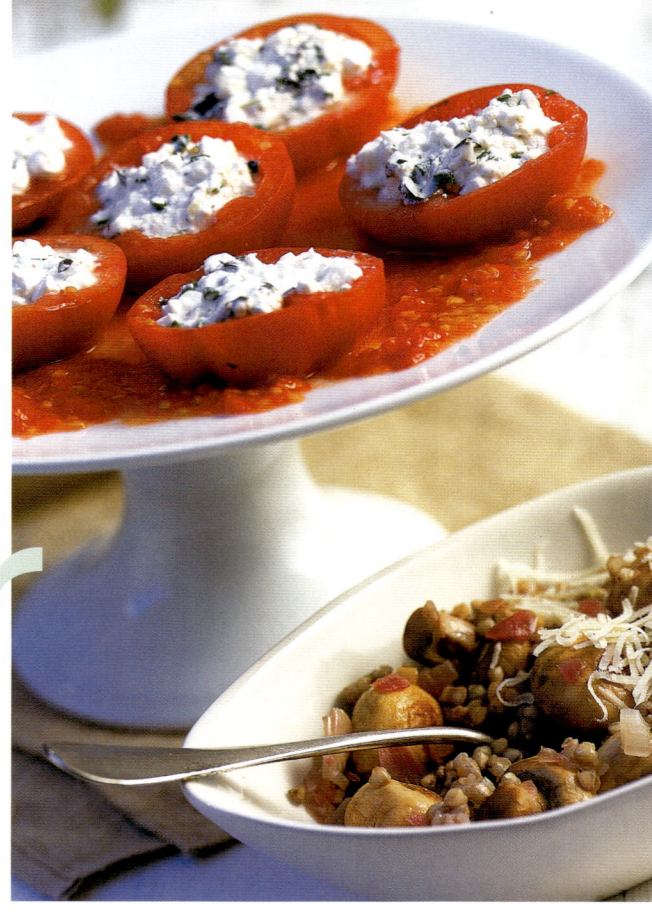

FRÜHSTÜCK ▶ 5 G FETT

ORANGENQUARK MIT MÜSLI

½ Orange, 4 EL Quarkzubereitung oder Magerquark, 3 EL Kaffeesahne, 1–2 TL Ahornsirup, 3 EL Müsli (siehe Rezept Seite 95)

▶ Die Orangenhälfte schälen und dann klein schneiden. Fruchtstücke mit Quark, Kaffeesahne und Ahornsirup verrühren. Das Müsli darüber streuen.

TIPP: Verfeinern Sie das Müsli mit gemahlenem Zimt.

SNACK ▶ 0 G FETT

1 BANANE

HAUPTGERICHT ▶ 15 G FETT

GEFÜLLTE TOMATEN UND BUCHWEIZEN-CHAMPIGNONS

1 Knoblauchzehe, etwas Thymian, Oregano, Schnittlauch oder Petersilie, 75 g körniger Frischkäse, Salz, frisch gemahlener Pfeffer, 3 Tomaten, 2 EL Gemüse-Hefebrühe (siehe Hinweis Seite 122), 200 g Champignons, 1 EL Zitronensaft, 1 TL Olivenöl, ca. 140 g zubereiteter Buchweizen (Rezept Seite 81), 2 EL Parmesan-Käse

▶ Knoblauch und Kräuter hacken, mit dem Frischkäse verrühren und mit Salz und Pfeffer würzen.

▶ Die Tomaten halbieren und aushöhlen. Kerne und Gemüsebrühe in einem kleinen Topf aufkochen.

▶ Frischkäse in die Tomatenhälften füllen, diese zur Tomatenbrühe in den Topf geben und zugedeckt bei milder Hitze erwärmen.

▶ Die Champignons eventuell klein schneiden, in einer heißen Pfanne unter Rühren kurz anrösten, mit Salz würzen und mit Zitronensaft beträufeln. Das Öl und den gekochten Buchweizen unterrühren und nur noch erhitzen.

▶ Die Tomaten mit der Soße auf einen Teller geben, die Buchweizen-Champignons dazu anrichten und alles mit Parmesan bestreuen.

SNACK ▶ 2 G FETT

4 LÖFFELBISKUITS

IMBISS ▶ 9 G FETT

SCHMELZKÄSEBROT UND ROTER SALAT

½ Paprikaschote, 1–2 Tomaten, 1–2 Möhren, 1 TL Olivenöl, 1 EL Zitronensaft, 2 EL Gemüse-Hefebrühe, Salz, frisch gemahlener Pfeffer, 1–2 Scheiben Vollkornbrot oder 1 Vollkornbrötchen, 1 Schmelzkäse-Ecke

▶ Die Paprikahälfte und die Tomate klein schneiden, die Möhre schälen und raspeln. Das Gemüse mit Öl, Zitronensaft, Gemüsebrühe und mit Salz und Pfeffer mischen und durchziehen lassen.

▶ Das Brot mit Schmelzkäse bestreichen, auf einen Teller legen und den Salat darauf anrichten.

TIPP: Würzen Sie den Salat mit einer Prise Chili-Gewürzmischung.

GRAPEFRUIT, KÄSETOAST UND SÜSSER ZWIEBACK

1 Scheibe Toastbrot, 1 TL Butter oder Margarine, 25 g körniger Frischkäse, Salz, frisch gemahlener Pfeffer; 1 Zwieback, ½–1 TL Fruchtaufstrich, ½ Grapefruit

▶ Das Brot toasten, mit einem halben Teelöffel Butter oder Margarine bestreichen, den Frischkäse darauf geben und mit Salz und Pfeffer würzen. Den Zwieback mit Butter oder Margarine und Fruchtaufstrich bestreichen, die halbe Grapefruit dazu essen.

GRAPEFRUIT: Die andere Hälfte brauchen Sie für das Frühstück am Montag (Seite 88).

MILCHKAFFEE UND LÖFFELBISKUITS

▶ 100 Milliliter heiße Milch mit einer Tasse Kaffee mischen. Dazu zwei bis fünf Löffelbiskuits.

MÖHRENSUPPE UND GEFÜLLTE PFANNKUCHEN

50 g TK-Beerenfrüchte, 1 TL Ahornsirup, 40 g Vollkornmehl, Salz, abgeriebene Zitronenschale, 1 Ei, Mineralwasser; 2 gekochte Möhren, ca. 125 ml Gemüse-Hefebrühe (siehe Hinweis Seite 122), 100 ml Milch, 1 Messerspitze Harissa, 1 TL Öl, ½ Becher Joghurt

▶ Für die Pfannkuchenfüllung die gefrorenen Beerenfrüchte mit dem Ahornsirup in eine Schale geben und im heißen Wasserbad erwärmen.

▶ Inzwischen für den Pfannkuchenteig Mehl, eine Prise Salz, Zitronenschale, Ei und 80 Milliliter Mineralwasser verrühren und etwas quellen lassen.

▶ Für die Suppe die gekochten Möhren klein schneiden, mit der Gemüsebrühe und der Milch aufkochen, pürieren und mit Harissa und Salz würzen.

▶ Eine heiße Pfanne mit Öl einpinseln, den Teig hineingeben und einen Pfannkuchen backen. Auf einen Teller legen.

▶ Den Joghurt unter die warmen Beeren rühren. Pfannkuchen damit bestreichen und zusammenklappen.

TIPPS: • Erwärmen Sie zusammen mit den Beerenfrüchten etwas geriebenen Ingwer.

• Legen Sie einen Deckel auf die Pfanne, damit der Teig stockt und der Pfannkuchen sich besser wenden lässt.

1 STÜCK OBSTKUCHEN
(siehe Rezept Seite 95)

TOMATEN-GURKEN-SALAT MIT KNOBLAUCH-JOGHURT

ca. 150 g Salatgurke, 3 Tomaten, etwas Schnittlauch oder Petersilie, Salz, frisch gemahlener Pfeffer, 1 Knoblauchzehe, ½ Becher Joghurt, 2 EL Milch, 1 TL Olivenöl, 1 Scheibe Knäcke- oder Vollkornbrot

▶ Die Gurke hobeln oder raspeln. Die Tomaten klein schneiden, die Kräuter fein hacken. Alles in eine Schüssel geben, mit Salz und Pfeffer würzen und etwas durchziehen lassen.

▶ Den Knoblauch hacken und mit Joghurt, Milch, Salz und Pfeffer verrühren.

▶ Den Würzjoghurt zum Tomaten-Gurken-Salat anrichten und mit Öl beträufeln. Das Brot dazu essen.

TIPP: Raffinierter schmeckt der Salat, wenn Sie noch klein geschnittene Rauke oder Korianderblättchen zugeben.

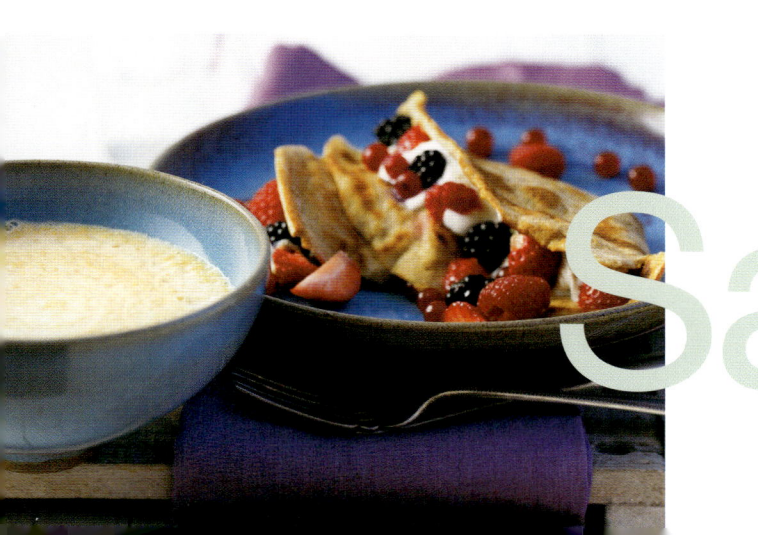

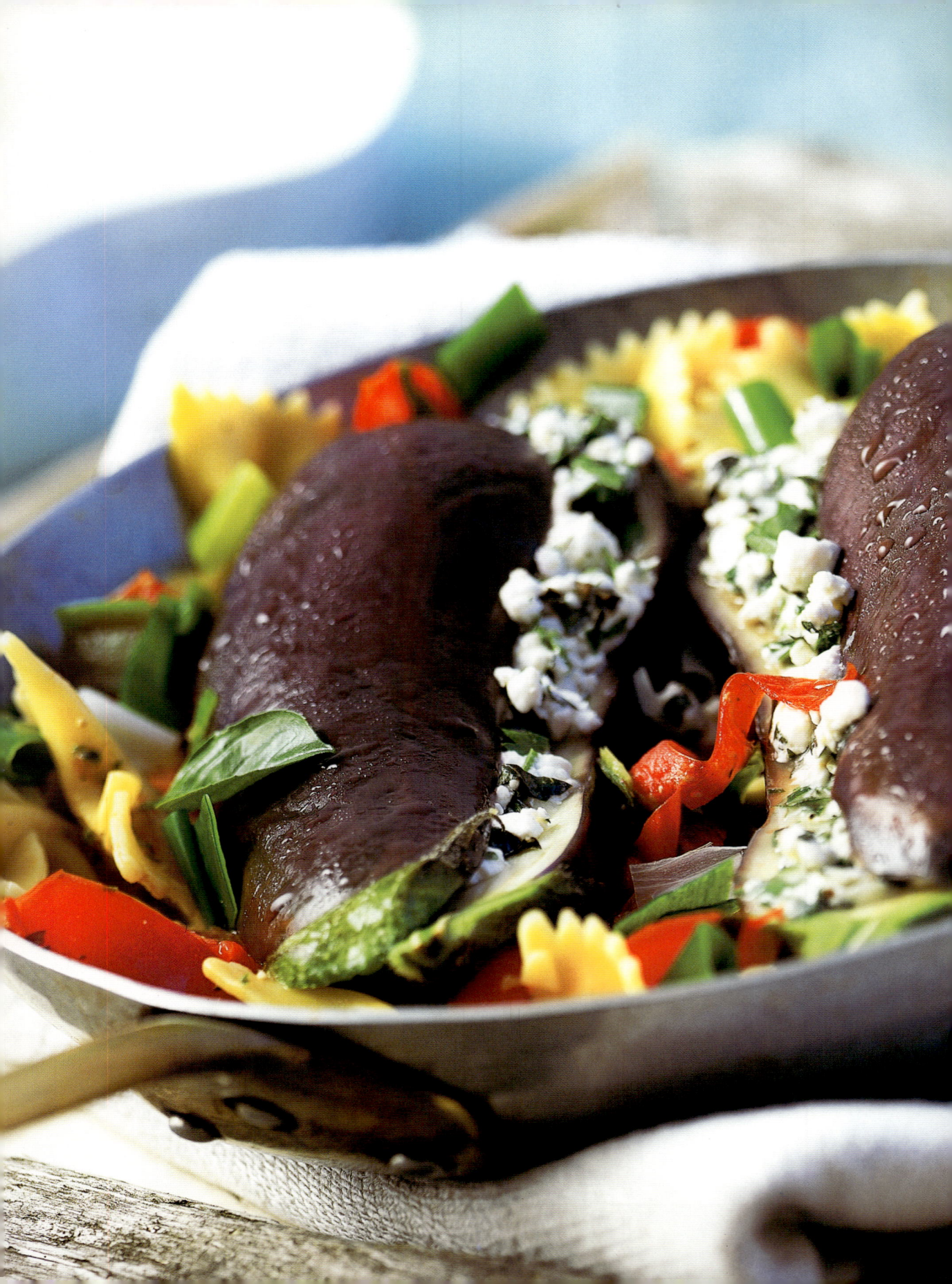

FRÜHSTÜCK ▶ 6 G FETT

HONIG- UND LEINSAMENTOAST

2 Scheiben Toastbrot, 2 EL Frischkäse, 1 TL Honig, ½ EL Leinsamen, Salz, frisch gemahlener Pfeffer

▶ Die Brotscheiben toasten und den Frischkäse darauf geben. Eine Scheibe mit Honig bestreichen, die andere mit dem Leinsamen bestreuen und mit Salz und Pfeffer würzen.

SNACK ▶ 1–2 G FETT

BANANEN-MILCH-MIX

½–1 Banane, 100 ml Milch, 1–2 TL Honig, 1–2 EL Zitronensaft

▶ Alle Zutaten pürieren und sofort trinken.

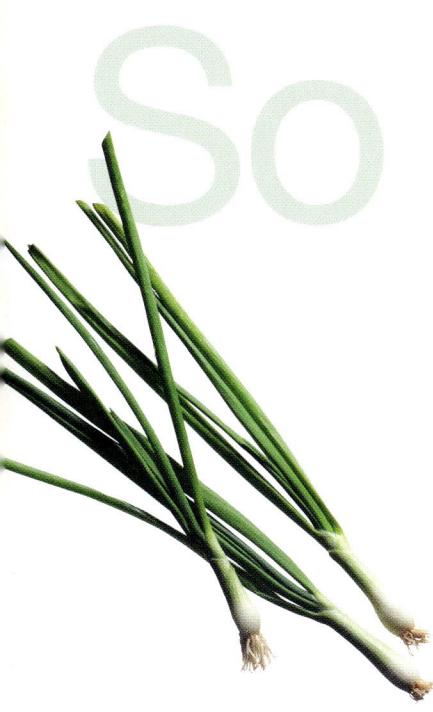

BANANE: Die andere Hälfte brauchen Sie für das Frühstück am Montag (Seite 88).

TIPP: Variieren Sie den Drink mit Limetten- statt Zitronensaft, mit abgeriebener Orangen- oder Zitronenschale oder mit gemahlenem Zimt.

HAUPTGERICHT ▶ 16 G FETT

AUBERGINE MIT KÄSEFÜLLUNG

50–60 g Nudeln, Salz, 1 Aubergine, 1 Lauchzwiebel, 2–3 Tomaten, etwas Schnittlauch, Thymian, Oregano oder Basilikum, 80 g körniger Frischkäse, frisch gemahlener Pfeffer, 1½ EL Parmesan-Käse, ca. 60 ml Gemüse-Hefebrühe, 4 TL Pesto

▶ Die Nudeln nach Packungsanweisung in Salzwasser kochen und abgießen.

▶ Inzwischen ca. 125 Milliliter Salzwasser in einer großen Pfanne aufkochen. Die Aubergine der Länge nach in vier Scheiben schneiden, diese nebeneinander in die Pfanne legen und vier bis fünf Minuten zugedeckt garen; die Scheiben dabei zwischendurch wenden.

▶ Die Lauchzwiebel in Ringe und die Tomaten klein schneiden.

▶ Die Kräuter hacken und mit Frischkäse, Salz, Pfeffer und Parmesan mischen.

▶ Die Auberginenscheiben aus der Pfanne nehmen und die Kochbrühe abgießen. Lauchzwiebel- und Tomatenstücke mit der Gemüsebrühe in der Pfanne aufkochen.

▶ Die beiden größeren Auberginenscheiben mit dem Frischkäse bestreichen, mit den anderen beiden Scheiben belegen, auf das Gemüse setzen und abgedeckt vier Minuten garen.

▶ Die Auberginenscheiben herausnehmen und auf einem Teller warm halten. Das Pesto und die gekochten Nudeln mit dem Gemüse mischen und dazu anrichten.

NUDELN: Kochen Sie 50 Gramm mehr für die Gemüsenudeln am Dienstag (Seite 89).

TIPPS: • Schmecken Sie die Käsefüllung mit Knoblauch ab.
• Falls Sie mehrere Auberginen kochen wollen, garen Sie sie im Ganzen ca. 20 bis 25 Minuten bei mittlerer Hitze und schneiden Sie sie anschließend in Scheiben.

SNACK ▶ 2 G FETT

1 STÜCK OBSTKUCHEN

(siehe Rezept Seite 95)

IMBISS ▶ 6 G FETT

GURKENSUPPE UND KÄSEKNÄCKEBROT

ca. 100 g Salatgurke, 1 Lauchzwiebel, ca. 125 ml Gemüse-Hefebrühe, 100 ml Milch, Rosenpaprika, Salz; 1–2 Scheiben Knäckebrot, 1 TL Tomatenmark, 20 g Schnittkäse

▶ Für die Suppe Gurke und Lauchzwiebel klein schneiden. Beides in einen heißen Topf geben, kurz rühren, Gemüsebrühe und Milch zugießen und fünf Minuten kochen.

▶ Das Gemüse pürieren und mit Paprika und Salz würzen.

▶ Das Knäckebrot mit Tomatenmark bestreichen, mit dem Schnittkäse belegen und dazu essen.

FRÜHSTÜCK ▶ 4 G FETT

MÜSLI MIT BANANE UND GRAPEFRUIT

½ Grapefruit, ½ Banane, 1 EL körniger Frischkäse, 1 TL Ahornsirup, 3 EL Müsli (siehe Rezept Seite 95)

▶ Das Fruchtfleisch auslösen, die Banane klein schneiden. Alle Zutaten miteinander mischen.

SNACK ▶ 1 G FETT

1–2 ÄPFEL

HAUPTGERICHT ▶ 15 G FETT

SCHARF-SAURE SUPPE MIT TOFU

1–2 Knoblauchzehen, 1 haselnussgroßes Stück Ingwer, 2 EL Sojasoße, 1 Messerspitze Harissa, 1–2 TL Zitronensaft, 125 g Tofu, 10 g Mu-err-Pilze, ca. 100 g Chinakohl, 1 Apfel, ca. 100 g Salatgurke, 1 Lauchzwiebel, Salz, ca. 90 g gekochter Reis (30 g Rohgewicht), ⁻½ TL Öl

▶ Knoblauch und Ingwer hacken und mit Sojasoße, Harissa und Zitronensaft in einer kleinen Schale verrühren. Den Tofu würfeln und in der Soße marinieren. Die Pilze in 200 Milliliter heißem Wasser einweichen.

▶ Chinakohl, Apfel und Gurke in schmale Streifen, die Lauchzwiebel in Ringe schneiden.

▶ Die Pilze abgießen und das Einweichwasser auf 200 Milliliter auffüllen.

▶ Eine große Pfanne erhitzen. Das klein geschnittene Gemüse und die Pilze hineingeben, mit Salz würzen und unter Rühren anrösten, bis es aromatisch duftet. Das Pilzwasser und den Tofu mit der Marinade zufügen und eine Minute zugedeckt bei geringer Hitze kochen.

▶ Den gekochten Reis unterrühren und nur noch erwärmen.

▶ Die Suppe in einen tiefen Teller geben und mit Öl beträufeln.

TIPPS: • Die Suppe schmeckt besonders raffiniert, wenn Sie sie mit Sesamöl beträufeln und mit Koriandergrün bestreuen.

• Mu-err-Pilze gibt es in Asien-Shops und vielen Supermärkten. Falls Sie keine bekommen, nehmen Sie eine Hand voll frische Champignons.

SNACK ▶ 4–5 G FETT

1 BECHER FRUCHTJOGHURT

IMBISS ▶ 8 G FETT

MÖHREN-GURKEN-SALAT UND KÄSEBROT

1 EL Zitronensaft, 1 TL Sojasoße, 1 TL Honig, 1 TL Öl, 1 TL Sesamsaat, Cayennepfeffer, 50–100 g Salatgurke, 1 Möhre; 1–2 Scheiben Vollkornbrot oder 1 Vollkornbrötchen, 1 TL Tomatenmark, 10–15 g Schnittkäse

▶ In einem Teller Zitronensaft, Sojasoße, Honig, Öl, Sesamsaat und Cayennepfeffer verrühren. Gurke und Möhre in die Soße raspeln, alles mischen und durchziehen lassen.

▶ Das Brot oder Brötchen mit Tomatenmark bestreichen, mit Käse belegen und dazu essen.

Für unterwegs: Das Brot mit Butter oder Margarine bestreichen, mit dem Schnittkäse belegen, mit Sesamsaat bestreuen und zusammenklappen. Möhre und Gurke dazu essen.

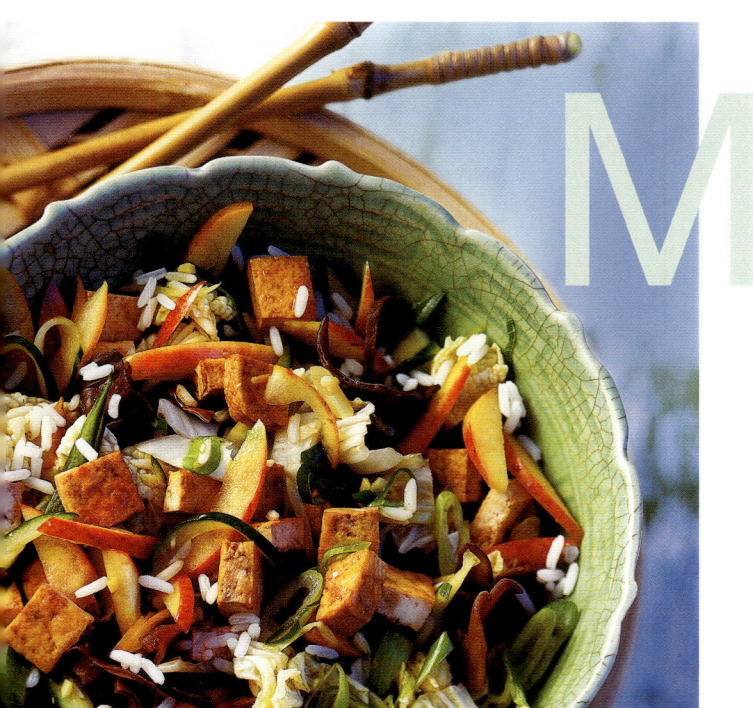

Mo

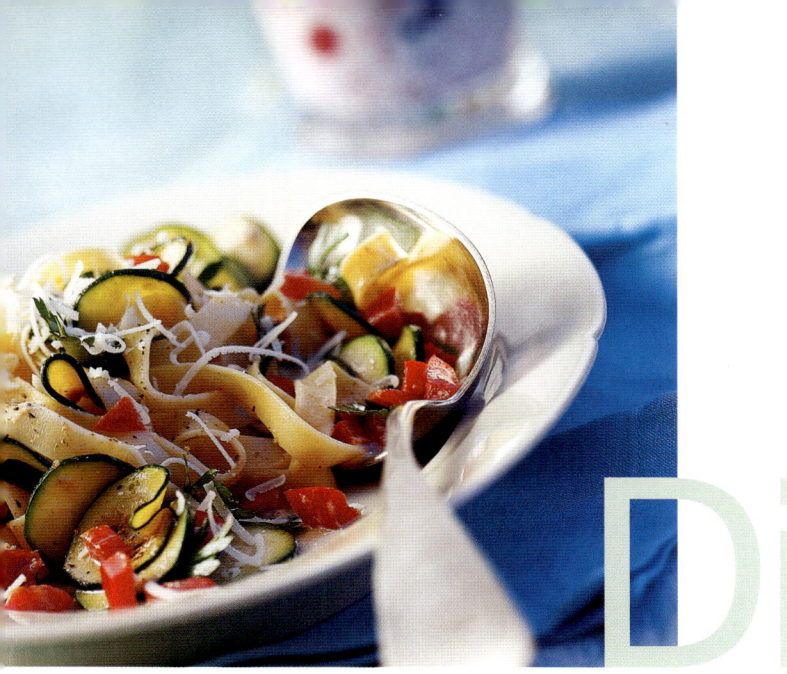

CHINAKOHLSALAT UND FRISCHKÄSEBROT

1 Clementine, Salz, frisch gemahlener Pfeffer, 1 TL Meerrettich, ½ TL Öl, ca. 100 g Chinakohl; 1–2 Scheiben Vollkornbrot, 2 EL Frischkäse

▶ Für den Salat eine halbe Clementine auspressen. Den Saft mit Salz, Pfeffer, Meerrettich und Öl verrühren.

▶ Den Kohl in dünne Streifen schneiden. Die zweite Clementinenhälfte schälen und klein schneiden. Beides mit der Soße mischen und durchziehen lassen.

▶ Das Brot mit Frischkäse bestreichen, salzen und pfeffern und zum Salat essen.

Für unterwegs: Das Brot mit einem halben Teelöffel Butter oder Margarine, mit Frischkäse und Meerrettich bestreichen und zusammenklappen. Die Clementine und den Chinakohl als Salat mitnehmen oder so dazu essen.

KÄSE- UND KONFITÜRENTOAST

2 Scheiben Toastbrot, ½ Schmelzkäse-Ecke, 1 EL Frischkäse, ½ TL Fruchtaufstrich

▶ Die Brotscheiben toasten. Eine Scheibe mit Schmelzkäse, die andere mit Frischkäse und Fruchtaufstrich bestreichen.

1 BECHER FRUCHTJOGHURT

GEMÜSENUDELN IN KÄSECREMESOSSE UND BEERENJOGHURT

½ Paprikaschote, 1 Zucchini, 1 Knoblauchzehe, Salz, 125 ml Milch, ½–1 Schmelzkäse-Ecke, Chili-Gewürzmischung, ca. 125 g gekochte Nudeln (50 g Rohgewicht), 1 EL Parmesan-Käse, frisch gemahlener Pfeffer; 50 g TK-Beerenfrüchte, 1 Becher Joghurt

▶ Die halbe Paprikaschote würfeln, die Zucchini in Scheiben schneiden, Knoblauch hacken.

▶ Eine Pfanne erhitzen und das Gemüse hineingeben, mit Salz würzen und unter Rühren anrösten, bis es aromatisch duftet.

▶ Drei bis vier Esslöffel Wasser und die Milch zugießen. Den Schmelzkäse zufügen und etwas zerdrücken. Die Soße zwei Minuten kochen, damit zu viel Flüssigkeit verdampfen kann. Mit Chili-Gewürzmischung abschmecken.

▶ Die gekochten Nudeln untermischen und in der Soße erwärmen. Mit Parmesan und Pfeffer bestreuen. Für das Dessert die Beerenfrüchte auftauen lassen und mit dem Joghurt verrühren.

PAPRIKASCHOTE: Die andere Hälfte brauchen Sie für das Sesambrot am Mittwoch (Seite 90).

1 MÜSLIRIEGEL

Kräuter: Gehen Sie mit frischen Kräutern verschwenderisch um. Mischen Sie auch mal mehrere Sorten. Kräuter sorgen auf belegten Broten, in Suppen und Salaten nicht nur geschmacklich für Abwechslung; selbst kleine Mengen enthalten reichlich Vitamine und gesunde Pflanzenstoffe – oft mehr als manches Gemüse.

FRÜHSTÜCK ▶ 6 G FETT

PORRIDGE MIT ROSINEN

125 ml Milch, 5 EL kernige Haferflocken, 1 Prise Salz, etwas abgeriebene Zitronenschale, ½ EL Leinsamen, 1–2 EL Rosinen

▶ Alle Zutaten in einem Topf aufkochen und bei niedriger Hitze zur gewünschten Konsistenz eindicken.

SNACK ▶ 5–6 G FETT

1 BECHER JOGHURT UND 2–4 LÖFFELBISKUITS

HAUPTGERICHT ▶ 12 G FETT

FETA-KÄSE AUF TOMATEN MIT COUSCOUS

Salz, 70 g Couscous, 1–2 Knoblauchzehen, 1 Lauchzwiebel, etwas mehr als ½ Dose Tomaten mit Saft, je 1 Messerspitze Harissa, gemahlener Zimt und Kumin, 60 g Feta-Käse

▶ Salzwasser zum Kochen bringen, Couscous einstreuen und etwa fünf bis sieben Minuten quellen lassen.
▶ Inzwischen den Knoblauch hacken und die Lauchzwiebel klein schneiden. Beides mit den Tomaten in einem Topf aufkochen. Mit Salz, Harissa, Zimt und Kumin würzen und zugedeckt bei geringer Hitze garen.
▶ Den Feta in kleine Würfel schneiden und in der Tomatensoße kurz erwärmen.
▶ Den Couscous mit einer Gabel auflockern und mit Feta und Tomatensoße auf einem Teller anrichten.

COUSCOUS: Bereiten Sie davon 100 Gramm mehr zu – Sie brauchen 30 Gramm für den Couscous-Salat morgen und 70 Gramm für die Couscous-Plinsen mit Tomatensoße am Samstag (Seite 94).
DOSENTOMATEN: Den Rest für die Couscous-Plinsen am Samstag (Seite 94) verwenden.
TIPPS: • Würzen Sie mit Ras el Hanout, einer curryähnlichen nordafrikanischen Gewürzmischung, statt mit Zimt und Kumin.
• Nehmen Sie für Couscous etwas mehr Wasser, als auf der Packung empfohlen, das macht das Getreide saftiger.

SNACK ▶ 1 G FETT

2 ÄPFEL

IMBISS ▶ 6 G FETT

SESAMBROT MIT PAPRIKAWÜRFELN

1–2 Scheiben Vollkornbrot, 3–4 EL Frischkäse, 1 gestrichener TL Sesamsaat, Salz, frisch gemahlener Pfeffer, ½ Paprikaschote, etwas Schnittlauch, Kresse, Basilikum oder Petersilie, Zitronensaft

▶ Das Brot mit dem Frischkäse bestreichen. Sesam in einer heißen Pfanne kurz rösten, auf das Brot geben und mit Salz und Pfeffer würzen.
▶ Die Paprikaschote fein würfeln, die Kräuter hacken. Beides mit Salz, Pfeffer und etwas Zitronensaft mischen, durchziehen lassen und auf dem Brot anrichten.
Für unterwegs: Das belegte Brot mit den Kräutern bestreuen und die Paprikaschote so dazu essen.

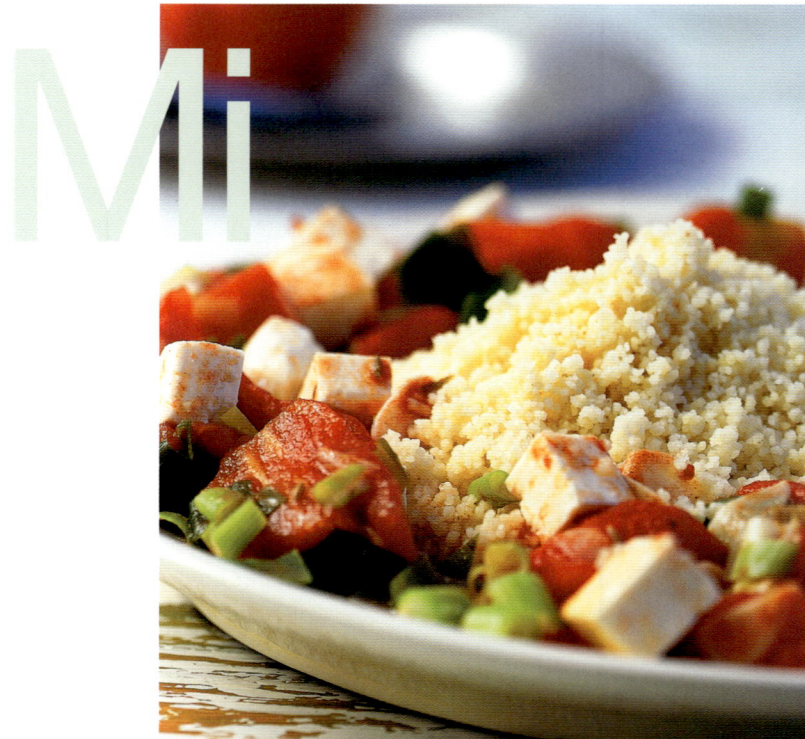

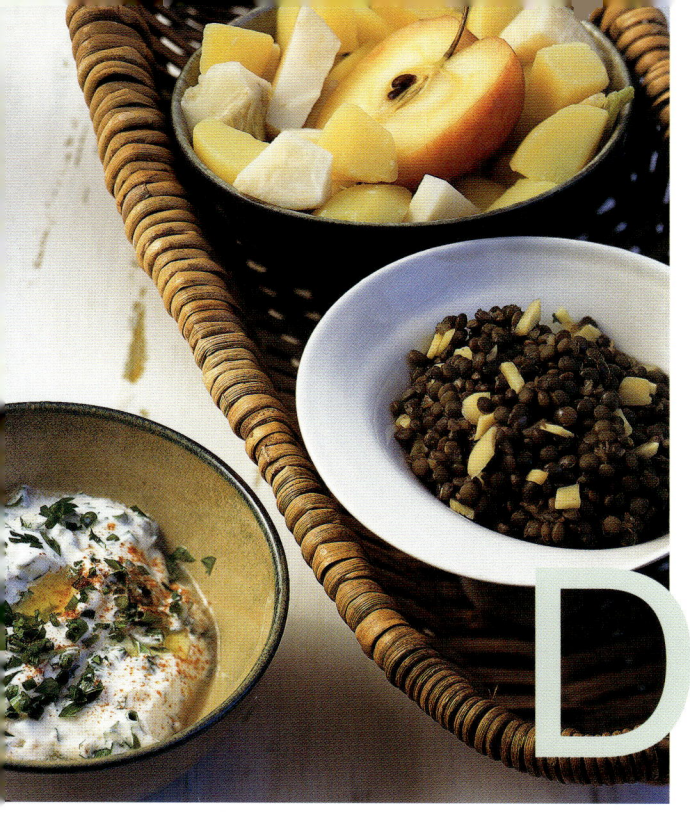

Die Linsen falls nötig abgießen, die gespickte Knoblauchzehe wegwerfen – oder die Nelke entfernen und den Knoblauch zerdrücken. Das Gemüse abgießen, die Kochbrühe eventuell für ein anderes Gericht aufheben und einfrieren. Linsen und Gemüse zur Joghurtsoße anrichten.

LINSEN: Kochen Sie davon 30 bis 40 Gramm mehr für den Linsensalat mit Feta am Freitag (Seite 93).

TIPP: Die Garzeit für die Linsen kann sehr unterschiedlich sein; probieren Sie zwischendurch, wie weich sie schon sind.

APFEL-JOGHURT-MÜSLI

½ Apfel, 3 EL Müsli (siehe Rezept Seite 95), 1 Becher Joghurt, 3 EL Milch, 1 TL Ahornsirup

▶ Den Apfel raspeln und mit den übrigen Zutaten mischen.

TIPP: Nach Geschmack mit unbehandelter Zitronen- oder Orangenschale oder mit Zimt würzen.

SNACK ▶ 3 G FETT

KÄSEKNÄCKEBROT

▶ Ein bis zwei Scheiben Knäckebrot mit einem Teelöffel Tomatenmark bestreichen und mit 20 Gramm Schnittkäse belegen.

HAUPTGERICHT ▶ 11 G FETT

LINSEN- UND KARTOFFELGEMÜSE

50 g grüne Linsen, 1 Knoblauchzehe, 1 Nelke, 1 haselnussgroßes

Stück Ingwer, Salz, 2 Kartoffeln, ¼ Knollensellerie, 1 Zwiebel, ½ Apfel, 1 Becher Joghurt, Cayennepfeffer, 1 TL Olivenöl, etwas Petersilie oder Schnittlauch

▶ Die Linsen gut mit Wasser bedeckt zum Kochen bringen.

▶ Den Knoblauch abziehen und die Gewürznelke hineinstecken. Den Ingwer fein hacken. Beides zu den Linsen geben und etwa 15 Minuten kochen, bis die Linsen fast weich sind. Dann mit Salz würzen und zu Ende garen, dabei die Flüssigkeit offen verdampfen lassen.

▶ Inzwischen ca. 125 Milliliter Salzwasser zum Kochen bringen. Kartoffeln und Sellerie schälen und klein schneiden, die Zwiebel halbieren oder vierteln. Das Gemüse in den Topf geben, aufkochen, dann die Apfelhälfte zufügen. Alles zugedeckt zehn Minuten kochen.

▶ Den Joghurt mit Salz, Cayennepfeffer und Öl verrühren. Die Kräuter hacken und untermischen.

SNACK ▶ 4–5 G FETT

1 BECHER FRUCHTJOGHURT

IMBISS ▶ 5 G FETT

COUSCOUS-SALAT

2–3 Tomaten, ½–1 EL Rosinen, etwas Petersilie, Dill oder Schnittlauch, 2 EL Gemüse-Hefebrühe, Salz, 1 Messerspitze Harissa, 65–85 g zubereiteter Couscous (30–40 g Rohgewicht)

▶ Tomaten klein schneiden, Rosinen und Kräuter hacken und alles mit Gemüsebrühe, Salz und Harissa verrühren. Den Couscous untermischen und den Salat gut durchziehen lassen.

TIPP: Raffinierter wird der Salat mit etwas gehackter Minze, einer Prise Kumin und einigen Salatgurkenscheiben.

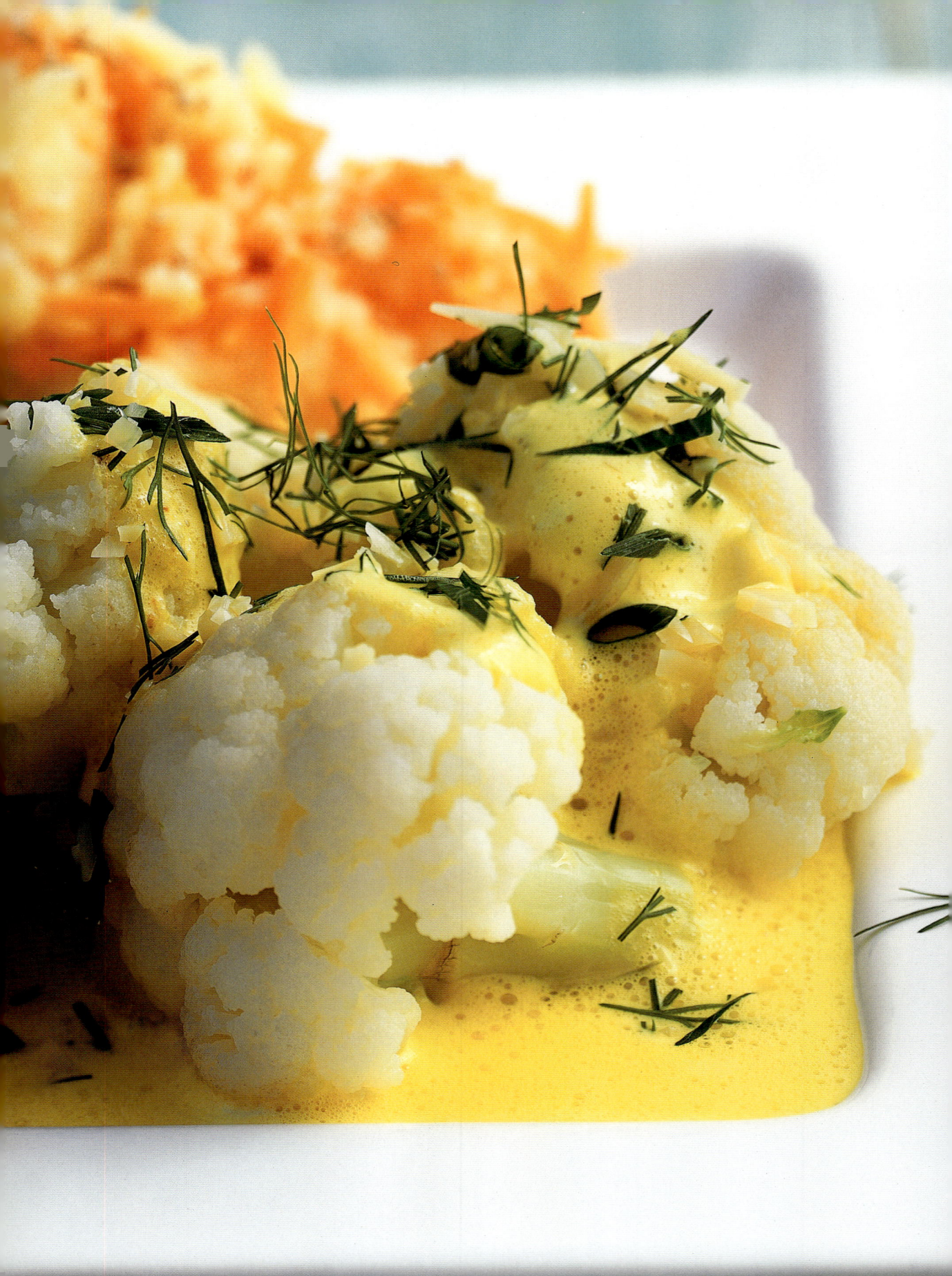

TOMATEN-KÄSE-TOAST UND JOGHURTMÜSLI

1 Scheibe Toastbrot, 1 TL Tomatenmark, 10 g Schnittkäse, 1 Becher Joghurt, 2 EL Müsli (siehe Rezept Seite 95)

▶ Das Brot toasten, mit Tomatenmark bestreichen und mit dem Käse belegen. Den Joghurt mit dem Müsli verrühren und eventuell etwas quellen lassen.

SNACK ▶ 0,5 G FETT

1 BIRNE

HAUPTGERICHT ▶ 13 G FETT

BLUMENKOHL MIT CURRYSOSSE UND MÖHREN-KARTOFFEL-BREI

1 Blumenkohl, Salz, 20 g Schnittkäse, etwas Schnittlauch, Dill oder Petersilie, 1 TL Sesamsaat, 1 Orange, 1 Ei, 1 Messerspitze Currypulver, 1 Möhre, 7 EL Kartoffelpüreeflocken

▶ Die Blumenkohlröschen abteilen. Röschen und Strunk in 400 Milliliter Salzwasser zugedeckt in etwa 15 Minuten gar kochen.

▶ Inzwischen Käse und Kräuter hacken. Sesam in einer heißen Pfanne oder einem heißen Topf rösten und beiseite stellen. Die Orange auspressen. Das Ei trennen (Eiweiß für das Hauptgericht morgen kalt stellen). Eigelb mit Curry und ein bis zwei Esslöffel Orangensaft in einen kleinen Topf geben. Restlichen Saft trinken oder für ein anderes Gericht verwenden.

▶ Die Möhre schälen und in einen zweiten Kochtopf raspeln, 180 bis 200 Milliliter Salzwasser zugießen und eine Minute kochen. Die Kartoffelpüreeflocken und den gerösteten Sesam unterrühren.

▶ Ca. 60 Milliliter Blumenkohlkochwasser zu Eigelb und Orangensaft gießen, erhitzen, aber nicht kochen, anschließend mit einem Schneebesen schaumig schlagen. Mit Salz würzen.

▶ Die abgetropften Blumenkohlröschen auf einen Teller geben und mit der Soße übergießen. Käse und Kräuter darüber streuen. Den Kartoffelbrei dazu anrichten.

BLUMENKOHL: Den Strunk und das Kochwasser brauchen Sie für die Blumenkohlsuppe am Samstag (Seite 94). Heben Sie beides im Kühlschrank auf.

TIPP: Falls Sie dann immer noch etwas übrig haben, weil der Blumenkohl sehr groß war, bereiten Sie daraus einen Salat zu – schneiden Sie den Rest klein, mischen ihn mit Zitronensaft und etwas Öl, würzen mit Salz und Pfeffer und streuen Schnittlauchröllchen darüber.

SNACK ▶ 3–4 G FETT

1 MÜSLIRIEGEL

IMBISS ▶ 8 G FETT

LINSENSALAT MIT FETA

1–2 Tomaten, 40 g Feta-Käse, etwas Schnittlauch oder Kresse, 70–95 g gekochte Linsen (30–40 g Rohgewicht), Salz, frisch gemahlener Pfeffer, Essig, 1–2 Scheiben Knäckebrot

▶ Tomate und Feta fein würfeln, die Kräuter hacken. Alles mit den gekochten Linsen mischen. Mit Salz, Pfeffer und etwas Essig abschmecken und gut durchziehen lassen.

▶ Das Knäckebrot dazu essen.

TIPP: Feta-Käse-Reste können Sie mit Salzwasser bedeckt im Kühlschrank aufbewahren, sollten die Lake aber nach zwei bis drei Tagen erneuern und den Käse dann zügig verbrauchen.

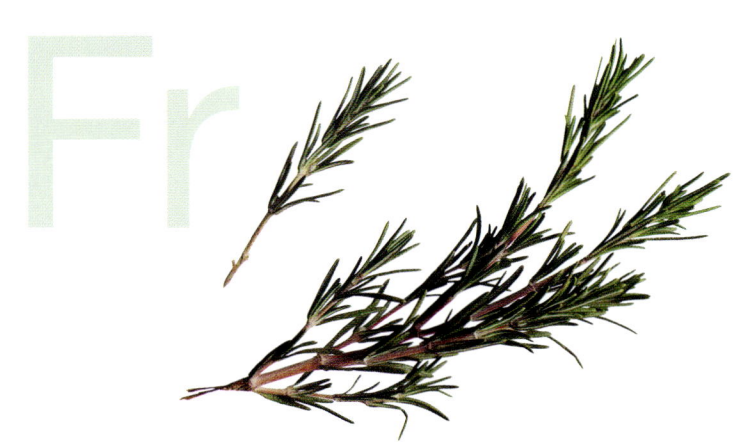

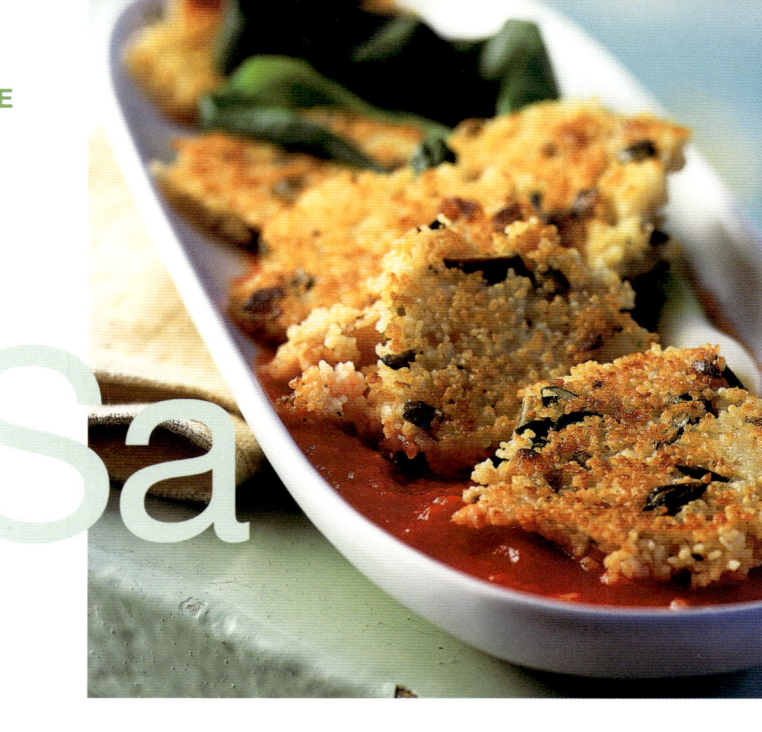

KRÄUTERBROT UND JOGHURT-ZIMT-MÜSLI

1 Scheibe Vollkornbrot, 2 EL Frisch-käse, Salz, frisch gemahlener Pfeffer, etwas Kresse, Basilikum oder Peter-silie; ½–1 Becher Joghurt, 2 EL Müsli (siehe Rezept nächste Seite), 1 Messerspitze gemahlener Zimt

▶ Das Brot mit Frischkäse bestrei-chen und mit Salz, Pfeffer und ge-hackten Kräutern bestreuen. Den Joghurt mit Müsli und Zimtpulver verrühren.

MILCHKAFFEE

▶ 200 Milliliter heiße Milch mit ein bis zwei Tassen Kaffee verrühren.
TIPP: Erhitzen Sie eine Messerspitze gemahlenen Kardamom in der Milch.

COUSCOUS-PLINSEN MIT TOMATENSOSSE

½ EL Kürbiskerne, 2 getrocknete Aprikosenhälften, ca. 150 g gegarter Couscous (70 g Rohgewicht), 1 Eiweiß, Salz, frisch gemahlener Pfeffer, 1 TL Öl, 2 Lauchzwiebeln, 1 Knoblauchzehe, knapp 150 g Dosentomaten mit Saft, Cayenne-pfeffer; ½–1 Becher Joghurt

▶ Kürbiskerne und Aprikosen fein hacken und mit Couscous und Ei-weiß mischen. Mit Salz und Pfeffer würzen.

▶ Eine heiße Pfanne mit Öl einpin-seln. Mit einem Esslöffel fünf Häuf-chen Couscous-Teig hineinsetzen und sie etwas flach drücken. Einen Deckel auflegen und die Plinsen bei mittlerer Hitze braten, bis sie fest sind, dann wenden und die andere Seite fertig braten.
▶ Inzwischen die Lauchzwiebeln in Salzwasser kochen.
▶ Für die Soße den Knoblauch hacken, mit den Tomaten in einen Topf geben und offen etwas einko-chen; Die Tomaten dabei zerdrücken und mit Salz und Cayennepfeffer würzen. Die Soße auf einen großen Teller gießen, darauf die Plinsen und die Lauchzwiebeln geben.
▶ Den Joghurt zum Dessert essen.
TIPP: Die Plinsen schmecken auch kalt und sind daher eine gute Zwi-schenmahlzeit. Am besten, Sie berei-ten gleich mehr davon zu und frieren sie ein. Pro Stück enthalten die Plin-sen etwa eineinhalb Gramm Fett.

1 STÜCK OBSTKUCHEN

(siehe Rezept nächste Seite)

BLUMENKOHLSUPPE MIT MUSKAT-CROÛTONS

ca. 110 ml Milch, 100–150 g gekochter Blumenkohl plus Koch-wasser, Salz, frisch gemahlener Pfef-fer, Zitronensaft, 1 Scheibe Toast-brot, 1 TL Butter oder Margarine, frisch geriebene Muskatnuss

▶ Die Milch mit dem Blumenkohl-kochwasser (oder mit Gemüse-brühe) mischen, die Menge auf 250 Milliliter auffüllen und den gekochten Blumenkohl darin ein-mal aufkochen. Noch heiß pürieren, mit Salz, Pfeffer und etwas Zitro-nensaft abschmecken und in einen tiefen Teller füllen.
▶ Inzwischen eine Pfanne erhitzen. Das Brot fein würfeln und in der Pfanne rundherum braun rösten. Die Pfanne von der Kochstelle neh-men und Butter oder Margarine unterrühren. Die Croûtons mit Salz und Muskat würzen und auf die Suppe streuen.

Den Obstkuchen und das Müsli brauchen Sie während
der Bunten und der Grünen Diät. Sie sollten beides gleich zu Beginn zubereiten.
Die Mengen reichen für beide Diäten zusammen.

OBSTKUCHEN MIT MOHN   Ergibt 10 Stücke à 2 g Fett

1 Packung „3 Riesen-Germknödel mit Mohn und Zucker",
3–4 kleine Äpfel, Backtrennpapier

▶ Ein Kuchenblech mit Backtrennpapier belegen, darauf dicht nebeneinander
die Hefeknödel setzen und auftauen lassen. Die Knödel erst etwas flach drücken
dann vorsichtig zu einem Fladen ausrollen – die Pflaumenmusfüllung soll dabei
nicht herauslaufen.

▶ Die Äpfel vierteln, in dünne Scheiben schneiden und diese dachziegelartig auf
den Teig legen.

▶ Eine flache Schale mit Wasser in den Backofen stellen und ihn auf 190 Grad
(Umluft 170 Grad, Gas Stufe 3) vorheizen. Das Blech auf die unterste Leiste
schieben. Nach 15 Minuten Backzeit zwei Esslöffel Mohn-Zucker-Mischung
auf dem Kuchen verteilen und ihn weitere fünf Minuten auf der oberen Leiste
backen. Herausnehmen, abkühlen lassen und in zehn gleich große Stücke teilen.
Was nicht sofort gegessen wird, noch lauwarm einfrieren.

TIPP: Der Kuchen schmeckt auch mit säuerlichen Birnen statt Äpfeln.

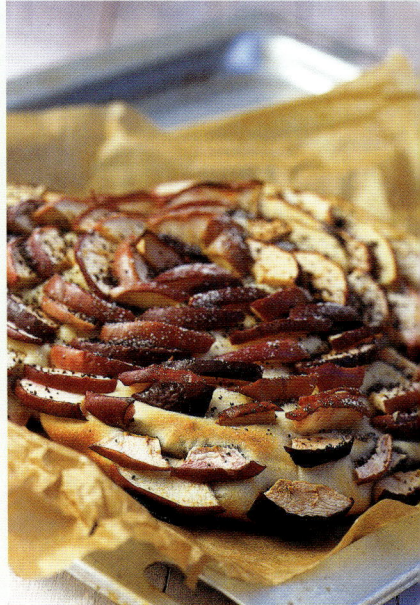

MÜSLI   1 schwach gehäufter Esslöffel hat 1 g Fett

4 EL Buchweizen, 4 EL Kürbiskerne, 5 EL Rosinen, 5–6 getrocknete
Aprikosenhälften, 15 EL kernige Haferflocken, 5 EL Weizenkleie, 3 EL Lein-
samen, abgeriebene Schale je einer unbehandelten Zitrone und Orange

▶ Den Buchweizen in einer Pfanne ohne Fett rundherum rösten, bis er aromatisch duftet. Abkühlen lassen.

▶ Inzwischen die Kürbiskerne grob, Rosinen und Aprikosen fein hacken.

▶ Alle Zutaten mischen und in einem Gefäß kühl und trocken aufbewahren.

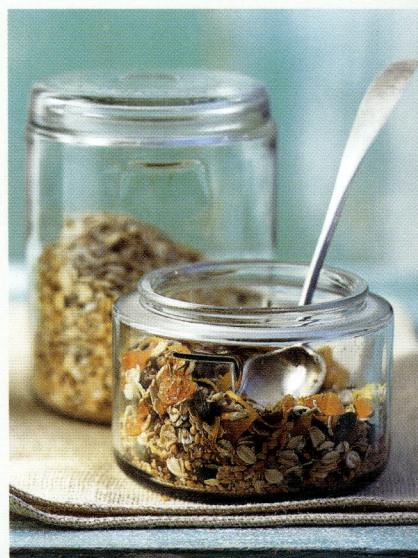

Das brauchen Sie an frischen Zutaten für die Grüne Diät

Eier – Brot Milchprodukte · **1. Woche**

	So	Mo	Di	Mi	Do	Fr	Sa
Eier (Gewichtsklasse M)	1						1
Fruchtjoghurt (Becher à 125–150 g; 3,5 % Fett)		1	1		1		
Joghurt (Becher à 125–150 g; 3,5 % Fett)		1	1	1½	½		1
Milch (1,5 % Fett; Milliliter)							215
Feta-Käse (Gramm)							
Frischkäse mit Buttermilch (Pckg. à 200 g; Gramm)							
Körniger Frischkäse (20 % F.i.Tr.; Becher à 200 g; Gr.)						75	25
Schmelzkäse (Packg. mit 8 St. à 25 g; 11 % Fett abs.)						1	
Schnittkäse (30 % F.i.Tr.; Gramm)		20	20	20			
Quarkzubereitung (0,2 % Fett; Becher à 500 g; Gr.)		160	40	160	60	80	
Vollkornbrot (Scheibe à 50 g)	1	1	1		1	1	
Vollkorntoastbrot (Scheibe)	1				2		1
„3 Riesen-Germknödel" (von „Iglo"; TK-Paket)	1						

Obst – Gemüse

	So	Mo	Di	Mi	Do	Fr	Sa
Apfel (mittelgroß)	3	1		1	1		
Banane (klein)						1	
Beerenfrüchte (TK-Packung à 300 g; Gramm)		200					50
Birne (mittelgroß)	1						
Clementine							
Grapefruit							½
Orange (klein; unbehandelt)					½	½	
Aubergine (Stück à ca. 250 g)							
Blumenkohl (Stück à ca. 400 g; Gramm)							
Champignons (Gramm)						200	
Chinakohl (Stück à ca. 300 g; Gramm)					100		
Feldsalat (Gramm)	50						
Kartoffeln (mittelgroß)		3	5	3			
Knollensellerie (Stück à ca. 600 g; Gramm)		150		150	150		
Lauchzwiebeln	1				1		
Möhren (klein)		3	3	1		1	2
Paprikaschote (rot; mittelgroß)					½	½	
Salatgurke (Gramm)			50				150
Tomaten	1					4	3
Zucchini (klein)							

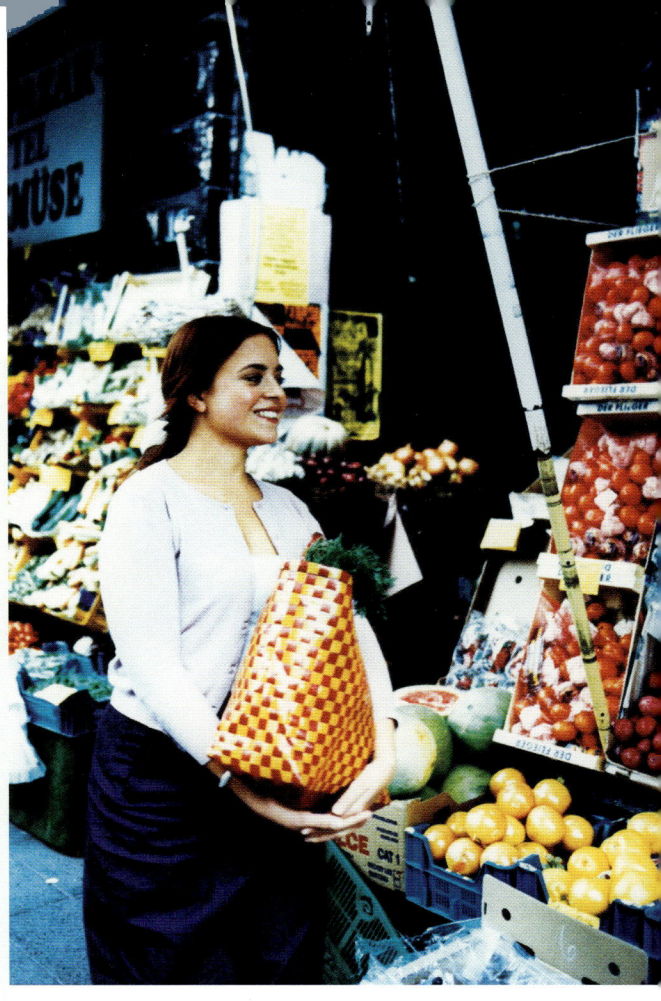

2. Woche	So	Mo	Di	Mi	Do	Fr	Sa
						1	
		1	1		1		
		1	1	1	2	1	1
	200		125	125	25		310
				60		40	
	40		60	60			40
	80	20					
			1				
	20	10			20	30	
		1	1	1			1
	2		2			1	1
		2		2	1		
	½	½					
			50				
						1	
			1				
		½					
						1	
	1						
						300	100
		100					
		100	100				
					2		
					150		
	2	1		1			2
		1				1	
			½	½			
	100	150					
	2				2	1	
			1				

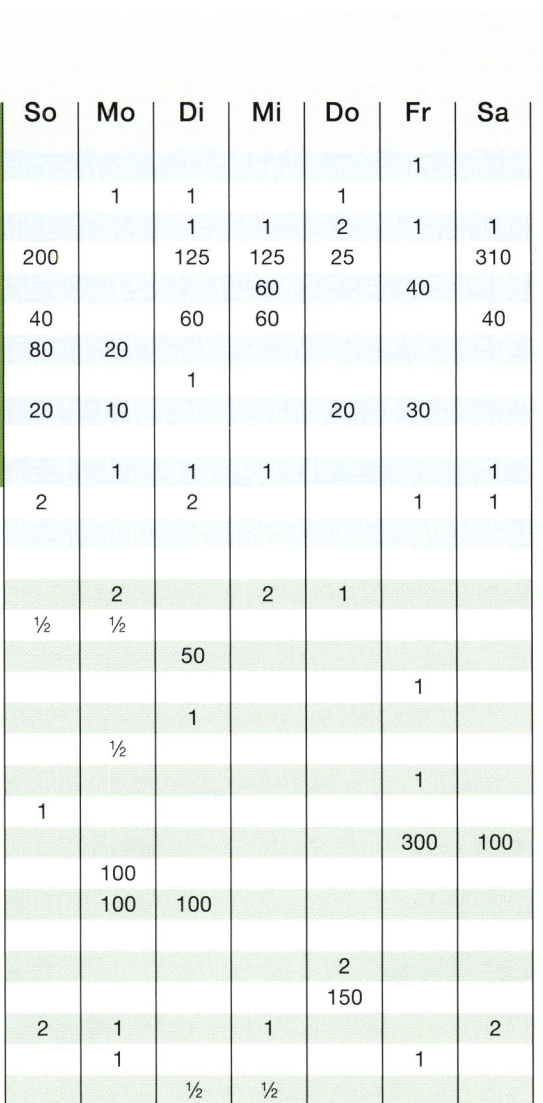

▶ Weitere Vorräte, die Sie für diese Diät brauchen, finden Sie auf den Seiten 98 und 99.

▶ In den Rezepten sind häufig variable Mengen angegeben, zum Beispiel. „2–3 Möhren". Bitte beachten Sie, dass in den Einkaufs- und Vorratslisten immer nur die kleinere Menge berücksichtigt worden ist.

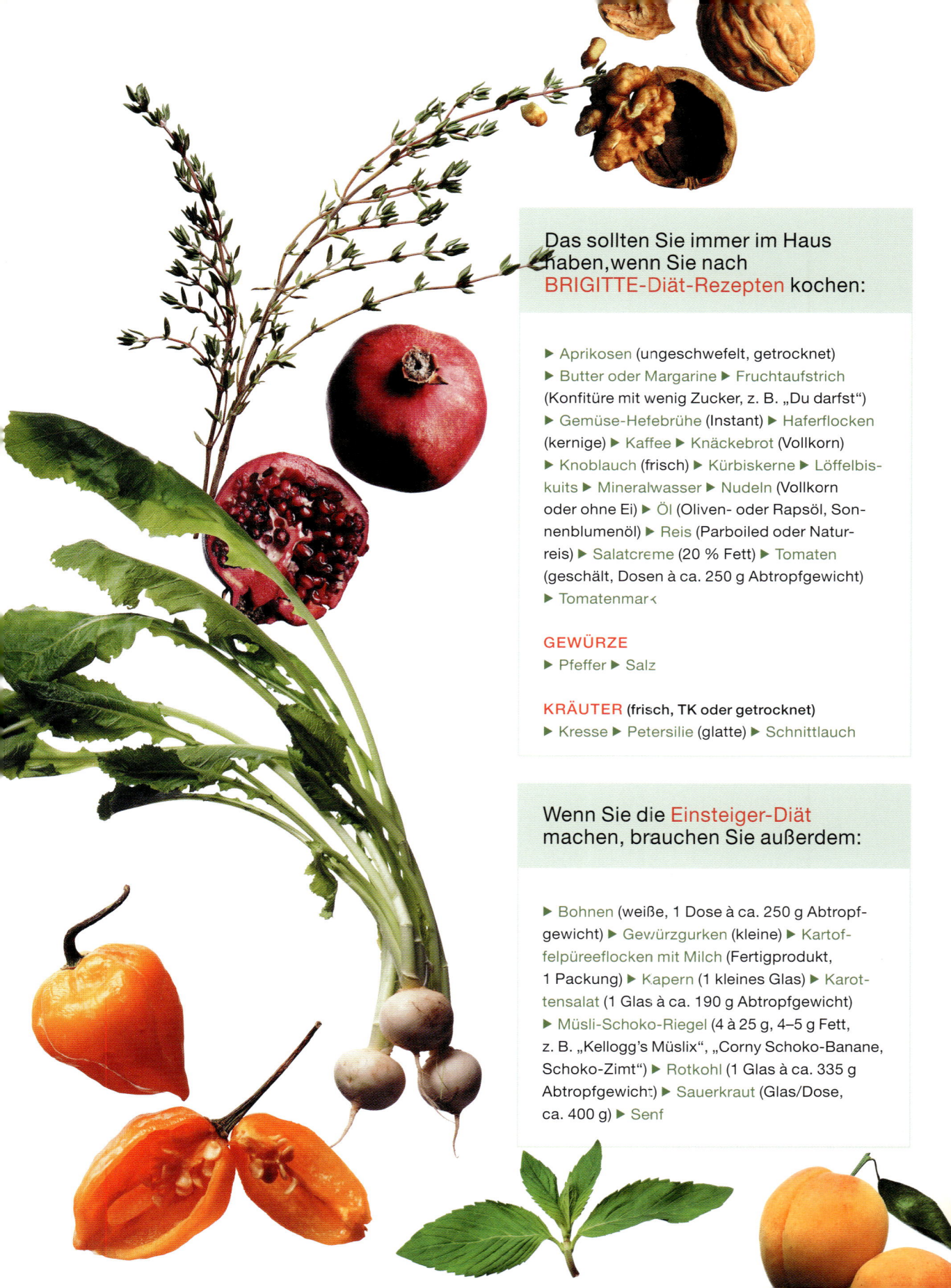

Das sollten Sie immer im Haus haben, wenn Sie nach BRIGITTE-Diät-Rezepten kochen:

▶ Aprikosen (ungeschwefelt, getrocknet)
▶ Butter oder Margarine ▶ Fruchtaufstrich
(Konfitüre mit wenig Zucker, z. B. „Du darfst")
▶ Gemüse-Hefebrühe (Instant) ▶ Haferflocken
(kernige) ▶ Kaffee ▶ Knäckebrot (Vollkorn)
▶ Knoblauch (frisch) ▶ Kürbiskerne ▶ Löffelbiskuits ▶ Mineralwasser ▶ Nudeln (Vollkorn
oder ohne Ei) ▶ Öl (Oliven- oder Rapsöl, Son-
nenblumenöl) ▶ Reis (Parboiled oder Natur-
reis) ▶ Salatcreme (20 % Fett) ▶ Tomaten
(geschält, Dosen à ca. 250 g Abtropfgewicht)
▶ Tomatenmar‹

GEWÜRZE
▶ Pfeffer ▶ Salz

KRÄUTER (frisch, TK oder getrocknet)
▶ Kresse ▶ Petersilie (glatte) ▶ Schnittlauch

Wenn Sie die Einsteiger-Diät machen, brauchen Sie außerdem:

▶ Bohnen (weiße, 1 Dose à ca. 250 g Abtropfgewicht) ▶ Gewürzgurken (kleine) ▶ Kartoffelpüreeflocken mit Milch (Fertigprodukt,
1 Packung) ▶ Kapern (1 kleines Glas) ▶ Karottensalat (1 Glas à ca. 190 g Abtropfgewicht)
▶ Müsli-Schoko-Riegel (4 à 25 g, 4–5 g Fett,
z. B. „Kellogg's Müslix", „Corny Schoko-Banane,
Schoko-Zimt") ▶ Rotkohl (1 Glas à ca. 335 g
Abtropfgewicht) ▶ Sauerkraut (Glas/Dose,
ca. 400 g) ▶ Senf

Wenn Sie die Bunte Diät machen, brauchen Sie außerdem:

▶ Ahornsirup (oder Agavendicksaft) ▶ Buchweizen (Ganzkorn) ▶ Essig (z. B. Balsamessig) ▶ Gemüsemais (1 Dose à ca. 140 g Abtropfgewicht) ▶ Grünkohl (tafelfertig; 1 Glas à 445 g Abtropfgewicht) ▶ Honig ▶ Kaffeesahne (10–12 % Fett, 2 Flaschen à 100 ml) ▶ Kartoffelpüreeflocken ohne Milch (Fertigprodukt, 1 Packung) ▶ Leinsamen (gebrochen oder geschrotet; 1 kleine Tüte) ▶ Müsli- oder Fruchtriegel (1 Stück à 25 g, 3–4 g Fett, z. B. „Schwartau fruity Rote Früchte") ▶ Parmesan-Käse (gerieben; 1 kleine Tüte) ▶ Pesto (1 kleines Glas) ▶ Rosinen (1 kleine Tüte) ▶ Senf ▶ Tomaten-ketchup (1 kleine Flasche) ▶ Weizenkleie ▶ Weizenvollkornmehl ▶ Zitronen (unbehandelt) ▶ Zwieback (1 Paket) ▶ Zwiebeln

GEWÜRZE
▶ Cayennepfeffer ▶ Currypulver ▶ Harissa (orientalische Würzpaste, oder Sambal oelek oder Tabasco) ▶ Ingwer (frisch) ▶ Kumin/Kreuzkümmel (gemahlen) ▶ Meerrettich ▶ Piment ▶ Rosenpaprika (scharf) ▶ Zimt (gemahlen oder Stange)

KRÄUTER (frisch, TK oder getrocknet)
▶ Basilikum ▶ Dill ▶ Koriandergrün ▶ Oregano ▶ Thymian

Wenn Sie die Grüne Diät machen, brauchen Sie außerdem:

▶ Ahornsirup (oder Agavendicksaft) ▶ Bohnen (rote, 1 Dose à ca. 250 g Abtropfgewicht) ▶ Buchweizen (Ganzkorn) ▶ Couscous (Instant, vorgekocht, 1 Paket) ▶ Essig (z. B. Balsamessig) ▶ Gemüsemais (1 Dose à ca. 140 g Abtropfgewicht) ▶ Honig ▶ Kaffeesahne (10–12 % Fett, 2 Flaschen à 100 ml) ▶ Kartoffelpüreeflocken ohne Milch (Fertigprodukt, 1 Packung) ▶ Leinsamen (gebrochen oder geschrotet; 1 kleine Tüte) ▶ Linsen (grüne; 1 kleine Tüte) ▶ Muerr-Pilze (getrocknet) ▶ Müsli- oder Fruchtriegel (2 Stück à 25 g, ca. 3–4 g Fett, z. B. „Schwartau fruity Rote Früchte") ▶ Parmesan-Käse (gerieben; 1 kleine Tüte) ▶ Pesto (1 kleines Glas) ▶ Rosinen (1 kleine Tüte) ▶ Sesamsaat ▶ Sojasoße (hell, ohne Zucker) ▶ Tofu (1 Paket à 250 g) ▶ Tomatenketchup (1 kleine Flasche) ▶ Weizenkleie ▶ Weizenvollkornmehl ▶ Zitronen (unbehandelt) ▶ Zwieback (1 Paket) ▶ Zwiebeln

GEWÜRZE
▶ Cayennepfeffer ▶ Chili-Gewürzmischung ▶ Currypulver ▶ Harissa (orientalische Würzpaste, oder Sambal oelek oder Tabasco) ▶ Ingwer (frisch) ▶ Kumin/Kreuzkümmel (gemahlen) ▶ Meerrettich ▶ Muskatnuss (ganz) ▶ Nelken (ganz) ▶ Rosenpaprika (scharf) ▶ Zimt (gemahlen oder Stange)

KRÄUTER (frisch, TK oder getrocknet)
▶ Basilikum ▶ Dill ▶ Koriandergrün ▶ Oregano ▶ Thymian

In den Rezepten sind für manche Zutaten variable Mengen angegeben, zum Beispiel „2–4 Löffelbiskuits" oder „50–60 g Nudeln". Bitte beachten Sie, dass in den Vorratslisten immer nur die kleinere Menge berücksichtigt ist.

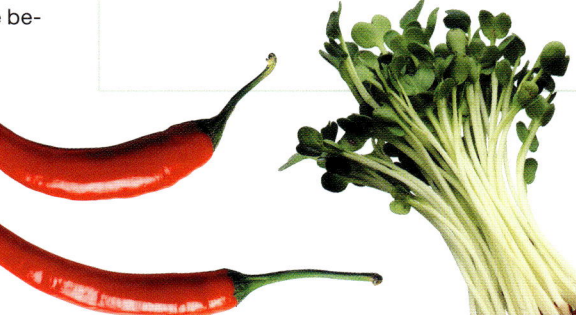

Bewegung

Ihr Joker
beim Abnehmen

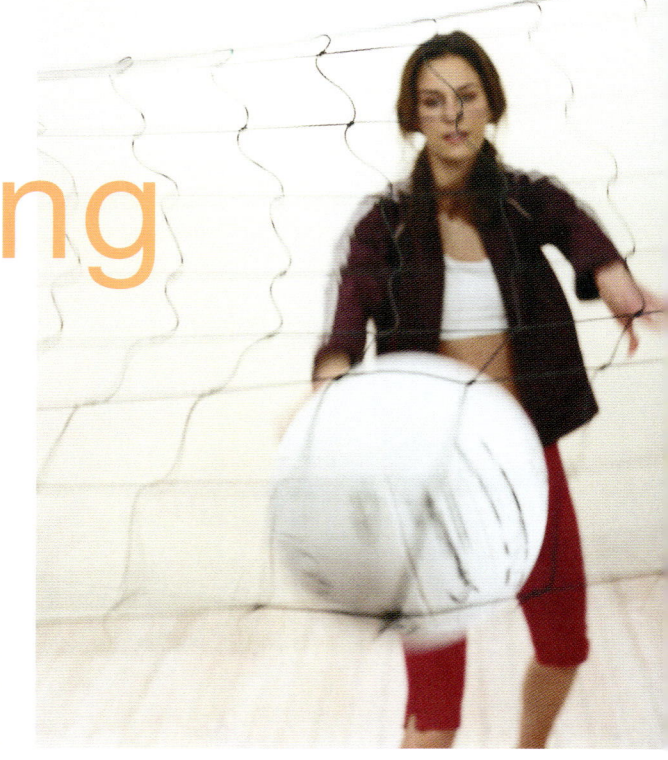

KLEINKINDER HABEN IHN NOCH, den natürlichen Bewegungsdrang. Und Erwachsene? Vielen scheint es gar nicht in den Sinn zu kommen, in ihrer Freizeit mal wieder richtig zu toben (mit ihren Kindern zum Beispiel) oder sich sportlich zu betätigen. Und auch im Alltag ist Bewegung ziemlich out, fast überall gibt es Fahrstühle und Rolltreppen, die unseren Hang zur Bequemlichkeit unterstützen. Schauen Sie doch mal im Hotel oder Kaufhaus ins Treppenhaus: Da ist fast niemand unterwegs. Wirklich schade!

Denn es sind gerade diese vielen kleinen Bewegungshäppchen, die unser Körper rund um den Tag dringend braucht, um reibungslos zu funktionieren.

Und wer sich noch dreimal die Woche aufrafft und gezielt etwas tut – etwa mit Walking, Jogging oder Gymnastik – wird gleich mehrfach belohnt:

– Bewegung hält nicht nur fit, sie reguliert auch das Hunger-Sättigungs-Empfinden.
– Und Bewegung steht für Genuss! Denn wer sich regelmäßig bewegt, kann auch mal ein Stück Sahnetorte genießen – ohne sich fragen zu müssen, ob das jetzt wohl dick macht.

Deshalb ist Bewegung Ihr Joker beim Abnehmen! Vielleicht haben Sie dennoch Bedenken, weil Sie lange nichts getan haben und sich eher mit Grausen an den Sportunterricht in der Schule erinnern ...? Vertrauen Sie Ihrem Körper, er ist für die Bewegung geschaffen und nicht fürs stundenlange Stillsitzen.

LASSEN SIE DIE MUSKELN FÜR SICH ARBEITEN.
Der Körper einer Frau besteht zu 35 Prozent aus Muskulatur (beim Mann: 40 Prozent). Um etwa das 30. Lebensjahr beginnt der natürliche Muskelabbau. Wenn man nichts dagegen tut, schwinden pro Jahrzehnt etwa drei Kilo Muskelmasse dahin. An ihrer Stelle macht sich ungünstigerweise schlaffes Fettgewebe breit. Viele bemerken den Umbau in ihrem Körper gar nicht. Sie wundern sich allenfalls, dass sie über die Jahre dicker werden, obwohl sie die gleichen Mengen essen. Die Erklärung: Da immer weniger Muskeln zur Verfügung stehen, um die Nahrung zu verbrennen, wird der Überschuss im Fettgewebe deponiert. So legt man pro Jahr etwa 0,4 Kilogramm an Gewicht zu.

Doch es gibt eine wirklich gute Nachricht: Sobald sie gefordert werden, wachsen Muskeln auch wieder – egal ob man 30 oder 70 Jahre alt ist!

Legen Sie sich also ein paar mehr „Brennöfen" zu! Das hilft beim Abnehmen und später beim Gewichthalten. Und lassen Sie Ihre Muskeln für sich arbeiten: Je mehr Muskulatur Sie haben, desto agiler ist Ihr Stoffwechsel. Muskeln verbrennen nämlich auch dann Energie, wenn Sie ganz gemütlich im Sessel sitzen und nichts tun.

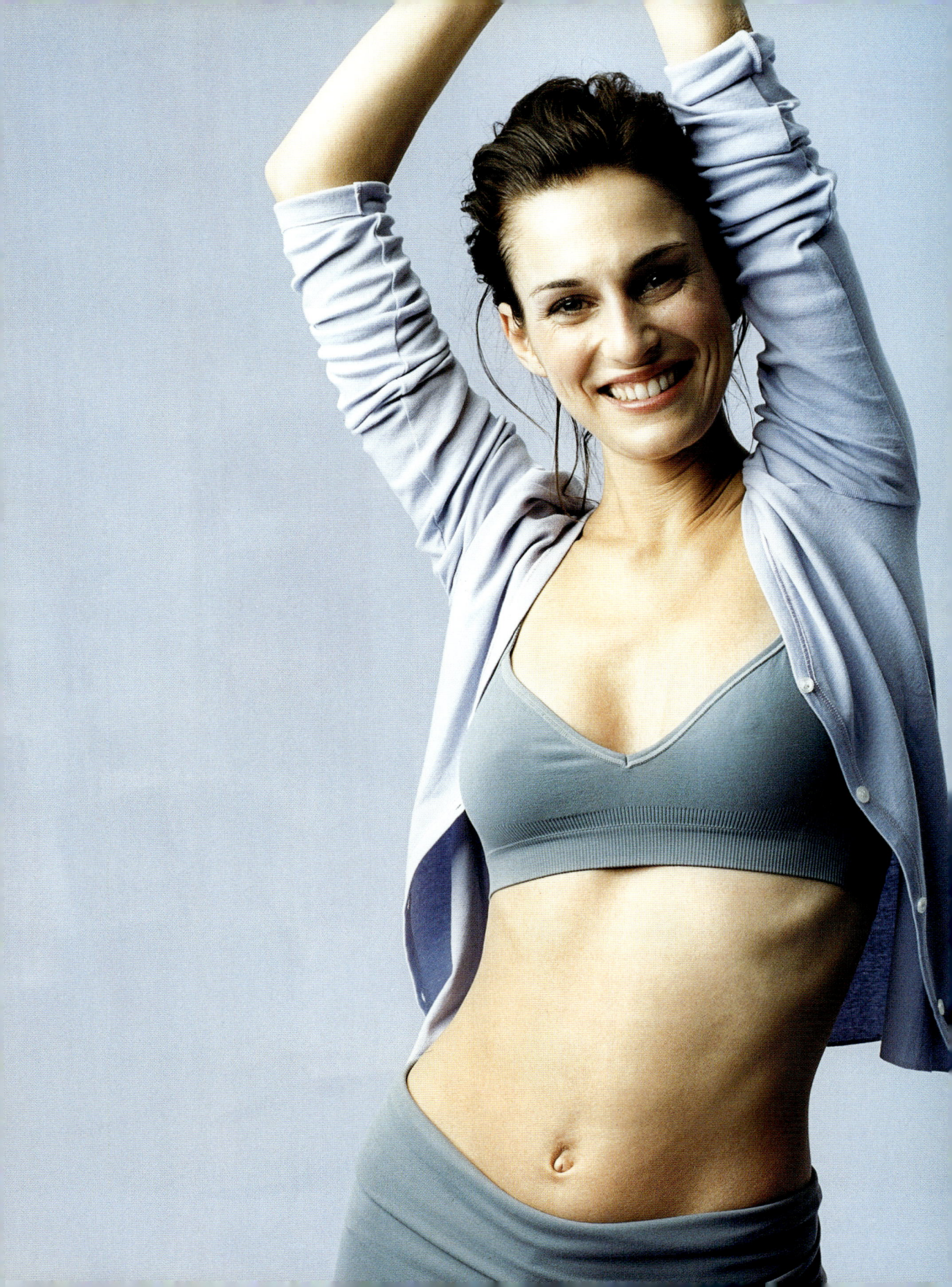

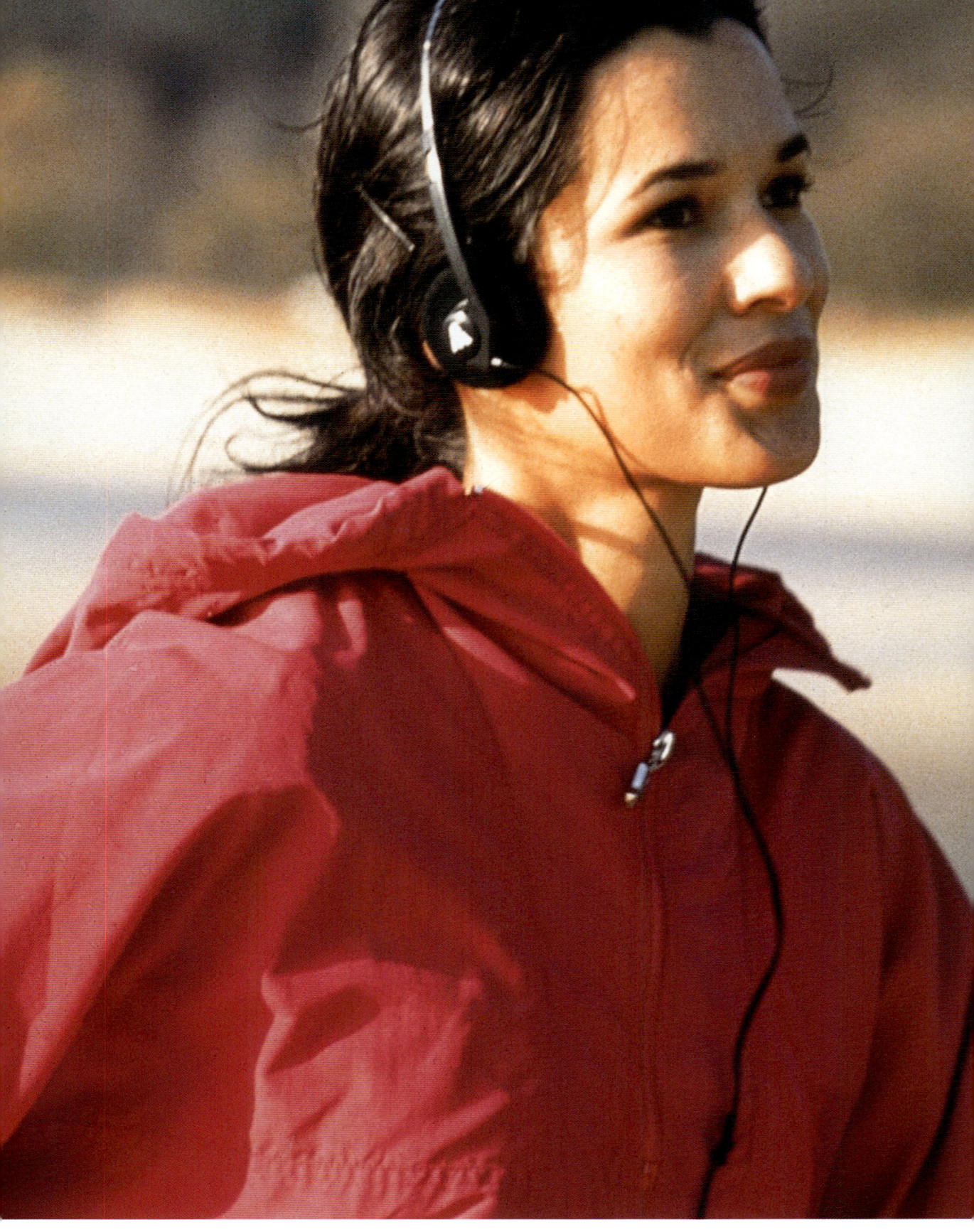

Laufen Sie sich in Form

Damit sie möglichst effektiv Fett verbrennen, müssen die großen Muskelgruppen trainiert werden – zum Beispiel die Bein- und Armmuskeln. Sehr gut geht das beim Walking und noch besser beim Jogging. Außerdem tut Bewegung an der frischen Luft gut: Sie stärkt Knochen, Herz und Kreislauf, puscht das Immunsystem, hilft, entspannt zu schlafen, dämpft den Alltagsstress – und macht rundherum gute Laune!

Richtig walken ...

Selbst wenn Sie sehr lange „sportfaul" waren: Walking ist etwas, was jede(r) kann, egal ob jung oder alt. Es schont die Gelenke, und das Tempo lässt sich wunderbar dosieren.

▶ Treten Sie mit der Ferse auf und rollen Sie mit der ganzen Fußsohle ab.

▶ Bleiben Sie locker in den Knien (nicht durchdrücken, nicht steifbeinig gehen).

▶ Nehmen Sie die Arme als Taktgeber dazu. Führen Sie sie kontrolliert und angewinkelt am Körper nach vorn und ziehen Sie sie kraftvoll nach hinten (nicht schlenkern oder schleudern).

▶ Halten Sie den Körper leicht nach vorn geneigt, der Blick geht nach vorn, der Nacken ist entspannt.

▶ Die Schultern sind tief, die Schulterblätter leicht zusammengezogen.

▶ Walken Sie die ersten fünf Minuten zum Aufwärmen gemächlich und planen Sie für den Abschluss fünf Minuten Cool-Down ein, damit Ihr Puls sich wieder beruhigt hat, wenn Sie zu Hause ankommen.

... und joggen!

Das Jogging ist etwas für fortgeschrittene Walkerinnen. Falls Sie Probleme mit Ihren Gelenken haben, sollten Sie vorerst beim Walking bleiben. Für den Einstieg und die ersten Wochen empfiehlt sich ein Intervalltraining:

▶ Zum Aufwärmen gehen Sie ein Stück und lassen dabei die Schultern kreisen.

▶ 2 Minuten langsames Joggen, dann 1 Minute gehen, Arme ausschütteln. Und wieder 2 Minuten joggen, 1 Minute gehen und immer so weiter – so lange, wie Sie sich wohl fühlen.

▶ Setzen Sie beim Joggen in Höhe des Fußballens auf. Kurzfristig berührt der ganze Fuß den Boden. Drücken Sie sich mit dem Ballen über das Großzehengelenk ab. Das hört sich kompliziert an, passiert aber meist automatisch. Falsch wäre es, wenn Sie mit der Ferse aufsetzen und die

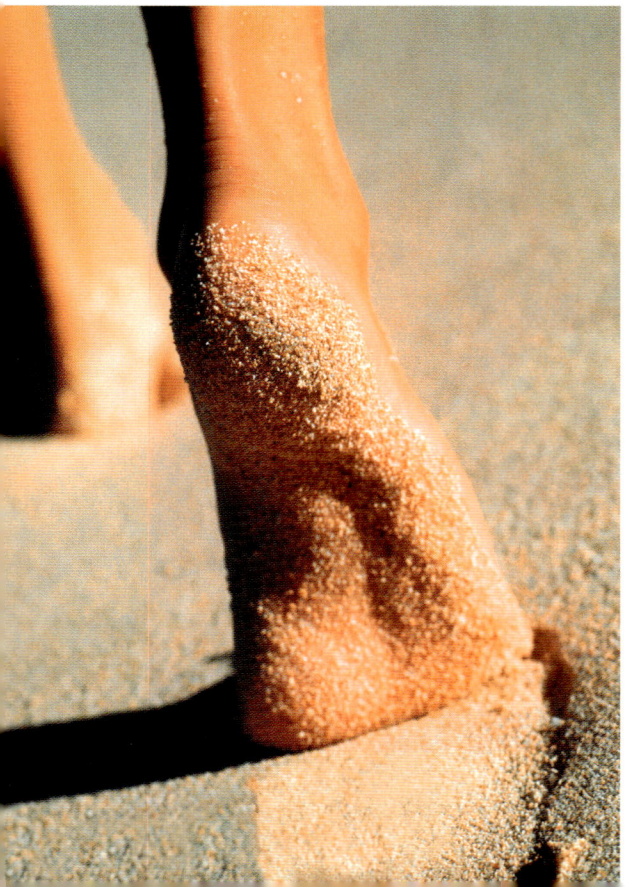

Fußsohle abrollen wie beim Walking oder wenn Sie nur auf der Fußspitze laufen. Halten Sie die Füße gerade in Laufrichtung.

▶ Zum Schluss lassen Sie das Training mit 2 Minuten Gehen ausklingen. Danach Stretching (siehe Seite 106).

▶ Trainieren Sie jeden zweiten bis dritten Tag. Verlängern Sie in den Folgewochen die Joggingphasen und reduzieren Sie die Gehpausen.

▶ Ihr Ziel: drei- bis viermal die Woche jeweils 30 Minuten joggen.

Nichts überstürzen

Vielleicht haben Sie's ja schon mal probiert mit dem Joggen und fanden es furchtbar. Woran hat's gelegen?

Viele Anfänger machen den Fehler, zu schnell loszulaufen. Sie kommen schon nach wenigen Metern aus der Puste, knicken um oder kriegen Seitenstechen. Abhilfe: Ganz langsam anfangen oder erst mal nur zügig gehen. Wenn Sie mögen, können Sie dann in einen langsamen Trab fallen. Faustregel: Laufen, ohne zu schnaufen. Oder aber Sie bleiben beim Walking, wenn Ihnen das Joggen nicht behagt.

Seitenstiche signalisieren: Hier läuft was beim Atmen falsch, und zwar beim Ausatmen! Das passiert übrigens selbst alten Jogginghasen noch. Abhilfe: Ganz bewusst und hörbar ausatmen. Zählen Sie mit – atmen Sie drei, besser vier Schritte lang aus. Auf das Einatmen brauchen Sie nicht zu achten, das geschieht automatisch.

Ihr neues Körpergefühl

Lassen Sie sich nicht entmutigen, wenn Sie von anderen Joggerinnen hören, dass die täglich eine Stunde laufen oder 25 Kilometer in der Woche runterreißen, als wäre es nichts.

Wichtig für Sie ist, **dass** Sie laufen und dass Sie es **regelmäßig** tun. Wie viele Kilometer Sie dabei schaffen, ist unwichtig. Anfangs werden Sie vielleicht mit Ach und Krach zehn Minuten durchhalten. Das ist völlig okay. Wenn Sie dranbleiben, sind es irgendwann 15 Minuten, dann 20 und vielleicht auch mehr. Sie werden selbst herausfinden, bei welchem Maß an Bewegung Sie sich wohl

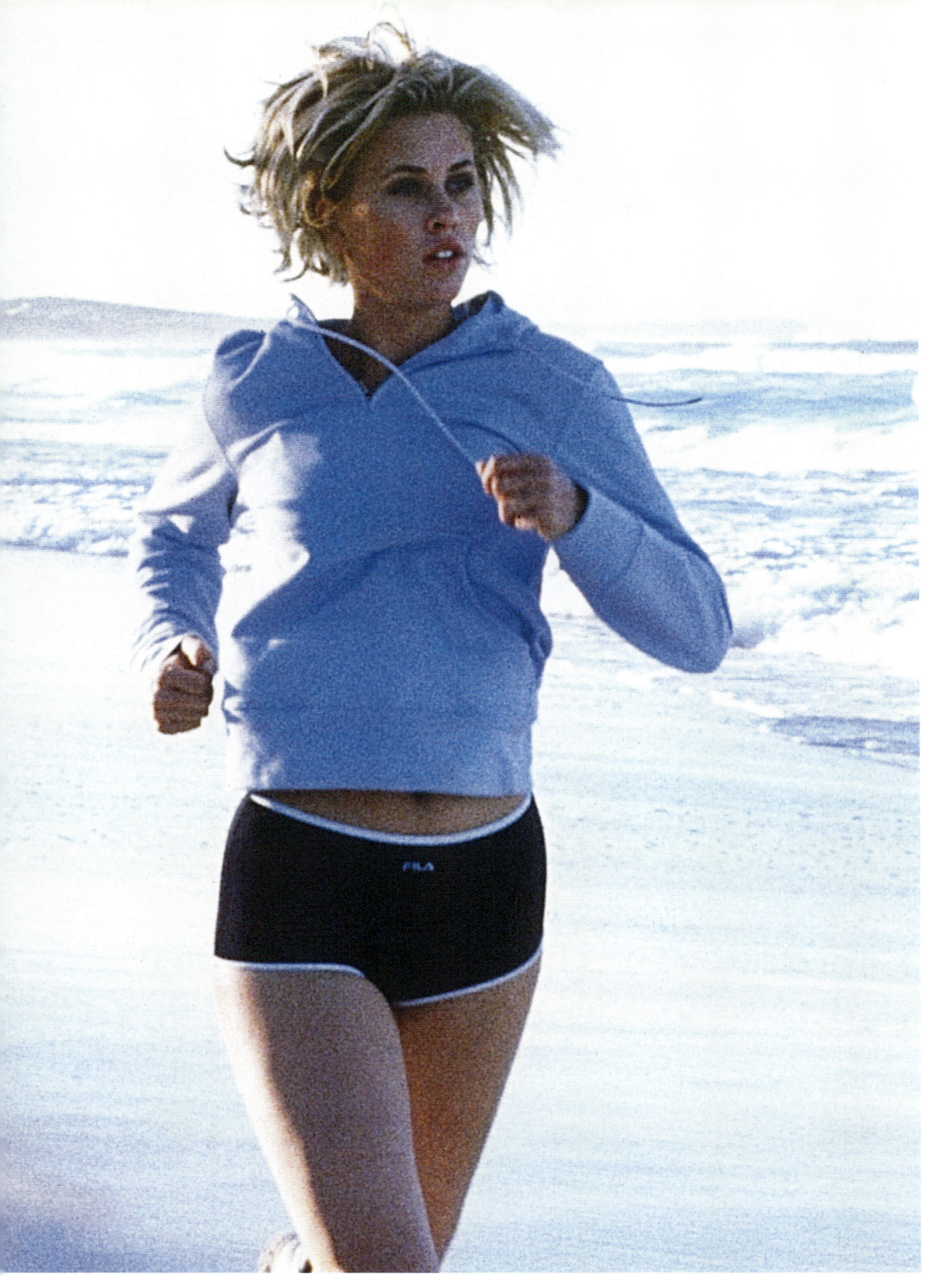

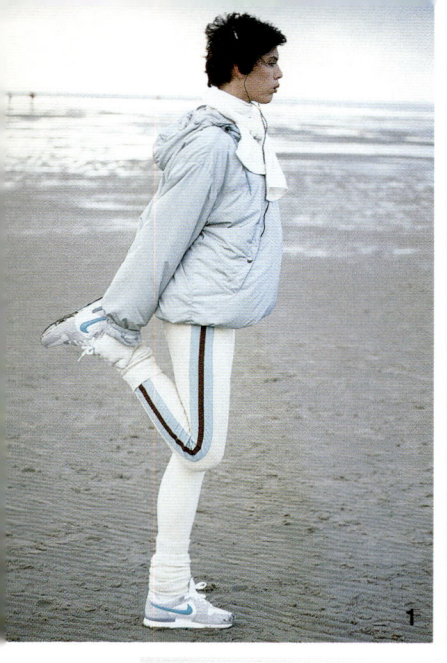

1

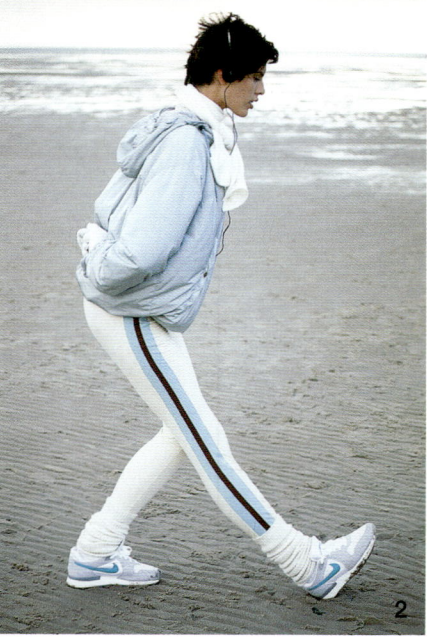

2

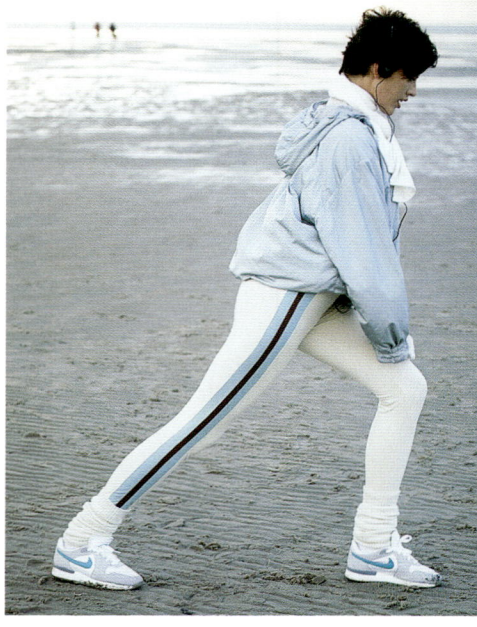

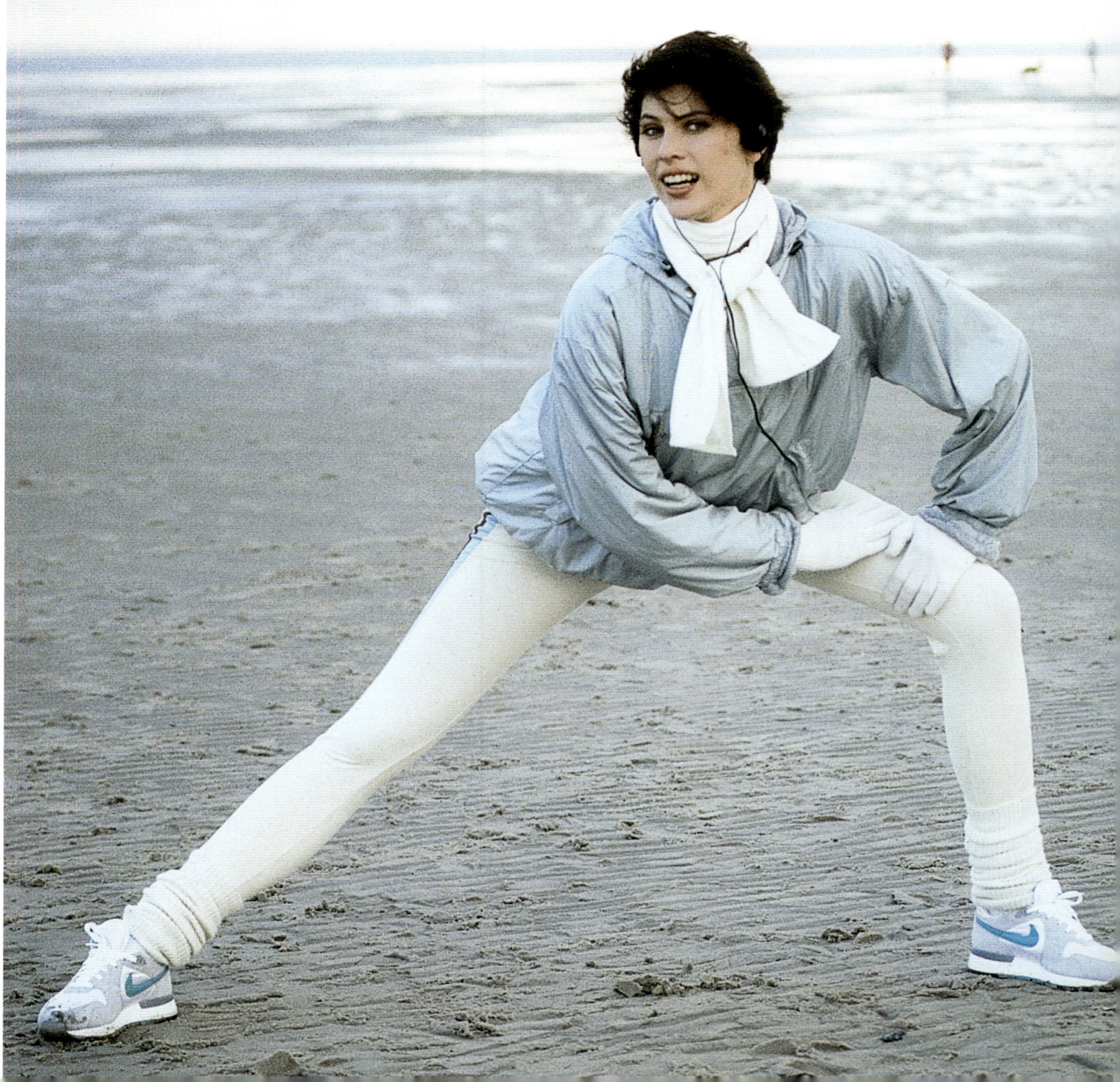

fühlen. Wichtig ist, dass Sie Spaß an der Sache haben und sich zu nichts zwingen.

Apropos Spaß: Die Glücksgefühle beim Laufen, das so genannte „Runner's High", von dem oft erzählt und geschrieben wird, lässt leider ein wenig auf sich warten. Nach etwa drei Monaten dürften Sie Ihren Rhythmus gefunden haben und können Ihr neues Körpergefühl dann voll und ganz genießen!

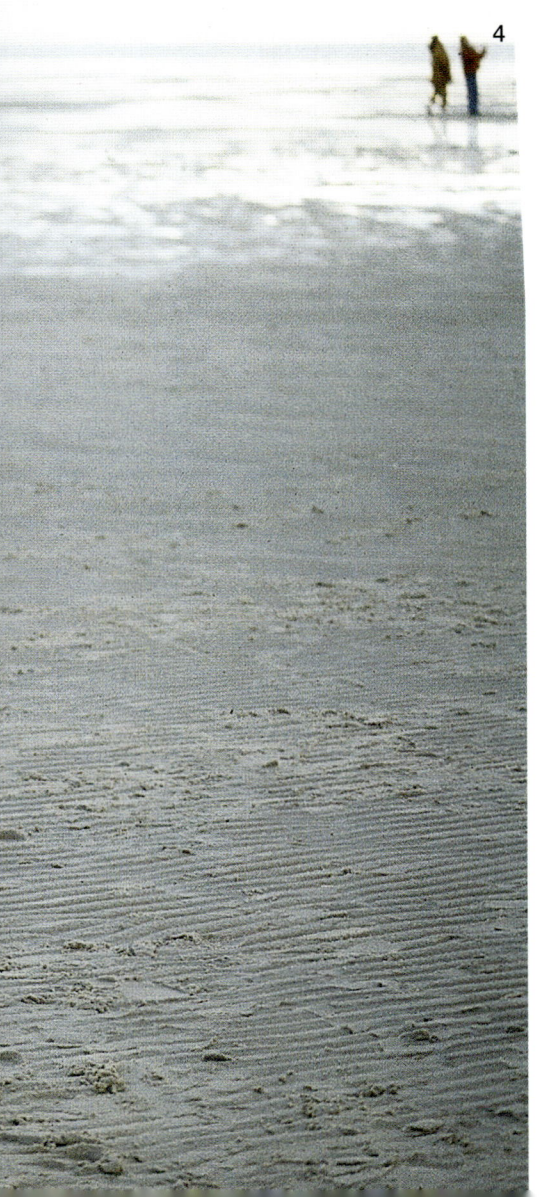

4

Das perfekte Outfit

▶ Gutes Schuhwerk ist superwichtig! Es muss individuell angepasst werden – lassen Sie sich in einem Fachgeschäft beraten.

▶ Sportkleidung aus Mikrofaser transportiert den Schweiß vom Körper weg, hält die Haut trocken, und man bekommt keinen Hitzestau. Die Sachen sind nicht ganz preiswert, können aber auch bei anderen sportlichen Aktivitäten getragen werden.

▶ Eventuell lohnt es sich, einen Herzfrequenzmesser zu kaufen: Mit einem Blick auf die Pulsuhr checken Sie Ihren Herzschlag unterwegs ganz bequem.

Nach dem Workout …

… sollten Sie Ihre Muskeln dehnen. Denn während des Trainings ziehen sich die Muskeln zusammen und gehen hinterher nicht in ihre Ausgangslage zurück. Auf Dauer ist das nicht gut für die Beweglichkeit und Haltung. Das Dehnen ist außerdem wichtig, um Bänder und Sehnen geschmeidig zu halten.

1. OBERSCHENKEL VORN: Gerade stehen, ein Bein nach hinten beugen, mit der Hand das Fußgelenk (nicht die Fußspitze!) umfassen und den Fuß zum Po ziehen; dabei die Hüfte etwas vorschieben und die Knie zusammenhalten. 20 Sekunden. Seitenwechsel.

2. OBERSCHENKEL HINTEN: Schrittstellung, das Gewicht auf das hintere, gebeugte Bein verlagern, das vordere strecken und auf die Ferse stellen, Fußspitze anheben. Oberkörper nach vorn neigen, Rücken gerade, bis man ein leichtes Ziehen im hinteren Oberschenkelmuskel des gestreckten Beines spürt. 20 Sekunden. Seitenwechsel.

3. WADE: In die Schrittstellung gehen, den Körper leicht nach vorn neigen, mit den Händen auf dem vorderen Oberschenkel aufstützen. Kopf, Po und hintere Ferse bilden eine gerade Linie. Die Ferse des hinteren Beines auf den Boden drücken, bis man ein leichtes Ziehen in der Wade spürt. 20 Sekunden. Seitenwechsel.

4. BEININNENSEITE: Ein Bein beugen, das andere zur Seite strecken, bis es an der Innenseite des gedehnten Beins leicht zieht. 20 Sekunden. Seitenwechsel.

Balance-Aerobic
Das Programm für eine gute Figur

Falls es draußen ungemütlich ist oder Sie mal keine Lust zum Joggen haben, nehmen Sie einfach Ihr Programm für drinnen: Gymnastik mit Aerobic und Tanzschritten. Da kommt nicht nur der Kreislauf auf Touren, sondern auch die Fettverbrennung. Legen Sie Ihre Lieblingsmusik auf – und los geht's!

Warm-up

1. MARCHING: Auf der Stelle gehen und dabei die Füße von den Zehen zu den Fersen abrollen. Die Knie bleiben leicht gebeugt, die Arme schwingen locker mit. Der Oberkörper ist aufrecht, der Blick nach vorn gerichtet. Dann im Gehen die Arme ausbreiten, langsam über den Kopf heben und wieder senken. Beim Hochheben tief einatmen, beim Senken ausatmen. 2 Minuten.

2. KNEE-LIFT: Beim Marching die Knie im Wechsel heben, ungefähr bis zur Hüfte, die Arme schwingen mit. Dann beim Knee-Lift die Arme vor dem Körper in Schulterhöhe anheben, die Fingerspitzen berühren sich, die Ellbogen zeigen nach außen. Und los geht's: rechtes Knie hoch, rechten Ellbogen zurück. Dann mit links, immer im Wechsel. Nie ruckartig ziehen, immer ruhig und gleichmäßig. 2 Minuten. Zwischendurch Arme und Beine ausschütteln.

3. TOE-TAP: Abwechselnd mit den Fußspitzen vorn auftippen, die Arme schwingen mit. Nun beim Tap die Schultern locker nach hinten kreisen lassen, dabei möglichst weite Kreise ziehen. 2 Minuten.

4. MAMBO: Locker auf der Stelle marschieren und im Gehen den rechten Fuß immer vor- und zurücksetzen. Der Oberkörper bleibt aufrecht. Nun die Arme anwinkeln, Fingerspitzen zeigen nach oben, und beim Schritt nach vorn die Arme hoch und auseinander ziehen, Schritt zurück, Arme sinken lassen. 2 Minuten, dann Seitenwechsel. Zwischendurch die Arme lockern.

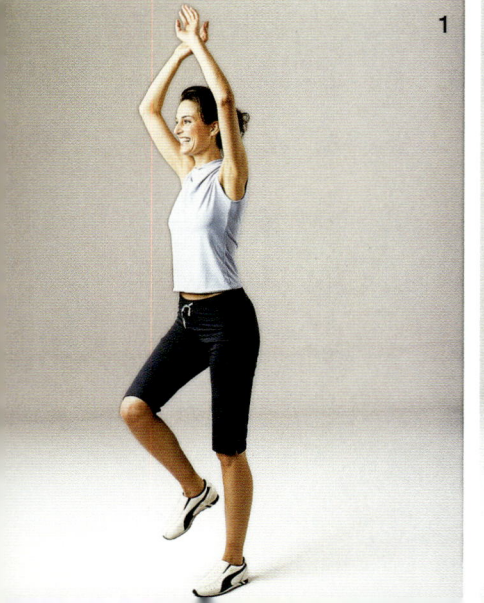
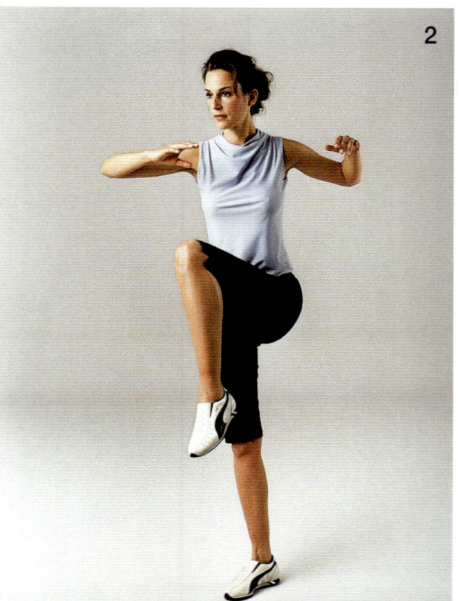
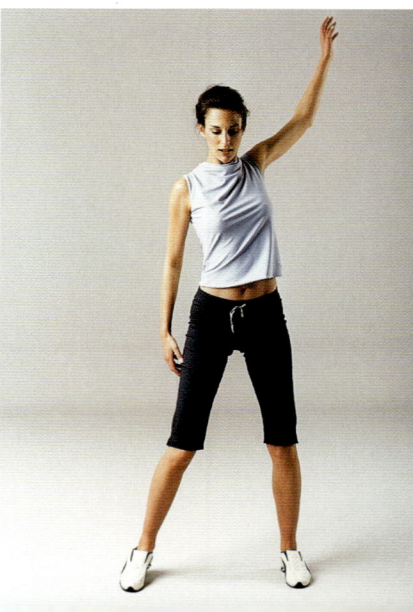

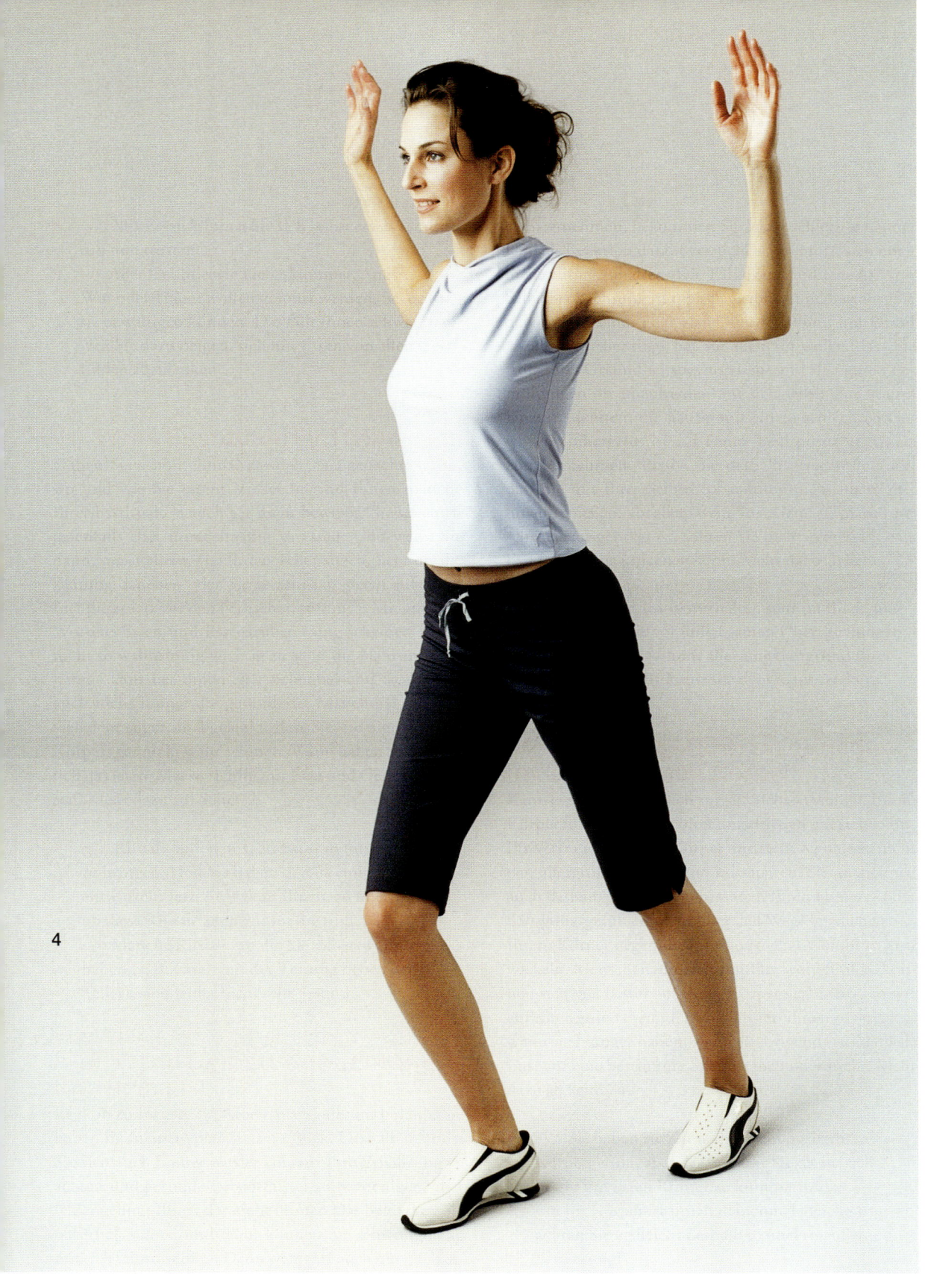

4

5

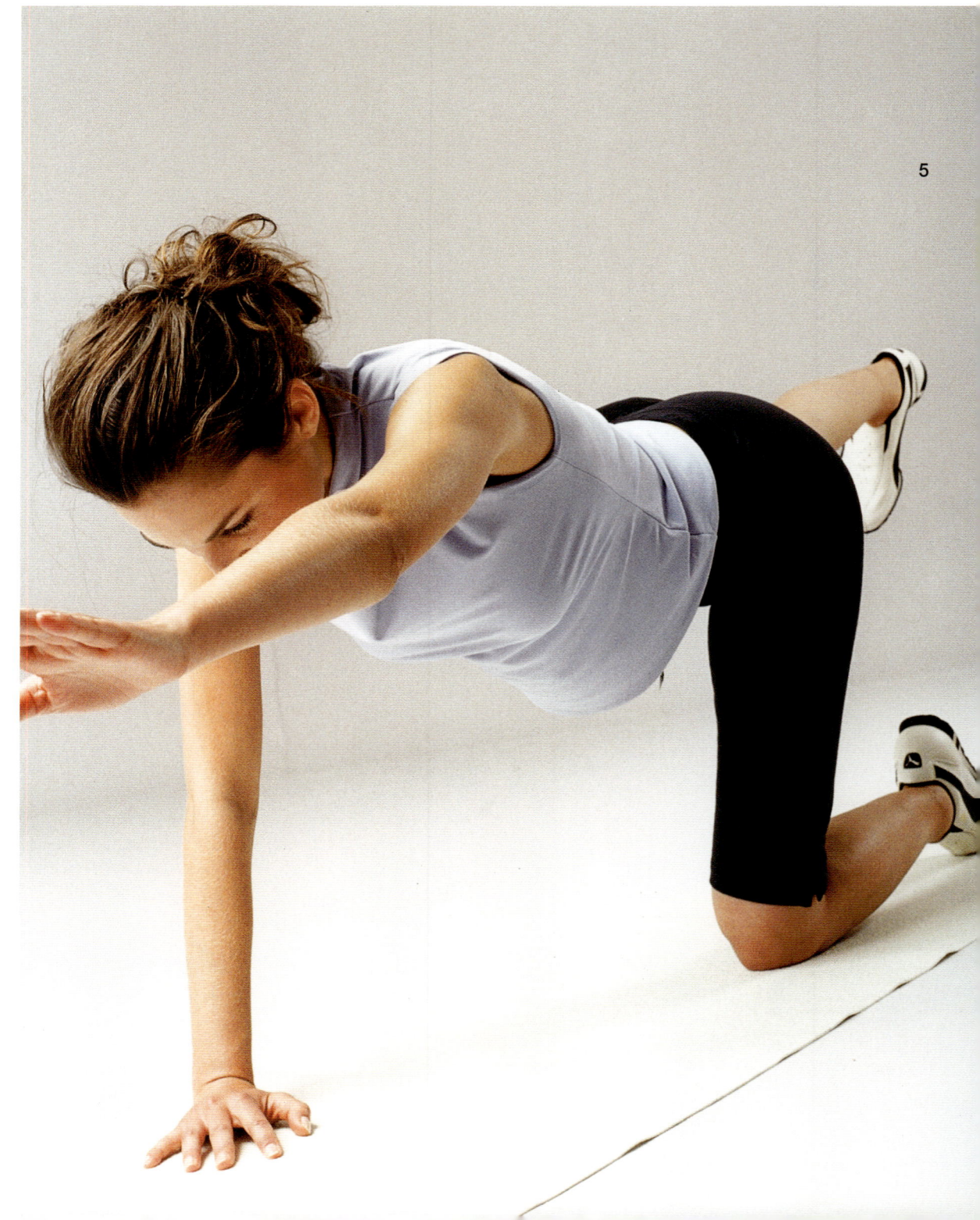

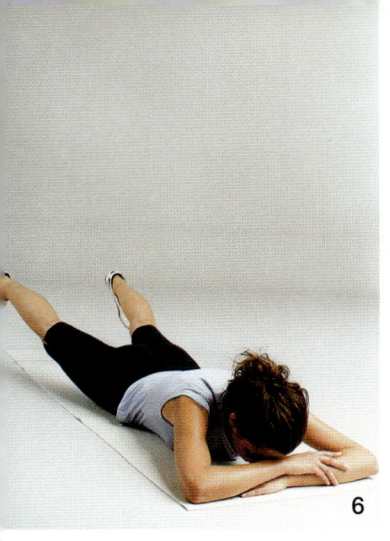

6

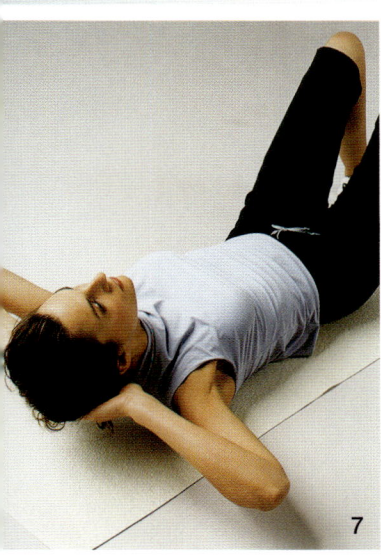

7

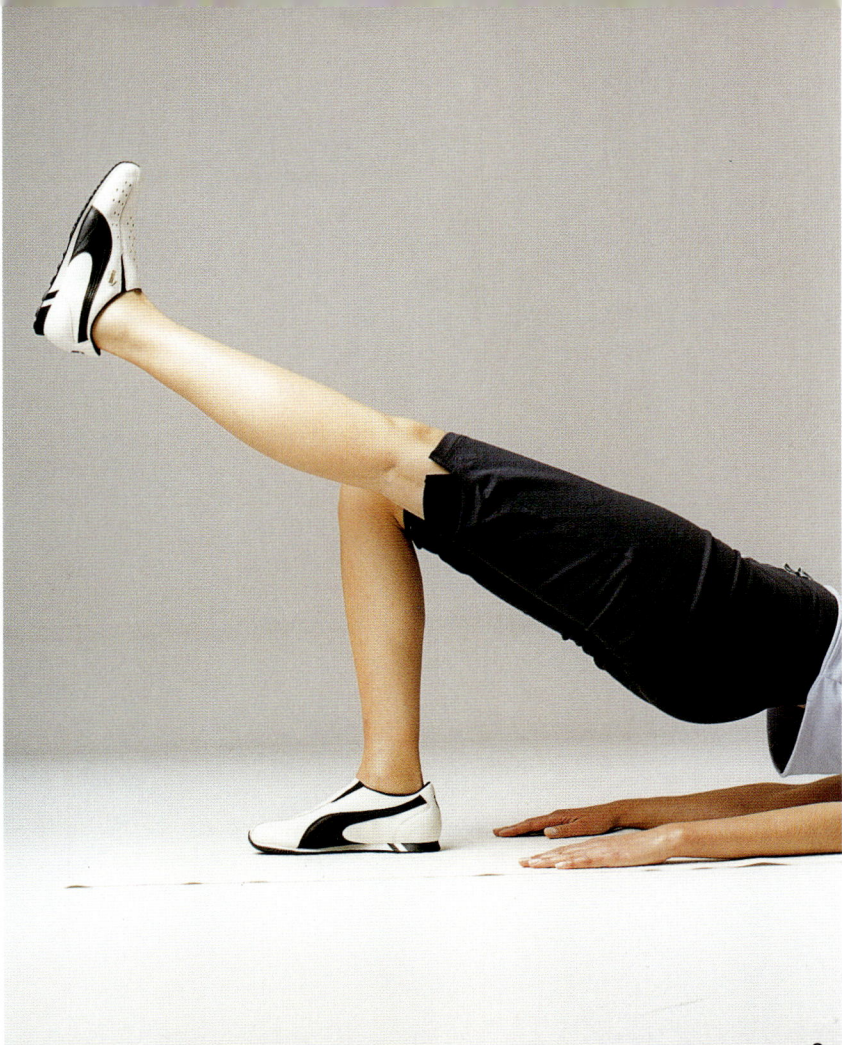

8

Muskel-Training

5. FÜR RÜCKEN UND BALANCE: In die Bank gehen, das rechte Bein mit angezogener Fußspitze nach hinten strecken und gleichzeitig den linken Arm ausstrecken. Kurz halten, Arm und Bein beugen und mit dem linken Ellbogen aufs rechte Knie tippen – wieder strecken. Achtung: kein Hohlkreuz machen! Der Bauch bleibt fest. 3-mal 12 Wiederholungen pro Seite. Dazwischen kurz relaxen: Katzenbuckel machen und den Rücken wieder strecken.

6. FÜR PO UND RÜCKEN: Auf den Bauch legen (Stirn auf die Arme) und die Zehen aufstellen. Po anspannen. Nun die Füße wenige Zentimeter vom Boden heben, Beine grätschen und wieder schließen. 3-mal 12 Wiederholungen. Zwischendurch entspannen und in den Hüften hin und her schaukeln.

7. FÜR DEN BAUCH: Auf den Rücken drehen, Fersen aufstellen und den unteren Rücken fest gegen den Boden drücken. Den Bauch einziehen. Jetzt die Hände an den Hinterkopf legen (die Ellbogen zeigen dabei nach außen) und den Oberkörper anheben. Kurz oben halten und wieder senken, aber nicht ganz runterkommen. Und wieder hoch. 3-mal 12 Wiederholungen. Zwischendurch hinlegen und leicht auf die Bauchmuskeln klopfen.

8. FÜR PO UND OBERSCHENKEL: In Rückenlage die Füße aufstellen und langsam mit dem Po hochkommen. Oberschenkel und Oberkörper bilden eine Linie. Jetzt ein Bein nach vorn ausstrecken, dabei die Fußspitze anziehen, ein paar Sekunden halten und wieder absetzen. Rechts, links im Wechsel, 3-mal 6 Wiederholungen. Zwischendurch Po absenken, die Knie an den Bauch ziehen und nach rechts und links pendeln lassen.

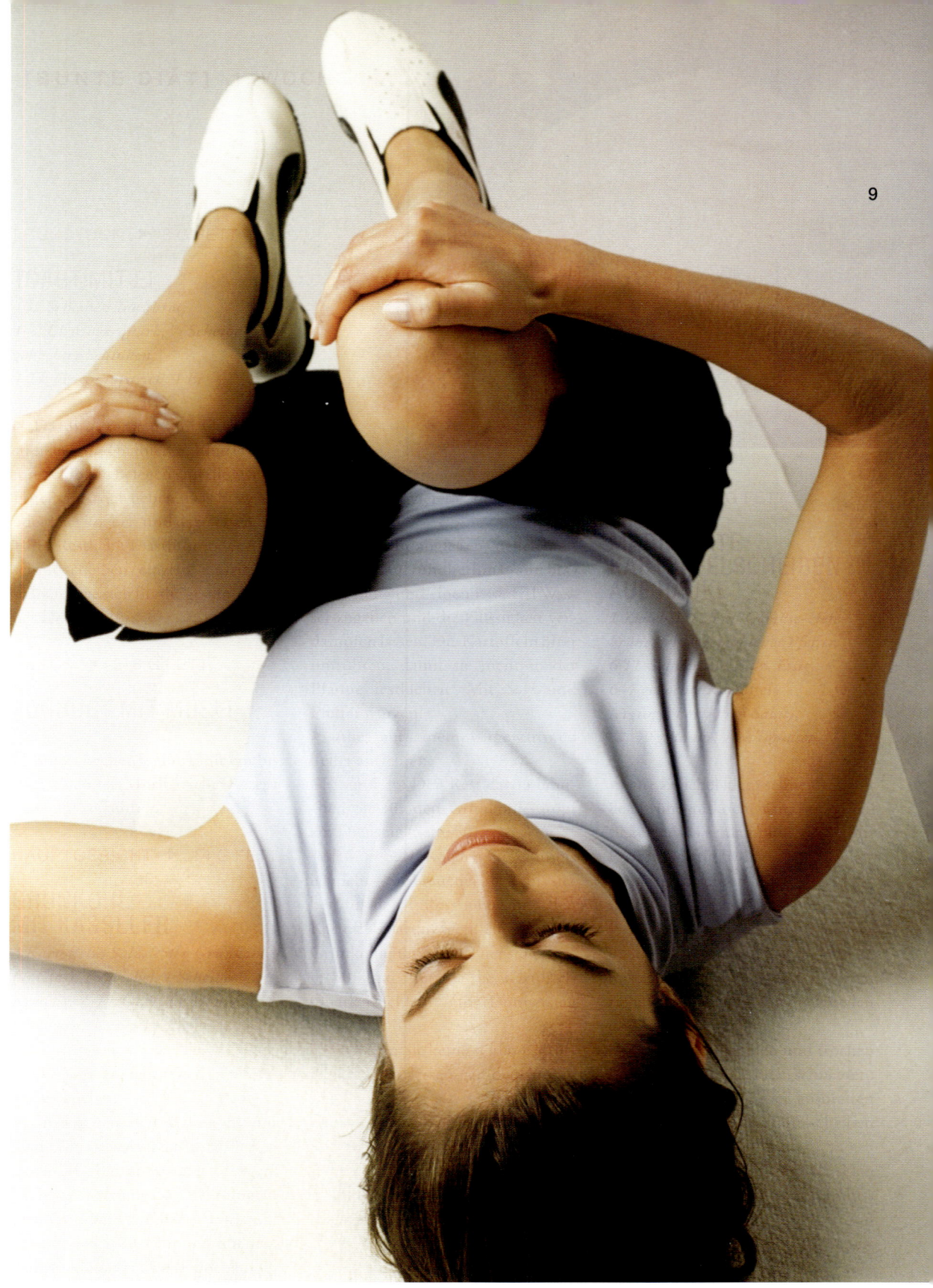

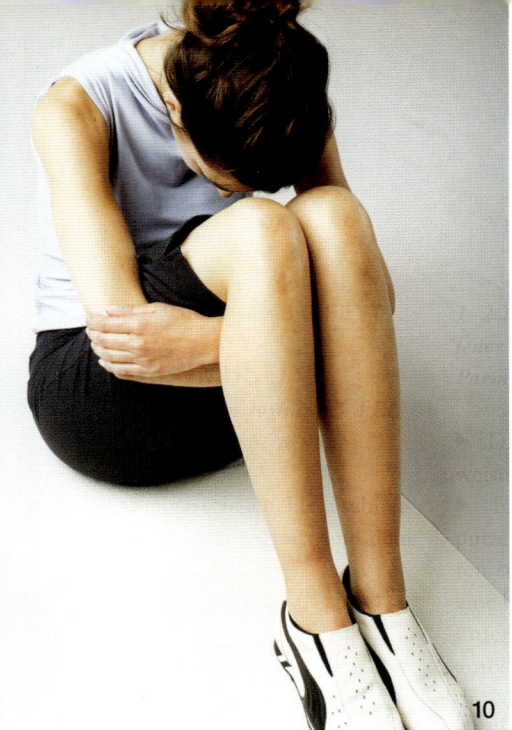

10

Stretching

9. FÜR DEN RÜCKEN: Auf den Rücken legen und die Knie nacheinander anziehen. Die Hände um die Knie legen und die Beine Richtung Bauch ziehen. Dann ganz gemütlich hin und her schaukeln. 30 Sekunden.

10. FÜR DIE WIRBELSÄULE: Hinsetzen und die Füße aufstellen. Die Hände in die Kniekehlen legen und den Rücken ganz rund machen, das Kinn dabei Richtung Brust senken. 12 Sekunden lang. Anschließend die Arme über den Kopf heben, öffnen und die Arme nach hinten dehnen – 12 Sekunden lang. Die ganze Übung einmal wiederholen.

Balancing

11. SPITZENSTAND: Beine grätschen, Bauch und Po fest anspannen. Der Rücken ist aufrecht, der Hals lang. Die Arme ausbreiten und auf Schulterhöhe anheben, die Ellbogen sind leicht gebeugt, die Schulterblätter zusammen. Nun die Fersen anheben – und wieder senken. Jetzt mit Armbewegung: die Arme seitlich anwinkeln (rechter Winkel) und bei jedem Spitzenstand die Ellbogen sanft nach hinten ziehen. 36-mal; zwischendurch Arme und Beine ausschütteln.

12. STATUE: Auf das linke Bein stellen, die Hände auf die Hüften legen, das rechte Knie hochziehen und ausbalancieren. Nun das rechte Bein lang nach hinten ausstrecken, die Fußspitze dabei anziehen und beide Arme locker über den Kopf heben. Oberkörper etwas nach vorn neigen, Schulterblätter zusammenpressen, kein Hohlkreuz machen. Dann das Knie wieder an den Bauch ziehen und anschließend wieder ausstrecken. 24-mal; zwischendurch die Beine ausschütteln. Seitenwechsel.

13. EINBEINSTAND: Auf das linke Bein stellen, den rechten Fuß seitlich ans linke Knie legen – und den ganzen Körper ausbalancieren. Ganz aufrecht stehen bleiben. Blick geradeaus. Jetzt zusätzlich den rechten Arm nach oben strecken und den linken lang nach unten ziehen. Beide Arme ein paar Zentimeter nach hinten führen, wieder vorkommen, zurückziehen und vor. 3-mal 12 Wiederholungen pro Seite; zwischendurch Arme und Beine ausschütteln.

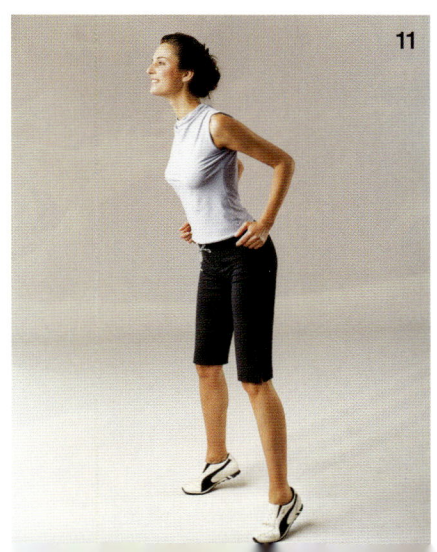

11

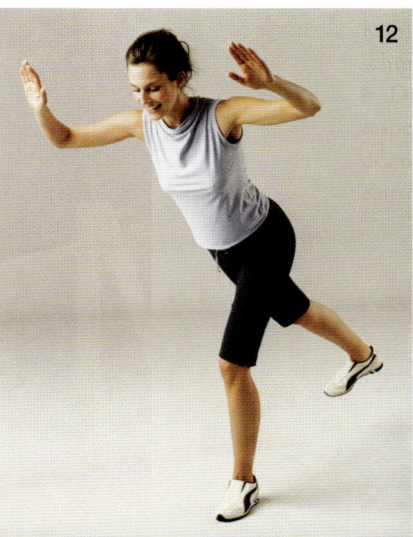

12

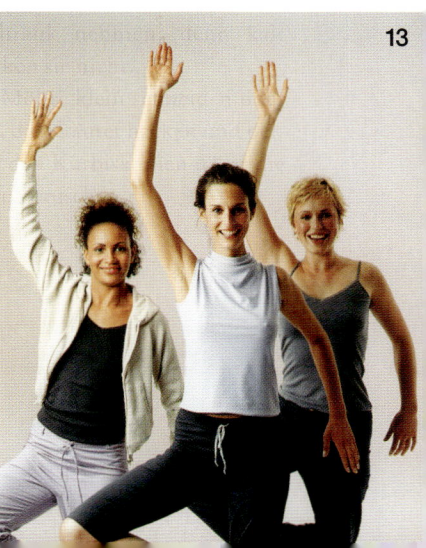

13

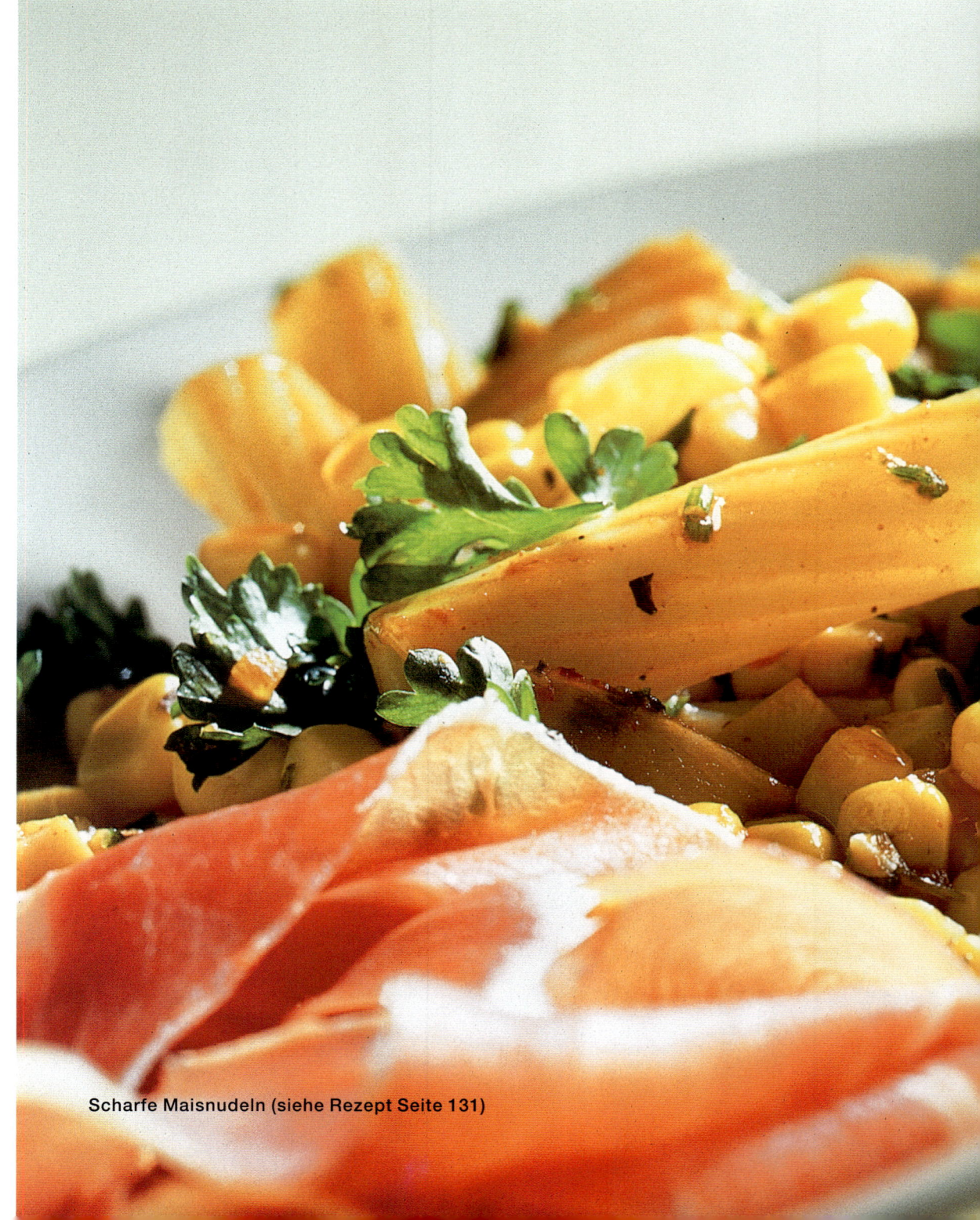

Scharfe Maisnudeln (siehe Rezept Seite 131)

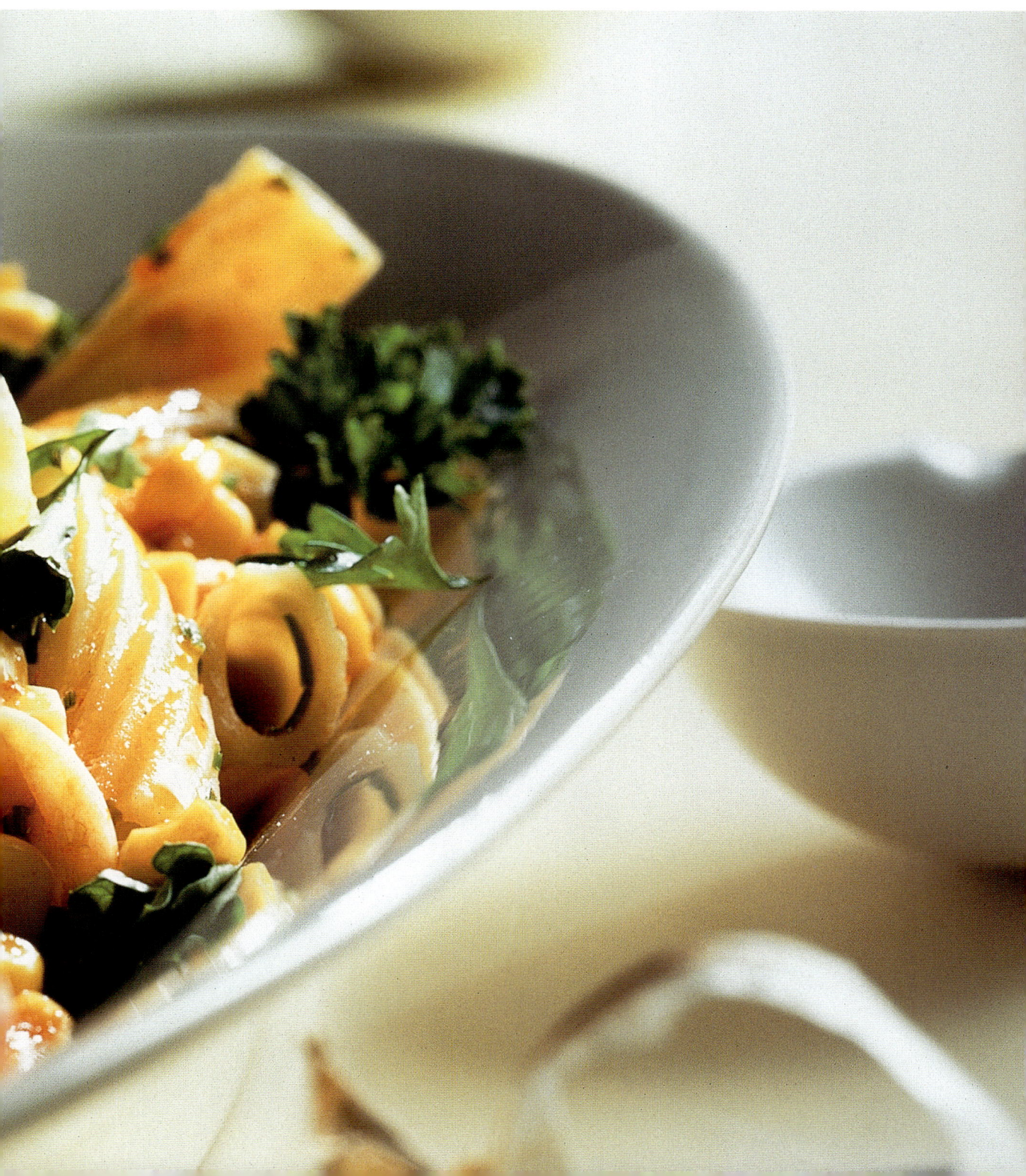

Sie möchten Ihr Diät-Programm variieren oder nach Ihrer Diät weitere fettarme Gerichte probieren? Aus diesen Rezepten können Sie das Passende aussuchen. Imbisse mit einem ∗ eignen sich auch als Frühstück.

HAUPTGERICHT ▶ 12 G FETT

ASIATISCHER REIS MIT GESCHNETZELTEM RINDFLEISCH

40 g Reis, Salz, 1 kleine Stange Porree, 1 rote Paprikaschote, 100 g mageres Rindfleisch, 1 Knoblauchzehe, 1 kleines Stück Ingwer, 1–2 EL helle Sojasoße, 1 TL Honig, 1 EL Zitronensaft, 1 ½ TL Öl, 1 Messerspitze Chiligewürz (Cayennepfeffer, Harissa oder Sambal oelek)

▶ Den Reis nach Packungsanweisung in Salzwasser kochen; zu viel Flüssigkeit zum Schluss offen verdampfen lassen.

▶ Inzwischen das Gemüse und das Fleisch in Streifen schneiden. Den Knoblauch abziehen, den Ingwer schälen, beides hacken, mit Sojasoße, Honig, Zitronensaft, einem halben Teelöffel Öl, dem Chiligewürz und einem Esslöffel Wasser in einem tiefen Teller verrühren.

▶ Das restliche Öl in eine heiße Pfanne geben, die Fleischstreifen bei großer Hitze unter ständigem Rühren eine Minute anbraten, herausnehmen und in die Marinade legen. Anschließend das Gemüse unter Rühren eine Minute in der Pfanne

braten, wenig Wasser zufügen und abgedeckt zwei Minuten garen.

▶ Das Fleisch mit der Marinade zugeben, alles noch einmal erhitzen und zum Reis anrichten.

TIPP: Raffinierter wird das Reisgericht, wenn Sie es mit Korianderblättchen würzen und Sesamöl verwenden.

IMBISS ▶ 9 G FETT

ASIATISCHER REISSALAT

30–35 g Reis, Salz, 1 Portion Kopfsalat, 2 EL Sojasoße ohne Zucker, 1 TL Öl (z. B. Sesamöl), ½ EL Gemüse-Hefebrühe (siehe Hinweis Seite 122), 1 TL Zitronensaft, je 1 Messerspitze Sambal oelek und geriebener Ingwer, ½ TL Sesamsaat, 1 kleine Möhre, 1 Stück Salatgurke, etwa 100 g Mungobohnensprossen, etwas Schnittlauch, einige Minze- und Korianderblätter, 50 g dünn geschnittene geräucherte Putenbrust (oder magerer gekochter Schinken)

▶ Den Reis in Salzwasser kochen.

▶ Inzwischen die Salatblätter waschen, trocknen und in eine Schale geben. Für die Soße Sojasoße mit Öl, Brühe, Zitronensaft, Sambal oelek, Ingwer und Sesamsaat in einem tiefen Teller verrühren.

▶ Geputzte Möhre und Gurke in die Soße hobeln. Mungobohnensprossen, Kräuter und Reis zufügen, alles mischen und auf die Salatblätter geben. Putenbrustscheiben dazu anrichten.

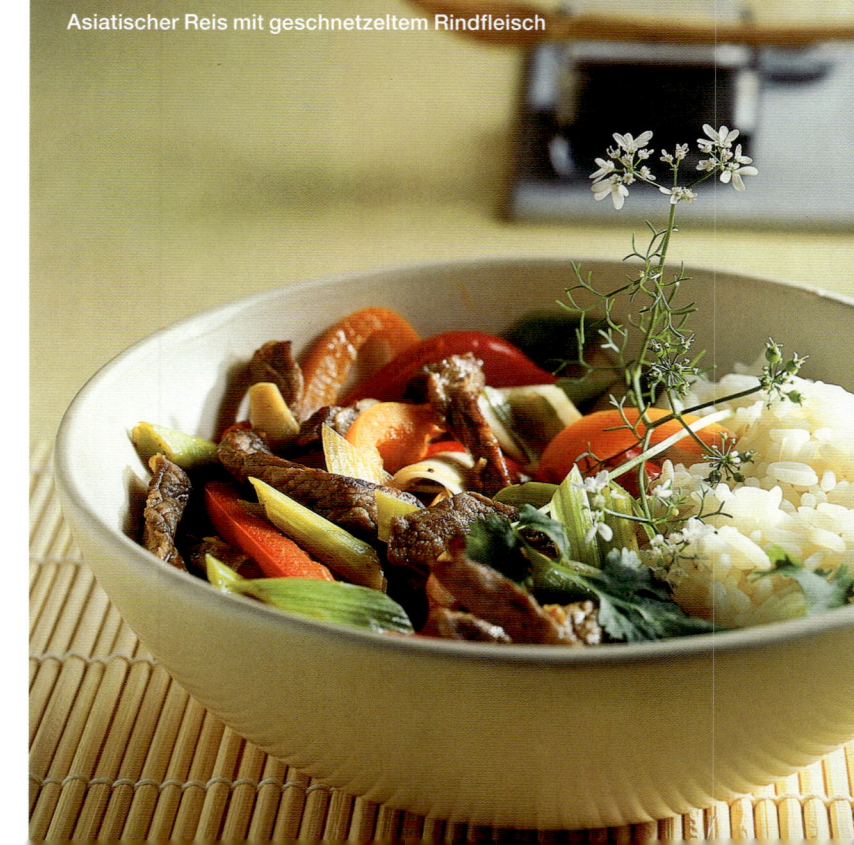

Asiatischer Reis mit geschnetzeltem Rindfleisch

AUBERGINENCREME MIT FLADENBROT

*1 große Aubergine, 1–2 TL Zitro-
nensaft, 1 TL abgeriebene unbehandelte Zitronenschale, 1–2 Knoblauchzehen, Salz, frisch gemahlener
Pfeffer, 1 ½ TL Olivenöl,
½ Bund glatte Petersilie oder
Basilikum, 1 Stück Vollkornfladenbrot (oder 1 Vollkornbrötchen),
1 TL Tomatenmark*

▶ Die Aubergine in wenig Wasser
etwa 20 Minuten weich kochen,
herausnehmen und abkühlen lassen.
Die Haut abziehen und das Frucht-
fleisch mit Zitronensaft und Zitro-
nenschale, zerdrücktem Knoblauch,
Salz, Pfeffer und Öl pürieren. Die
Kräuter hacken und unter die
Creme heben oder die abgezupften
Blättchen gleich mitpürieren.
▶ Das Fladenbrot toasten und mit
Tomatenmark bestreichen.
TIPP: Vollkornfladenbrot bekom-
men Sie in türkischen Lebensmittel-
geschäften.

BANANENCURRY MIT CORNED-BEEF

*30 g Reis, Salz, etwas glatte
Petersilie, 1–2 Knoblauchzehen,
2 Zwiebeln, 60 g mageres Corned-
Beef, 1 Banane, ½–1 TL Currypulver, ca. 60 ml Gemüse-
Hefebrühe, 2 TL Crème fraîche,
100 ml fettarme Milch, 1 EL Zitronensaft, 1 EL Sonnenblumenkerne*

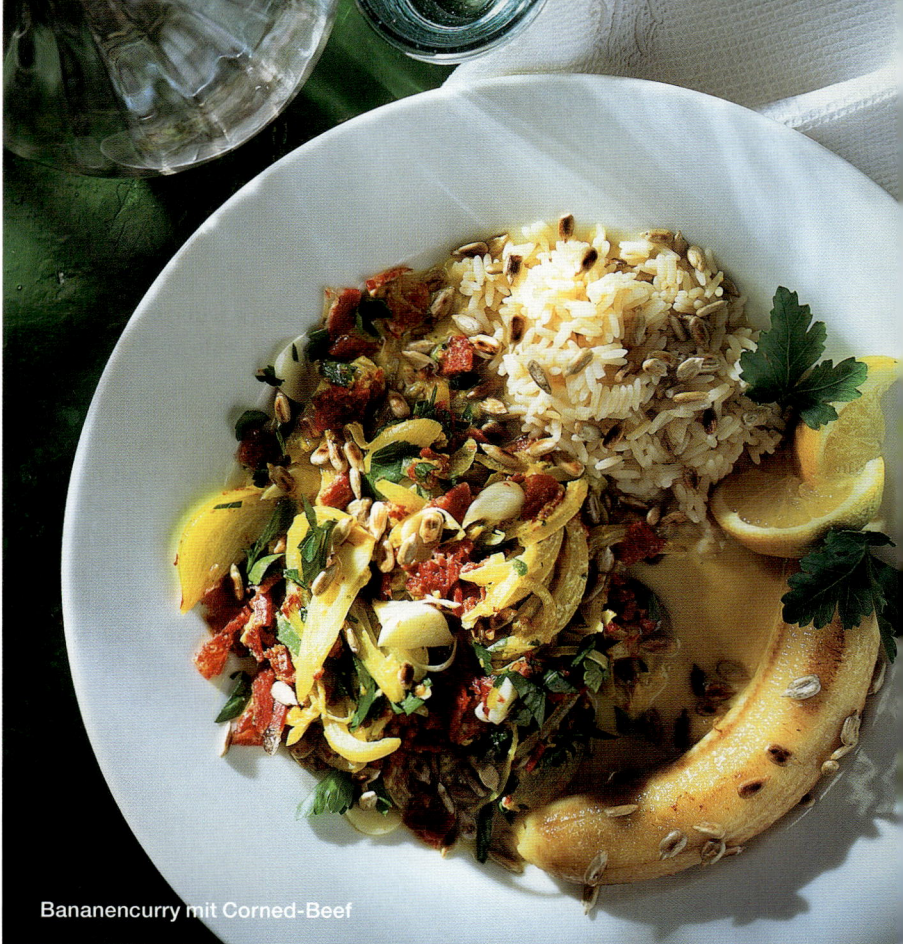

Bananencurry mit Corned-Beef

▶ Den Reis in Salzwasser kochen.
▶ Inzwischen Petersilie und Knoblauch hacken. Zwiebeln und Corned-Beef klein schneiden. Die Zwiebeln in einer Pfanne ohne Fett leicht
anrösten, dann mit dem Currypulver bestreuen. Die Banane am Pfannenrand miterhitzen.
▶ Brühe, Crème fraîche und Milch
zugeben und einmal aufkochen.
Corned-Beef, Petersilie und Knoblauch zufügen und kurz erwärmen.
Mit Zitronensaft würzen und mit
dem Reis und der Banane auf einen
Teller geben. Mit Sonnenblumen-
kernen bestreuen.

BOHNEN-REIS-SALAT

*150 g TK-Grüne Bohnen, 30 g Reis
(oder 80–90 g gekochter Reis),
Salz, etwas Zitronensaft,
2–3 EL Gemüse-Hefebrühe, frisch
gemahlener Pfeffer, 1 TL Olivenöl,
etwas Thymian oder Bohnenkraut, Petersilie und Schnittlauch,
1 Bund Radieschen*

▶ Die Bohnen auftauen lassen.
▶ Den Reis nach Packungsanweisung
in Salzwasser kochen; abkühlen lassen.
▶ Für die Salatsoße Zitronensaft,
Brühe, Salz, Pfeffer, Öl und Kräuter
verrühren.
▶ Die Radieschen klein schneiden,
mit den Bohnen und dem Reis in die
Soße geben und den Salat durchzie-
hen lassen.

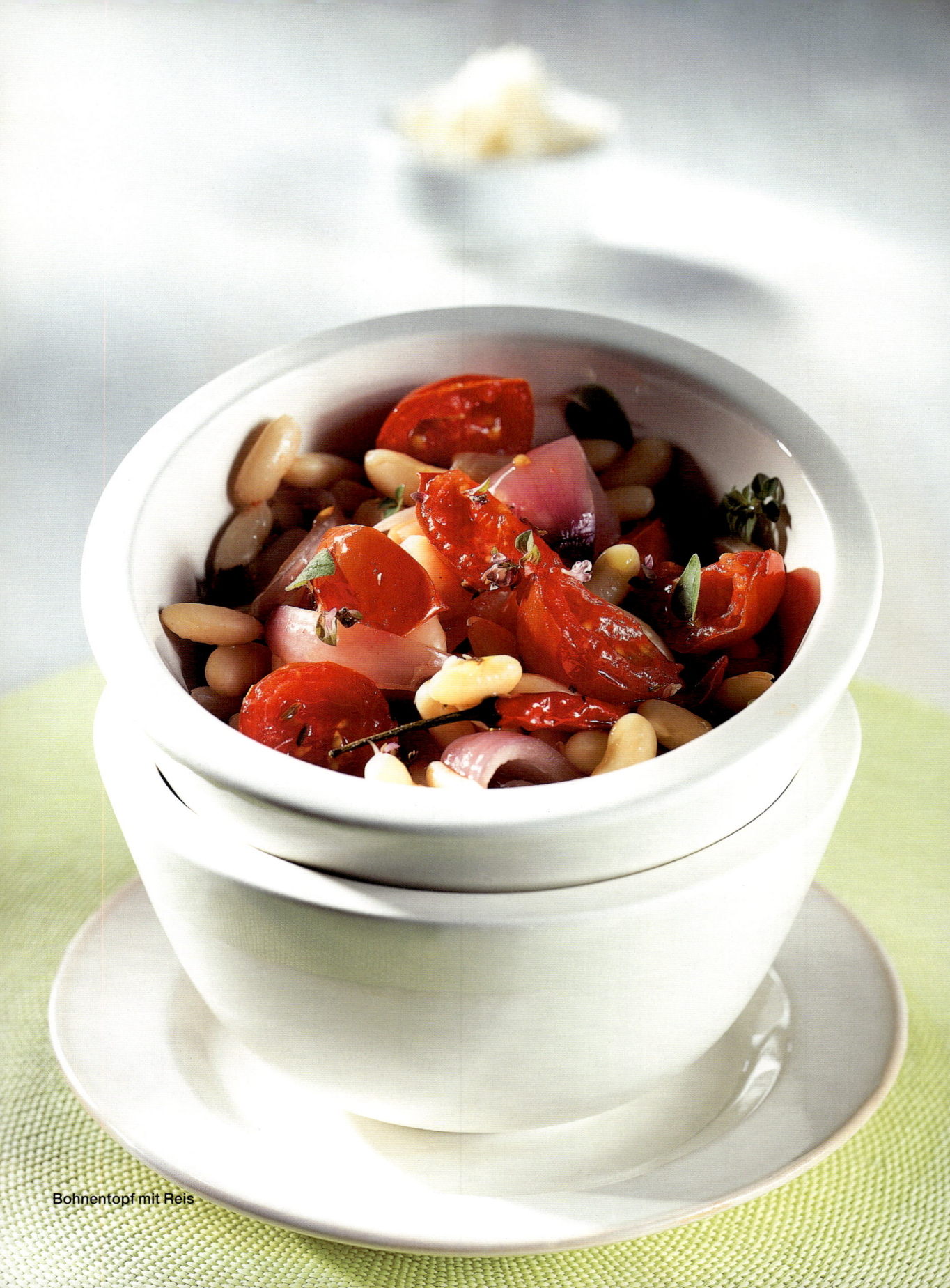

Bohnentopf mit Reis

IMBISS ▶ 9 G FETT

BOHNENSALAT MIT KÄSEBROT

200 g TK-Bohnen, 1 Zwiebel, ca. 60 ml kräftige Gemüse-Hefebrühe, ½–1 TL Senf (z. B. Estragonsenf), 1 TL Olivenöl, frisch gemahlener Pfeffer, etwas Bohnenkraut oder Thymian und glatte Petersilie, 1 Scheibe Vollkornbrot, 1 Ecke fettreduzierter Schmelzkäse (25 g), Edelsüßpaprika

▶ Bohnen auftauen lassen.
▶ Für die Salatsoße die Zwiebel klein schneiden und in der Brühe einmal aufkochen. Senf und Öl zugeben und mit Pfeffer würzen.
▶ Die Bohnen und die gehackten Kräuter unterheben. Den Salat gut durchziehen lassen.
▶ Das Brot mit Schmelzkäse bestreichen und mit Paprika würzen.

HAUPTGERICHT ▶ 10 G FETT

BOHNENTOPF MIT REIS

40 g Reis (oder ca. 100 g gekochter Reis), Salz, 1 Zwiebel, 1 Knoblauchzehe, 1 kleine Dose rote oder weiße Bohnen (230–250 g Abtropfgewicht), etwas Chiligewürz (Harissa, Cayennepfeffer oder Sambal oelek) oder 1 Chilischote, 1 Messerspitze Kumin, 1 Messerspitze Oregano, 2–3 Tomaten, 1 ½ TL Olivenöl

▶ Den Reis nach Packungsanweisung in Salzwasser kochen; abgießen (oder gekochten Reis zusammen mit den Tomaten erhitzen).
▶ Inzwischen die Zwiebel klein schneiden, den Knoblauch hacken und mit den Bohnen und Gewürzen bei mittlerer Hitze acht bis zehn Minuten offen kochen. Die Tomaten achteln, zufügen und noch zwei bis drei Minuten mitkochen.
▶ Reis und Bohnen in einen tiefen Teller geben. Mit Öl beträufeln.
TIPP: Dazu passen frische Korianderblätter.

IMBISS* ▶ 8 G FETT

BRÖTCHEN MIT KÄSE UND KONFITÜRE

1 Vollkornbrötchen, ½ Ecke fettreduzierter Schmelzkäse (ca. 12 g), etwas Basilikum, Schnittlauch oder Kresse, 3 TL Crème fraîche, ½ TL Konfitüre, 2 TL Leinsamen; 1 Aprikose

▶ Das Brötchen toasten und halbieren. Eine Hälfte mit dem Schmelzkäse und den Kräutern belegen; die zweite mit Crème fraîche und Konfitüre bestreichen. Den Leinsamen auf beide Hälften geben. Die Aprikose dazu essen.

IMBISS ▶ 8 G FETT

BROT MIT PESTO-QUARK

125 g Magerquark, 2 TL Pesto (Glas), Salz, frisch gemahlener Pfeffer, 1 Scheibe Vollkornbrot

▶ Den Quark mit Pesto, Salz und Pfeffer verrühren. Das Brot dazu essen.
TIPPS: • Statt Pesto können Sie gehackte Kräuter und eineinhalb Teelöffel Olivenöl in den Quark rühren. • Oder Sie nehmen fertigen Kräuterquark (dann ohne Öl).

IMBISS ▶ 7 G FETT

BULGURSALAT

40–50 g Bulgur (oder ca. 100 g gekochter Bulgur), Salz, 3 EL Gemüse-Hefebrühe, 1 TL Olivenöl, 2 TL Paprikamark, 1 EL Zitronensaft, 1 Messerspitze Kumin, 1 kleine Knoblauchzehe, 2–3 Tomaten, 1 großes Stück Salatgurke, Salz, frisch gemahlener Pfeffer, etwas frische Minze und Petersilie, 1 kleine Portion Blattsalat

▶ Den Bulgur in gut der doppelten Menge Salzwasser zum Kochen bringen und bei geringer Hitze 15 bis 20 Minuten zugedeckt quellen lassen. Zu viel Flüssigkeit zum Schluss offen verdampfen lassen. Bulgur abkühlen lassen.
▶ Für die Soße die Brühe mit Öl, Paprikamark, dem Zitronensaft und Kumin in einer Schüssel verrühren. Den Knoblauch hacken, Tomaten und Gurke klein schneiden, alles unter die Soße mischen und mit Salz und Pfeffer kräftig würzen.
▶ Die Minzeblätter in Streifen schneiden und die Petersilienblätter abzupfen, beides mit dem Bulgur in die Soße geben und mischen. Die Salatblätter waschen und trocknen und die Bulgurmischung darauf anrichten. Gut durchziehen lassen.

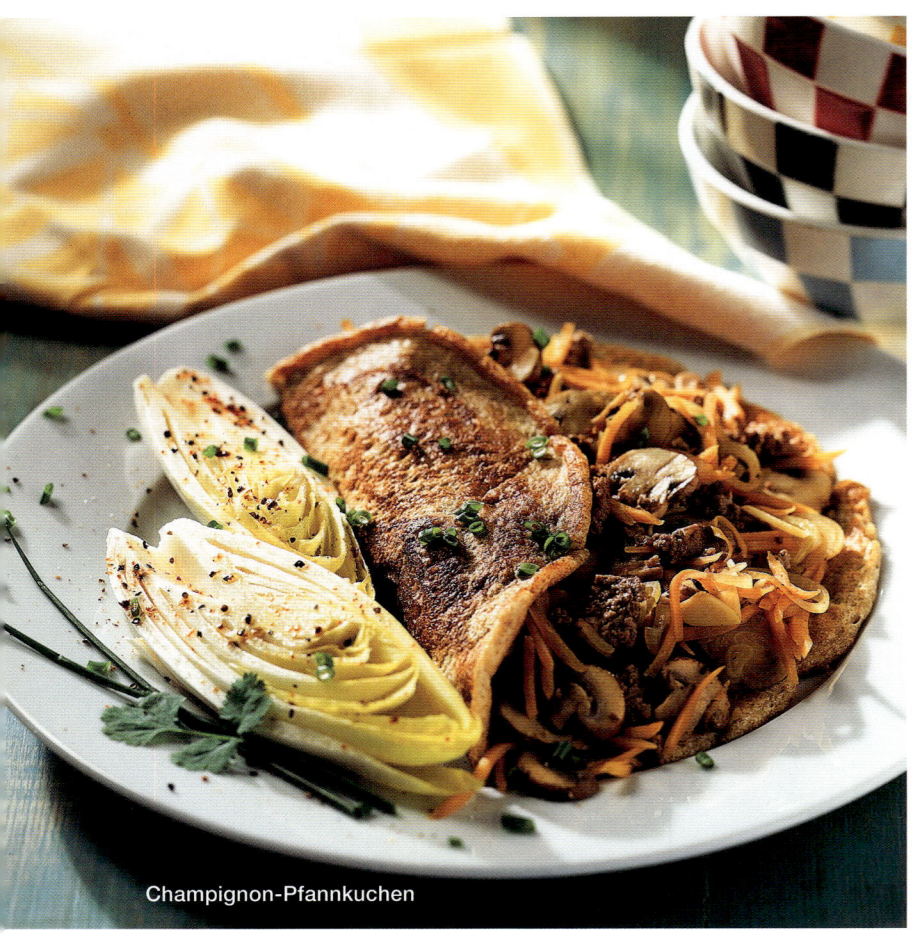

Champignon-Pfannkuchen

CHAMPIGNON-PFANNKUCHEN

5 schwach gehäufte EL Mehl, Mineralwasser, 1 Ei, Salz, etwas abgeriebene unbehandelte Zitronenschale, Rosenpaprika, 100 g Champignons, 1 Zwiebel, 2 Möhren, 1–2 Knoblauchzehen, etwas Petersilie, Schnittlauch oder Koriandergrün, 1 Chicorée, 2 EL Zitronensaft, frisch gemahlener Pfeffer, 50 g Beefsteakhack, Kumin, 2 EL Gemüse-Hefebrühe, ½ TL Öl

▶ Mehl mit 80 Milliliter Mineralwasser, dem Eigelb (das Eiweiß aufheben), mit Salz, etwas abgeriebener Zitronenschale und Paprika verrühren und 20 Minuten quellen lassen.

▶ Champignons, die Zwiebel und die Möhren klein schneiden, Knoblauch und Kräuter hacken.

▶ Den Chicorée längs halbieren, den Strunk herausschneiden. Die Hälften auf einen Teller legen. Mit einem Esslöffel Zitronensaft beträufeln und mit Salz und Pfeffer würzen.

▶ Das Hack in einer heißen Pfanne ohne Fett krümelig braun braten. Pilze, Gemüse und Knoblauch unter Rühren zufügen, mit Salz, Kumin und Rosenpaprika würzen. Gemüsebrühe und restlichen Zitronensaft zugießen, kurz rühren und bei mittlerer Hitze etwa sechs bis sieben Minuten garen, bis das Gemüse weich ist.

▶ Inzwischen das Eiweiß nicht ganz steif schlagen und unter den Pfannkuchenteig heben. Eine große Pfanne erhitzen, mit dem Öl einpinseln und einen Pfannkuchen backen. Pfannkuchen auf den Teller geben.

CURRY-REIS-SALAT MIT HUHN

30–40 g Reis (oder ca. 100 g gekochter Reis), Salz, 4 TL Salatcreme (20 % Fett), 1 TL Zitronensaft, 3 EL Gemüse-Hefebrühe (siehe Hinweis Seite 122), etwas Schnittlauch, 2 Messerspitzen Currypulver, ¼ Ogen- oder Honigmelone, ½ kleines gebratenes Hähnchenbrustfilet (ca. 75 g), 1 EL Kürbiskerne, etwas Kresse

▶ Den Reis nach Packungsanweisung in Salzwasser kochen; abkühlen lassen.

▶ Für die Soße Salatcreme, Zitronensaft, Brühe und den gehackten Schnittlauch in einem tiefen Teller verrühren und mit Curry würzen.

▶ Melone und Fleisch klein schneiden, Kürbiskerne hacken. Alles mit dem gekochten Reis zur Soße geben und mischen. Mit Salz abschmecken und durchziehen lassen.

▶ Zum Schluss die Kresse darüber streuen.

▶ Zuletzt die Champignon-Hack-Mischung auf eine Hälfte des Pfannkuchens geben, die andere Hälfte überklappen. Das Gericht mit den gehackten Kräutern bestreuen.

IMBISS* ▶ 6 G FETT

DREIERLEI BROT

1 große Scheibe Vollkornbrot, ½ TL Butter oder Margarine, ½ TL Konfitüre, 2 TL Tomaten- oder Paprikamark, 10 g magerer gekochter oder dünn geschnittener roher Schinken, 10 g Schnittkäse (45 % Fett i. Tr.)

▶ Das Brot dritteln. Ein Drittel mit Butter oder Margarine und der Konfitüre bestreichen, die beiden anderen mit Tomaten- oder Paprikamark bestreichen und jeweils mit Schinken und Käse belegen.

IMBISS* ▶ 7 G FETT

EIBROT MIT KRESSE

1 Ei, 1 Scheibe Vollkornbrot, 2 TL Tomatenmark, Streuwürze, frisch gemahlener Pfeffer, 1 Beet Kresse

▶ Das Ei hart kochen, pellen und in Scheiben schneiden. Brot mit Tomatenmark bestreichen, mit dem Ei belegen und mit Streuwürze, Pfeffer und Kresse bestreuen.

HAUPTGERICHT ▶ 15 G FETT

FRIKADELLE MIT GROSSEM SALAT

4 TL Salatcreme (20 % Fett), 1–2 TL Senf, 3 EL Gemüse-Hefebrühe, frisch gemahlener Pfeffer,

1 großes Stück Salatgurke, ½ Apfel, 2–3 frische Champignons, 3–4 Radieschen, etwa 50 g gemischte Blattsalate (Kopfsalat, Radicchio, Rauke etc.), 2–3 Tomaten, 1–2 kleine Zwiebeln, 125 g Beefsteakhack, 1 TL Öl, Salz, 1 Vollkornbrötchen, etwas Schnittlauch

▶ Salatcreme, Senf, Brühe und Pfeffer in einem tiefen Teller verrühren. Salatgurke, Apfel, Champignons und Radieschen in die Soße hobeln und etwas durchziehen lassen.
▶ Die Blattsalate waschen, trocknen und auf einen großen Teller geben. Tomaten in dicke und Zwiebel in dünne Scheiben schneiden.
▶ Das Hack zu einer flachen Frikadelle formen. Eine heiße Pfanne mit dem Öl einpinseln. Das Fleisch in die Mitte setzen. Zwiebel- und Tomatenscheiben rundherum verteilen. Das Fleisch auf jeder Seite etwa eineinhalb Minuten braten und mit Salz und Pfeffer würzen; Die Tomaten- und Zwiebelscheiben zwischendurch mehrmals wenden.

▶ Das Brötchen toasten, die Gurken-Pilz-Mischung auf die Blattsalate geben und mit Schnittlauchröllchen bestreuen. Fleisch und Tomaten-Zwiebeln dazu anrichten.

IMBISS* ▶ 8 G FETT

FRÜCHTEMÜSLI

1 EL Kürbiskerne, 150–200 g frisches Obst (Beeren, Apfel oder Birne, 1 Stück Banane, Weintrauben oder Kirschen, Aprikosen), 3 EL Haferflocken, ca. 60 g fettarme Dickmilch, etwas abgeriebene unbehandelte Zitronenschale

▶ Die Kürbiskerne hacken. Die Früchte klein schneiden, in einen tiefen Teller geben und mit den restlichen Zutaten mischen. Etwas durchziehen lassen.
TIPP: Kürbiskerne und Haferflocken in einer Pfanne ohne Fett anrösten. Falls die Früchte zu sauer sind, süßen Sie mit einem Teelöffel Ahornsirup oder Honig.

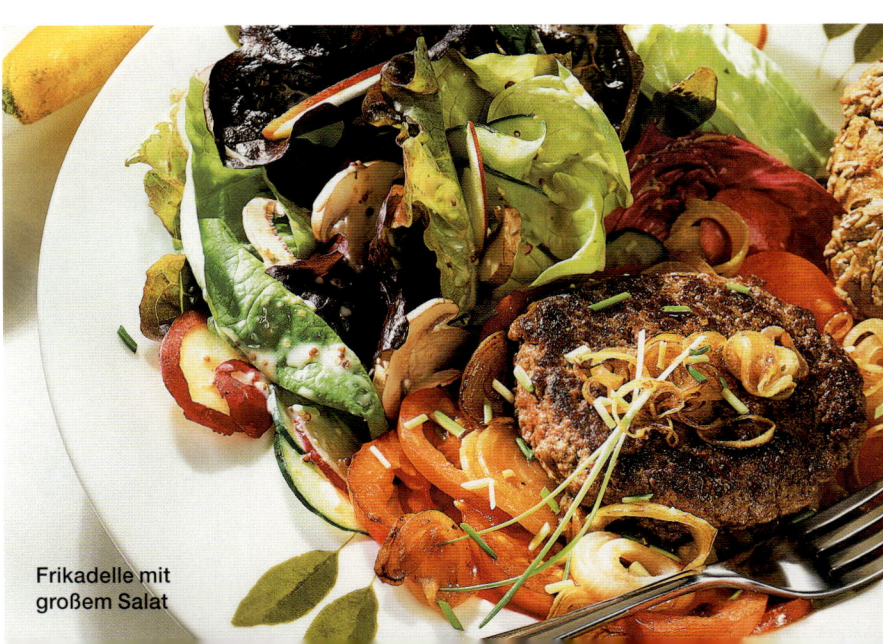

Frikadelle mit großem Salat

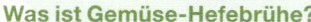

> **Was ist Gemüse-Hefebrühe?**
> Gemüse-Hefebrühe ist eine pastenartige Gemüsebrühe mit hohem Hefeanteil. Das gibt ihr einen besonders würzigen Geschmack. Man bekommt sie im Reformhaus. In den meisten Rezepten wird zubereitete Brühe gebraucht, zum Beispiel „2–3 EL Gemüse-Hefe-brühe". Gelegentlich brauchen Sie die nicht aufgelöste Brühe, erkennbar ist das an dem Hinweis „Instant", zum Beispiel: „1 TL Ge-müse-Hefebrühe (Instant)". Bitte nicht verwechseln.

HAUPTGERICHT ▶ 12 G FETT

GEFÜLLTES HÄHNCHEN-BRUSTFILET MIT BROKKOLI

200 g Brokkoli, Salz, 1 EL Essig, 1 kleines Hähnchenbrustfilet (ca. 150 g), frisch gemahlener Pfef-fer, etwas frischer Thymian, 10 g Schnittkäse (30 % Fett i. Tr.), 1 TL Olivenöl, 1 Möhre, 1–2 Knob-lauchzehen, ca. 125 ml Gemüse-Hefebrühe, 1 TL Crème fraîche, 1 Messerspitze zerdrückter oder ge-mahlener Koriander, 7 EL Kartof-felpüreeflocken mit Milch

▶ Den Brokkoli in Salz-Essig-Was-ser kochen.
▶ Eine Pfanne erhitzen. In das Hähn-chenbrustfilet eine Tasche schnei-den. Das Fleisch rundherum mit Salz, Pfeffer und Thymian würzen, mit Käse füllen und zugedeckt zehn bis 13 Minuten in heißem Öl bra-ten, zwischendurch wenden. Fleisch herausnehmen und warm halten.
▶ Inzwischen die Möhre raspeln oder reiben, Knoblauch hacken. Beides in die Pfanne geben, kurz rühren, Brühe und Crème fraîche zufügen und die Flüssigkeit etwas

einkochen. Mit Pfeffer und Korian-der würzen.
▶ 180 Milliliter Salzwasser erhitzen. Die Püreeflocken hineinrühren. Al-les zum Fleisch anrichten und mit Pfeffer bestreuen.

HAUPTGERICHT ▶ 13 G FETT

GEGRILLTES PUTEN-SCHNITZEL AUF RAUKE-TOMATEN-BETT

50–60 g Nudeln, Salz, 1 Bund Rauke, 1–2 Tomaten oder einige Kirschtomaten, frisch gemahlener Pfeffer, etwas Zitronensaft, 150 g dünn geschnittenes Putenschnitzel, 2 TL Olivenöl, 2 EL Gemüse-Hefebrühe

▶ Die Nudeln nach Packungsanwei-sung in Salzwasser kochen; abgießen.
▶ Inzwischen die Rauke waschen, trocknen, grob hacken und auf einen großen Teller geben. Tomaten vier-teln und darauf verteilen. Alles mit Salz, Pfeffer und einigen Tropfen Zi-tronensaft würzen und vermischen.
▶ Das Schnitzel mit wenig Öl ein-reiben, mit Salz und Pfeffer würzen und in einer heißen Grillpfanne (oder beschichteten Pfanne) auf je-

der Seite eineinhalb bis zwei Minu-ten braten.
▶ Fleisch und Nudeln zu Rauke und Tomaten anrichten und mit heißer Brühe, restlichem Öl und Zitronen-saft beträufeln.

HAUPTGERICHT ▶ 14 G FETT

GEMÜSEEINTOPF MIT SPARGEL UND REIS

250 g Spargel, Salz, Zucker, 45 g Reis, 150 g TK-Butter-Leipzi-ger Allerlei, 1 Messerspitze Currypulver, 1–2 TL Zitronensaft

▶ Den Spargel schälen und in Salz-wasser mit einer Prise Zucker etwa 15 Minuten nicht zu weich kochen.
▶ Den Reis nach Packungsanwei-sung in Salzwasser kochen.
▶ Spargel abgießen (Brühe auffan-gen) und in Stücke schneiden. Das TK-Gemüse mit 250 Milliliter Spar-gelbrühe in einem geschlossenen Topf erhitzen und vier Minuten ko-chen, einmal vorsichtig umrühren.
▶ Reis und Spargel zum Gemüse ge-ben, Curry zufügen und mit Salz und Zitronensaft würzen.

IMBISS* ▶ 8 G FETT

GRAPEFRUITMÜSLI

½ Grapefruit, ½ Becher fettarmer Joghurt (75 g), 1 EL Haferflocken, 1 EL Haferkleieflocken, 2 TL Crème fraîche, ½ EL Kürbiskerne

▶ Das Fruchtfleisch der Grapefruit auslösen, den Saft dabei auffangen und weiteren Saft aus der Schale pressen. Alle Zutaten miteinander mischen und etwas quellen lassen.

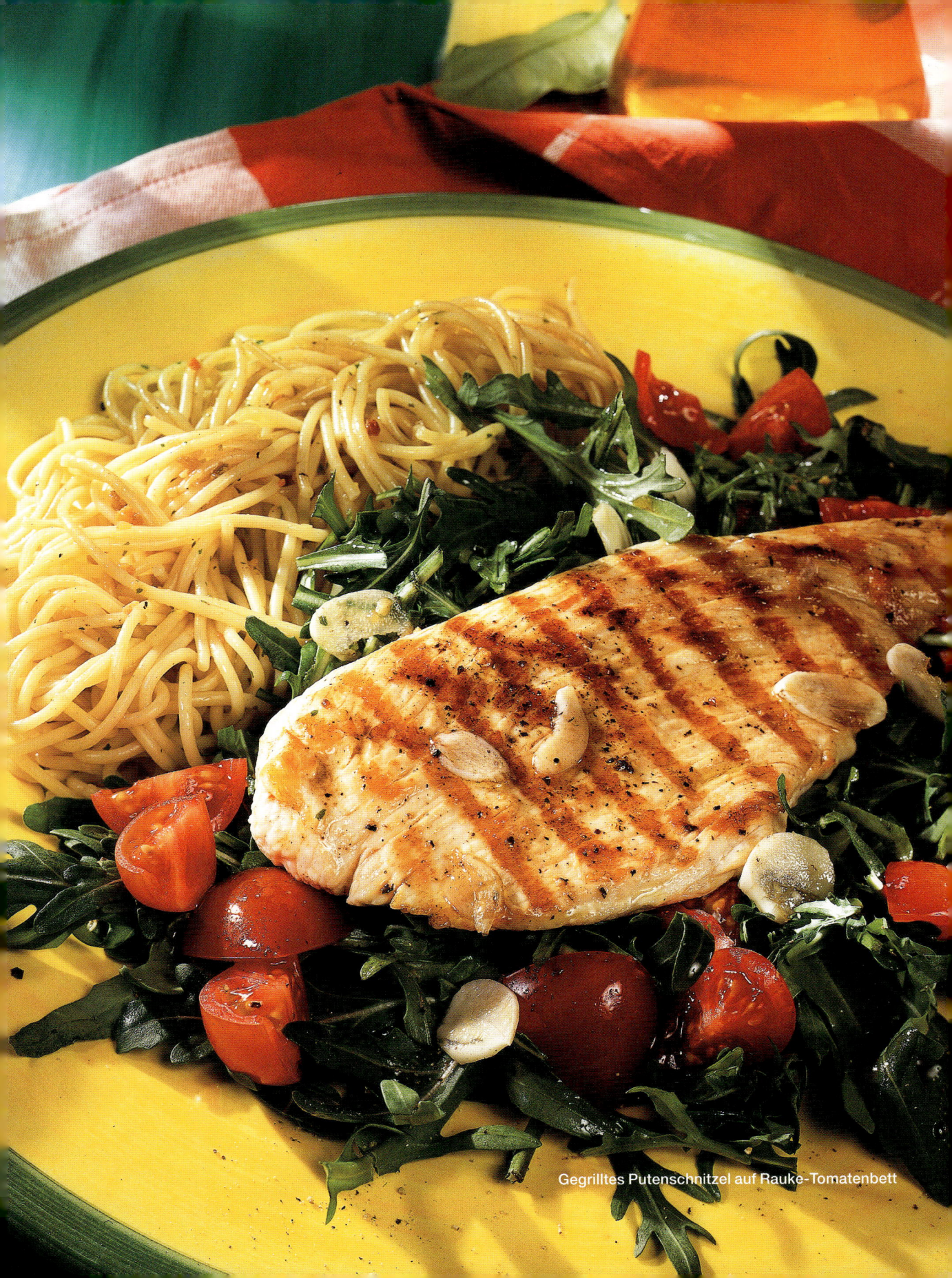

Gegrilltes Putenschnitzel auf Rauke-Tomatenbett

HAUPTGERICHT ▶ 11 G FETT

GRÜNKERNSALAT

125 ml Gemüse-Hefebrühe, frisch gemahlener Pfeffer, etwa 130–140 g gekochter Grünkern (60 g Rohgewicht), 1–2 EL Kapern, 4 TL Salatcreme (20 % Fett), 200 g Salatgurke, 1 kleiner Apfel, etwas glatte Petersilie und Schnittlauch, Salz, 50 g magere Sülze

▶ Gemüsebrühe mit Pfeffer aufkochen und den gekochten Grünkern darin erwärmen. Kapern und Salatcreme untermischen. Alles in einen tiefen Teller füllen. Gurke und Apfel in dünnen Scheiben oder Streifen hineinhobeln, Petersilienblätter und Schnittlauchröllchen zufügen, alles mischen und etwas durchziehen lassen. Mit Salz abschmecken. Die Sülze dazu essen.
TIPPS: • Der Salat schmeckt auch mit kaltem Grünkern sehr gut.
• Wenn Sie Grünkern kochen, empfiehlt es sich, gleich eine größere Portion für andere Gerichte zuzubereiten: Grünkern in der doppelten Menge Salzwasser zum Kochen bringen und bei kleiner Hitze ca. 40 Minuten quellen lassen. Abkühlen lassen und portionsweise einfrieren.

IMBISS ▶ 6 G FETT

GURKEN-KÄSE-SALAT AUF BROT

etwa 200 g Salatgurke, Salz, 1 EL Zitronensaft, etwas Schnittlauch, Dill oder Borretsch, 20 g Schnittkäse (30 % Fett), 1 Scheibe Vollkornbrot, 1 EL fettreduzierter Frischkäse

▶ Die Gurke raspeln oder klein schneiden, mit Salz und Zitronensaft würzen und etwas durchziehen lassen.
▶ Die Kräuter hacken, den Käse klein schneiden und beides mit der Gurke mischen. Das Brot mit Frischkäse bestreichen und dazu essen.

IMBISS ▶ 8 G FETT

HÄHNCHEN-SANDWICH

4 TL Salatcreme (20 % Fett), 1 TL Senf, 1–2 Stangen Staudensellerie, Salz, ½ kleines gebratenes Hähnchenbrustfilet (ca. 75 g), 1 TL Sonnenblumenkerne, frisch gemahlener Pfeffer, 1 Scheibe Weizenvollkornbrot, etwas Schnittlauch, Petersilie oder Kresse

▶ Salatcreme und Senf in einem tiefen Teller verrühren. Die Hälfte vom Staudensellerie dünn hobeln, zugeben und dann mit wenig Salz würzen.

▶ Das Hähnchenbrustfilet in dünne Scheiben schneiden, zugeben, Sonnenblumenkerne darüber streuen, mit Pfeffer würzen und mischen. Den Salat auf dem Brot anrichten und mit gehackten Kräutern bestreuen.

IMBISS ▶ 10 G FETT

IMBISS MIT EI

1 Ei, 2 Scheiben Knäckebrot, 1–2 TL Paprikamark, etwas Schnittlauch, Kresse oder glatte Petersilie, Salz, frisch gemahlener Pfeffer, 1 EL fettreduzierter Frischkäse, 50–100 g Erdbeeren

▶ Das Ei nach Geschmack weich oder hart kochen. Eine Scheibe Knäckebrot mit Paprikamark bestreichen und mit Kräutern, Salz und Pfeffer würzen, die andere mit Frischkäse bestreichen und mit Erdbeerscheiben belegen.
TIPP: Statt Paprikamark passt auch Tomatenmark.

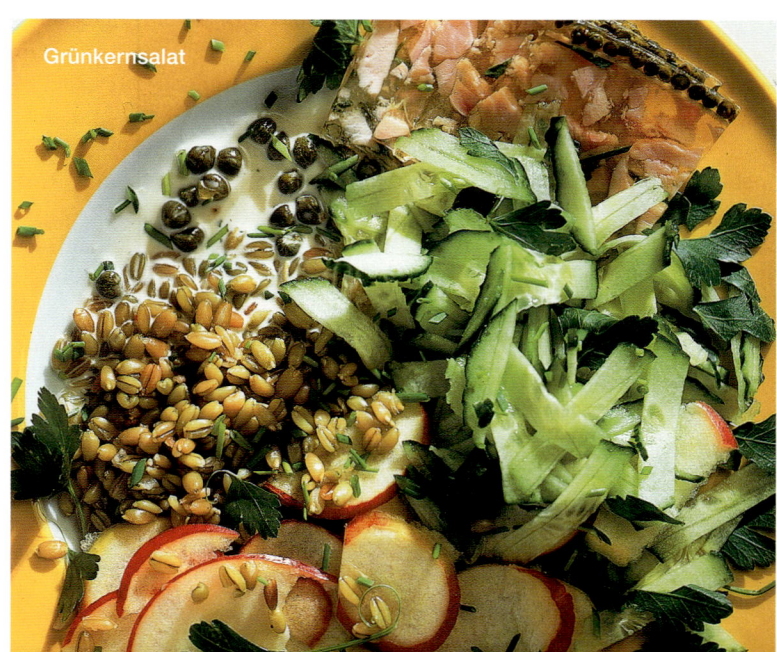
Grünkernsalat

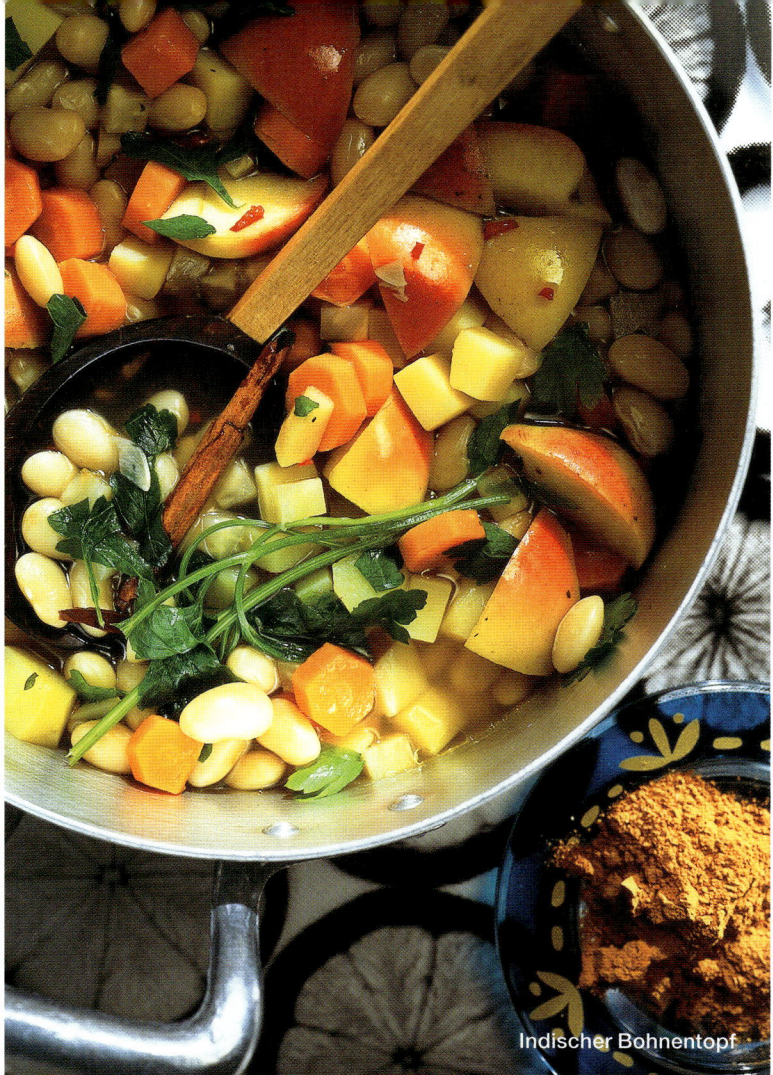

Indischer Bohnentopf

HAUPTGERICHT ▶ 10 G FETT

INDISCHER BOHNENTOPF

1 Kartoffel, 1 kleine Petersilien-
wurzel, 2 Möhren, 1 kleines Stück
Chilischote, etwas glatte Petersilie,
1 Apfel, 1 kleine Dose weiße Bohnen
(ca. 230–250 g Abtropfgewicht),
1 Messerspitze Gemüse-Hefebrühe
(Instant), je 1 Messerspitze
gemahlene Nelken, Muskatnuss,
Kardamom, Zimt, Kumin, Pfeffer,
1 ½ TL Olivenöl

▶ 190 Milliliter Wasser zum Kochen bringen. Kartoffel, Petersilienwurzel und Möhren schälen und
klein schneiden. Chili entkernen
und hacken (mit Gummihandschuhen arbeiten), Petersilienblätter abzupfen. Gemüse und Petersilienstiele vier bis fünf Minuten kochen.

▶ Den Apfel klein schneiden, die
Bohnen abtropfen lassen. Bohnen,
Apfelstücke, Brühe und Gewürze
zum Gemüse geben und weitere fünf
Minuten kochen. Zum Schluss Pe-
tersilienblätter und Öl zufügen.
TIPP: Die klassische indische Ge-
würzmischung für diesen Eintopf
heißt Garam Masala; sie bekommen
sie in Kaufhäusern und in Asien-
Shops. Nehmen Sie dann statt der
Chilischote einen halben Teelöffel
Garam Masala.

IMBISS* ▶ 8 G FETT

KÄSEBROT
UND KIRSCHEN

1 Scheibe Vollkornbrot, 1–2 TL Pa-
prikamark, etwas Basilikum oder
Kresse, 20 g Schnittkäse (30 % Fett),
1 EL Sonnenblumenkerne,
100–125 g Kirschen

▶ Das Brot mit Paprikamark bestreichen, mit Kräuterblättern und
Käse belegen und mit Sonnenblu-
menkernen bestreuen. Die Kirschen
dazu essen.
TIPP: Nehmen Sie Obst nach Saison,
beispielsweise Erdbeeren, Weintrauben, ein Stück Melone.

IMBISS* ▶ 5 G FETT

KÄSE-RAUKE-
SANDWICH MIT APFEL

2 Scheiben Knäckebrot, ½ Ecke fett-
reduzierter Schmelzkäse (ca. 12 g),
1 TL Tomatenmark, 1 EL fett-
reduzierter Frischkäse, frisch gemah-
lener Pfeffer, 1 TL Sesamsaat,
etwas Rauke, 1 Apfel

▶ Eine Scheibe Knäckebrot mit dem
Schmelzkäse, die zweite mit Tomatenmark und Frischkäse bestreichen.
Beide Scheiben mit Pfeffer würzen,
mit Sesam bestreuen, mit Raukeblät-
tern belegen und zusammenklappen.
Den Apfel dazu essen.

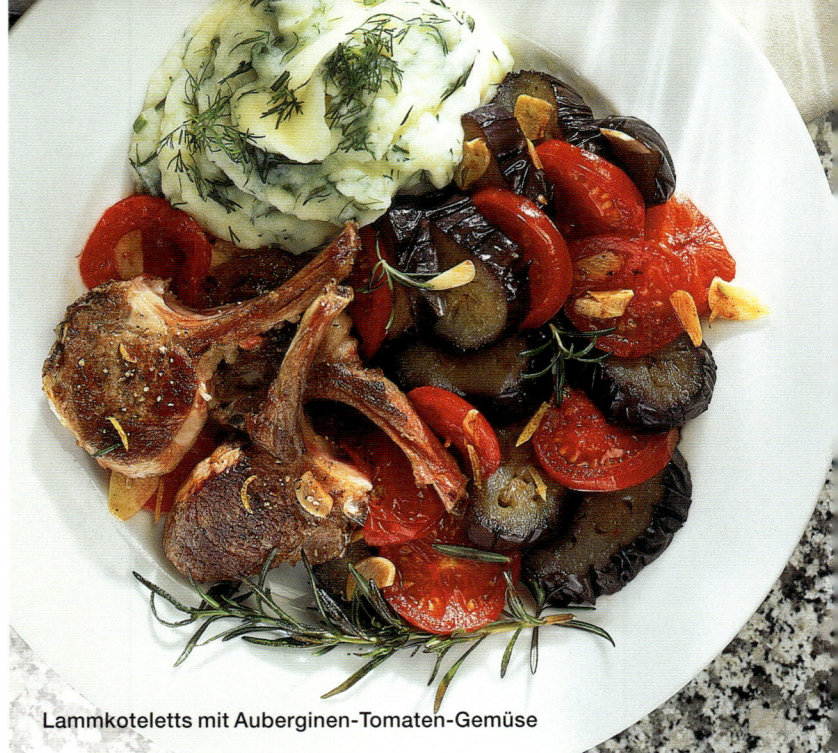

Lammkoteletts mit Auberginen-Tomaten-Gemüse

IMBISS* ▶ 8 G FETT

KNÄCKEBROTE MIT SCHINKEN UND HONIG

2 Scheiben Knäckebrot, 3 EL fettreduzierter Frischkäse, 1 TL Honig, 1 TL Sesamsaat, 20 g magerer gekochter Schinken, etwas Basilikum, Kresse oder Petersilie, 1–2 Tomaten oder einige Kirschtomaten

▶ Die Knäckebrotscheiben mit dem Frischkäse bestreichen. Eine Scheibe mit Honig und Sesam belegen, die andere mit Schinken und Kräutern. Die Tomaten dazu essen.

HAUPTGERICHT ▶ 10 G FETT

LAMMKOTELETTS MIT AUBERGINEN-TOMATEN-GEMÜSE

1 Aubergine, 2 Tomaten, 2 Knoblauchzehen, etwas unbehandelte Zitronenschale, 1 TL Olivenöl, 1 Rosmarinzweig, 2–3 dünne Lammkoteletts ohne Fett (oder 100 g Lammfilet), Salz, frisch gemahlener Pfeffer, 7 EL Kartoffelpüreeflocken mit Milch (Fertigprodukt), etwas Dill

▶ Die Aubergine etwa 20 Minuten in Wasser garen, bis die Haut leicht schrumpelig ist. Tomaten inzwischen in Scheiben schneiden, Knoblauch und Zitronenschale hacken. Die gegarte Aubergine in dicke Scheiben schneiden.

▶ Öl und Rosmarin in eine heiße Pfanne geben, die Koteletts auf jeder Seite etwa zwei Minuten braten, mit Salz und Pfeffer würzen und auf einem Teller warm stellen.

▶ Auberginen- und Tomatenscheiben mit Knoblauch, Zitronenschale und drei Esslöffel Wasser in die Pfanne geben, kurz aufkochen, dabei die Scheiben wenden. Gemüse zum Fleisch anrichten.

▶ Zwischendurch 180 Milliliter Salzwasser erhitzen. Püreeflocken und gehackten Dill hineinrühren. Das Püree zu Fleisch und Gemüse geben.

HAUPTGERICHT ▶ 9 G FETT

LAUWARMES LINSEN-GEMÜSE MIT SCHAFKÄSE

50 g rote Linsen, 1 Zwiebel, Salz, 1 EL Essig, 2 EL Gemüse-Hefebrühe, 50 g Rauke, 2 Tomaten, 40 g Schafkäse, frisch gemahlener Pfeffer, 1 Scheibe Vollkornbrot

▶ Die Linsen in einem heißen Topf kurz anrösten, dann 125 Milliliter Wasser zugießen und zugedeckt garen.

▶ Inzwischen die Zwiebel in Ringe schneiden, nach vier Minuten Kochzeit mit einer Prise Salz zu den Linsen geben und weitere vier Minuten kochen; zu viel Flüssigkeit offen verdampfen lassen.

▶ Für die Soße den Essig mit etwas Salz und der Brühe in einem tiefen Teller verrühren. Die Rauke klein schneiden und dann mit der Soße mischen.

▶ Die Tomaten klein schneiden, unter die heißen Linsen mischen und alles auf dem Salat anrichten. Den Käse zerbröckeln und darüber streuen. Mit Pfeffer würzen.

▶ Die Brotscheibe toasten und dazu essen.

HAUPTGERICHT ▶ 12 G FETT

LORBEERKARTOFFELN MIT SPIEGELEI UND SALAT

2–3 Lorbeerblätter, 1 Knoblauchzehe, Salz, 1 Zwiebel, 3 Kartoffeln, 75 g fettarmer Joghurt, 1 EL Zitronensaft, frisch gemahlener Pfeffer, 1 Möhre, ½ Apfel, ½ Kohlrabi, ½ TL Olivenöl, 1 Ei, etwas glatte Petersilie und Dill

▶ Lorbeerblätter und Knoblauch in Salzwasser aufkochen. Zwiebel vierteln, Kartoffeln schälen. Beides zugeben und etwa 20 Minuten garen.

▶ Den Joghurt mit Zitronensaft, Salz und Pfeffer verrühren. Möhre, Apfel- und Kohlrabihälfte grob raffeln, mit der Joghurtsoße mischen und durchziehen lassen.

▶ Eine heiße Pfanne mit Öl einpinseln und ein Spiegelei braten. Mit Salz und Pfeffer würzen.

▶ Die Kartoffeln abgießen und mit dem Ei auf einen Teller geben. Den Salat dazu reichen und mit gehackten Kräutern bestreuen.

IMBISS* ▶ 9 G FETT

MÜSLI MIT MILCH

1 Apfel, 1 TL Kürbiskerne, 1 ½ EL Haferflocken, 1 EL Haferkleieflocken, 100 ml fettarme Milch, 2 TL Crème fraîche

▶ Den Apfel raspeln oder klein schneiden, die Kürbiskerne hacken und beides mit den übrigen Zutaten mischen.

TIPP: Würzen Sie das Müsli mit einer Prise Zimt oder Ingwerpulver.

IMBISS ▶ 8 G FETT

NUDEL-MÖHREN-SALAT

40–50 g Nudeln (oder etwa 100 g gekochte Nudeln), Salz, 6 TL Salatcreme (20 % Fett), 3–4 EL Gemüsebrühe, 1–2 TL Zitronensaft, ½ Bund Schnittlauch, 2 Möhren, 1–2 Tomaten oder einige Kirschtomaten, Cayennepfeffer, 1 Bund Rauke

▶ Die Nudeln nach Packungsanweisung in Salzwasser kochen; abgießen und abkühlen lassen.

▶ Inzwischen für die Soße Salatcreme, Brühe und Zitronensaft in einem tiefen Teller verrühren. Den Schnittlauch in Röllchen schneiden und zugeben. Die geputzten Möhren in die Soße hobeln. Die Tomaten klein schneiden und mit den gekochten Nudeln unterheben. Mit Cayennepfeffer und Salz abschmecken. Die Rauke waschen, trocknen, klein schneiden und untermengen. Den Salat gut durchziehen lassen.

TIPP: Der Salat schmeckt auch gut mit Melonenstückchen.

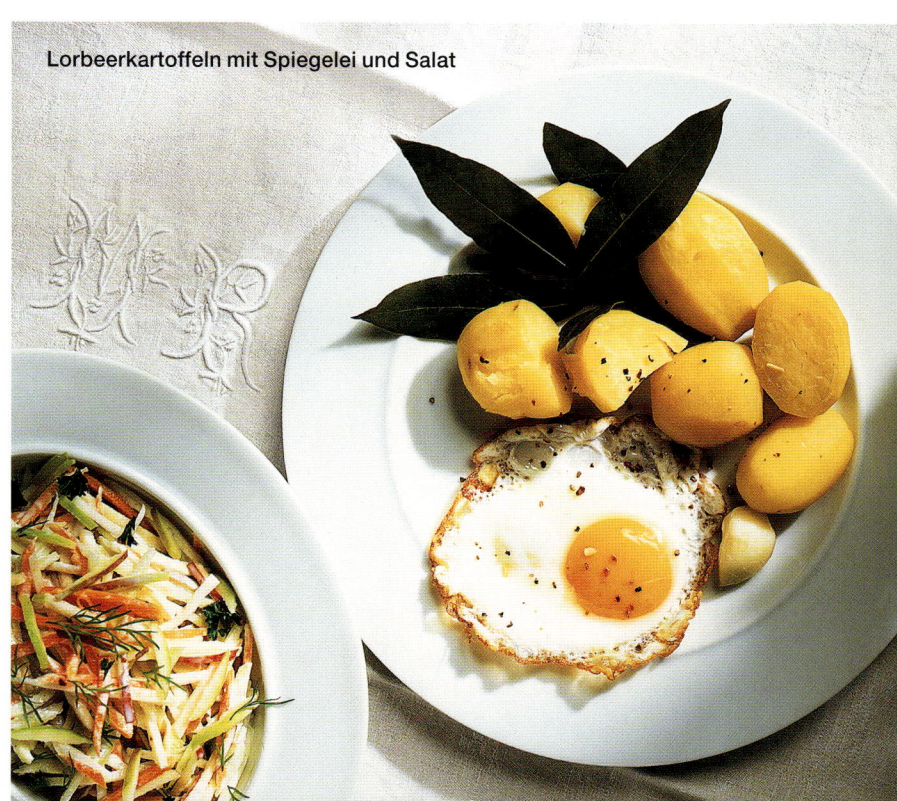

Lorbeerkartoffeln mit Spiegelei und Salat

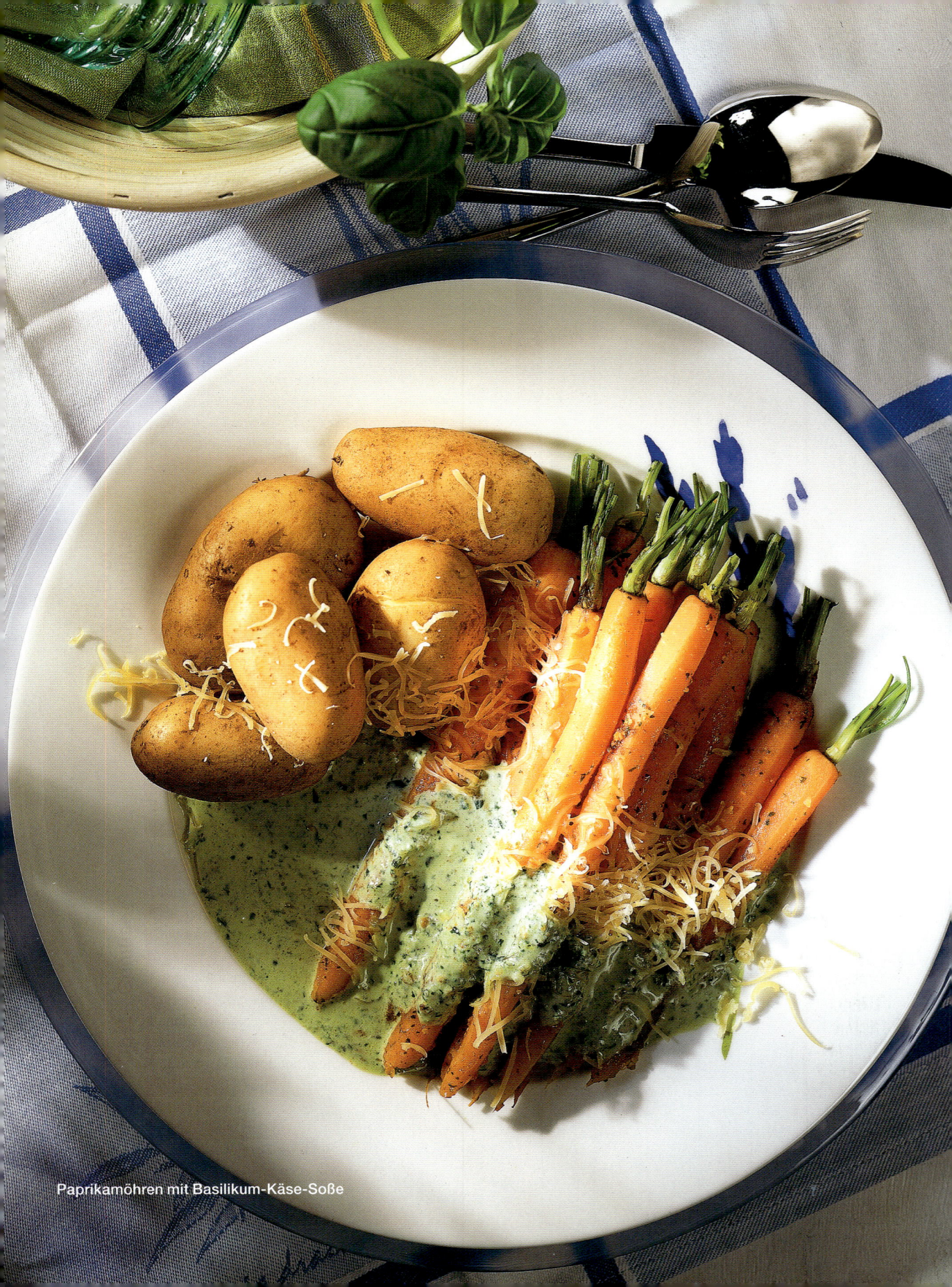

Paprikamöhren mit Basilikum-Käse-Soße

HAUPTGERICHT ▶ 10 G FETT

NUDELN MIT TOMATEN-FLEISCH-SOSSE

50 g Nudeln (oder etwa 125 g gekochte Nudeln), Salz, ½ kleine Dose geschälte Tomaten (ca. 120 g Abtropfgewicht), 1 Päckchen TK-Suppengrün (50 g), 100 g TK-Erbsen, 40 g Corned-Beef, Cayennepfeffer, 1 ½ TL Olivenöl

▶ Die Nudeln nach Packungsanweisung in Salzwasser kochen; abgießen.

▶ Inzwischen die Tomaten mit dem Suppengrün im offenen Topf drei Minuten einkochen lassen, Erbsen und Corned-Beef zufügen und weitere fünf Minuten kochen.

▶ Mit Salz und Cayennepfeffer würzen, Öl unterrühren und die Soße mit den Nudeln in einem vorgewärmten Teller anrichten.

TIPP: Statt mit Corned-Beef können Sie die Soße auch mit Geflügelsülze zubereiten.

HAUPTGERICHT ▶ 11 G FETT

NUDELOMELETT MIT SALAT

60 g Nudeln (oder ca. 150 g gekochte Nudeln), Salz, 1 Lauchzwiebel, 1 ½ EL Magerquark, frisch gemahlener Pfeffer, 1–2 EL Zitronensaft, 1 Portion Blattsalat, 3 Tomaten, 1 Knoblauchzehe, Cayennepfeffer, 1 Ei, 1 Thymianzweig (oder etwas getrockneter Thymian), ½ TL Olivenöl, etwas glatte Petersilie, Thymian oder Basilikum

▶ Die Nudeln nach Packungsanweisung in Salzwasser kochen; abgießen.

▶ Inzwischen die Lauchzwiebel klein schneiden und in drei bis vier Esslöffel Salzwasser garen. Mit einem Schaumlöffel herausnehmen und beiseite stellen.

▶ Das Zwiebelkochwasser mit dem Quark verrühren, mit Salz, Pfeffer und Zitronensaft würzen und mit dem Blattsalat mischen.

▶ Die Tomaten fein hacken oder pürieren. Mit gehacktem Knoblauch und Cayennepfeffer würzen, auf einen großen heißen Teller geben.

▶ Die Lauchzwiebel mit Ei, Salz, Pfeffer und Thymianblättchen verrühren. Die gekochten Nudeln zufügen.

▶ Eine heiße Pfanne mit Öl einpinseln. Die Nudel-Ei-Mischung hineingeben und zugedeckt bei geringer Hitze etwa zehn Minuten garen; die Pfanne zwischendurch schütteln, damit sich das Ei gut verteilt. Das fertige Omelett auf die Tomatensoße geben und mit gehackten Kräutern bestreuen.

▶ Den Salat dazu essen.

IMBISS ▶ 5 G FETT

NUDEL-SCHINKEN-SALAT

30 g Nudeln (oder ca. 75 g gekochte Nudeln), Salz, 3 TL Salatcreme (20 % Fett), 1–2 EL Gemüse-Hefebrühe, frisch gemahlener Pfeffer, 3–4 Tomaten, 2 kleine Gewürzgurken, 20 g gekochter Schinken, ½ Beet Kresse oder ein paar Raukeblätter

▶ Die Nudeln nach Packungsanweisung in Salzwasser kochen, abgießen.

▶ Die Salatcreme mit Brühe, Salz und Pfeffer in einer Schüssel verrühren.

▶ Tomaten, Gurken und Schinken klein schneiden, mit den gekochten Nudeln und der Kresse zur Soße geben und mischen. Etwas durchziehen lassen und abschmecken.

HAUPTGERICHT ▶ 15 G FETT

PAPRIKA-MÖHREN MIT BASILIKUM-KÄSE-SOSSE

4–5 Kartoffeln, Salz, 300–350 g Bundmöhren, 125 ml Gemüse-Hefebrühe, Rosenpaprika, ½ Becher fettarmer Joghurt (75 g), 2 TL Olivenöl, 1 kleines Bund Basilikum, 20 g Schnittkäse im Stück (30 % Fett)

▶ Kartoffeln in Salzwasser kochen (neue Kartoffeln vor dem Kochen nur abbürsten).

▶ Inzwischen die Möhren putzen oder schälen, nebeneinander in eine Pfanne legen, die Hälfte der Brühe zugießen und zugedeckt bei starker Hitze etwa acht bis neun Minuten garen, bis die Flüssigkeit verdampft ist. Die Möhren mit Paprika bestäuben, die Hälfte der restlichen Brühe zugießen und weitere drei bis vier Minuten kochen; die Pfanne zwischendurch rütteln, damit nichts ansetzt.

▶ Für die Soße Joghurt, Öl und Basilikumblätter in ein hohes Rührgefäß geben und pürieren. Den Käse reiben.

▶ Die Möhren auf einen Teller geben, mit dem Käse bestreuen und warm halten. Die restliche Brühe in die Pfanne gießen, die Joghurtsoße zufügen und auf der ausgeschalteten Herdplatte unter Rühren den Bratsatz lösen (die Soße darf nicht kochen).

▶ Die Soße über die Möhren gießen und die Pellkartoffeln dazu anrichten.

HAUPTGERICHT ▶ 9 G FETT

PELLKARTOFFELN MIT QUARK AUF SPINATBETT

4 Kartoffeln, Salz, 1–2 Knoblauchzehen, 125 ml Gemüse-Hefebrühe (siehe Hinweis Seite 122), 2 Tomaten, frisch gemahlener Pfeffer, etwas Thymian (frisch oder getrocknet), 1 ½ TL Olivenöl, 100 g geputzter Blattspinat (oder TK), 3 gehäufte EL Magerquark, etwas Zitronensaft

▶ Die Kartoffeln in Salzwasser kochen; pellen.

▶ Inzwischen den Knoblauch hacken und in einer großen Pfanne in der Brühe aufkochen. Die Tomaten in Scheiben schneiden, mit Salz, Pfeffer und Thymian würzen, in der Pfanne kurz erhitzen und auf einen Teller legen. Das Öl in den Sud geben, den frischen Spinat kurz darin schwenken (nicht kochen; TK-Spinat im Sud auftauen lassen). Den Spinat herausnehmen und mit den Pellkartoffeln zu den Tomaten anrichten.

▶ Den Quark mit drei Esslöffel Sud verrühren, mit Salz würzen und auf den Spinat geben. Alles mit Zitronensaft beträufeln und mit Pfeffer bestreuen.

IMBISS ▶ 4 G FETT

QUARKBROT UND APFELSALAT

½ TL Olivenöl, Salz, frisch gemahlener Pfeffer, 1–2 EL Zitronensaft, 1–2 EL Gemüse-Hefebrühe, 1 Apfel, etwas Schnittlauch, Kresse oder Petersilie, 1 Scheibe Vollkornbrot, 1 EL Magerquark,

▶ Für die Soße Öl, Salz, Pfeffer, Zitronensaft und Gemüsebrühe verrühren. Den Apfel in die Soße raspeln, die gehackten Kräuter zufügen und alles mischen. Das Brot mit Quark bestreichen und nach Geschmack würzen. Oder: Den Salat auf dem Brot anrichten und die Soße darüber geben.

IMBISS* ▶ 7 G FETT

QUARKBROT UND HONIGZWIEBACK

1 Scheibe Vollkornbrot, 1 Zwieback, 2 EL Magerquark, 1 TL Crème fraîche, ½ TL Honig, ein paar Erdbeeren oder anderes Saisonobst, 1 TL Öl, 2–3 Salatgurkenscheiben, 2–3 Radieschen, etwas Kresse, Schnittlauch, Basilikum oder Petersilie, Salz, frisch gemahlener Pfeffer

▶ Brot und Zwieback mit Quark bestreichen. Auf den Zwieback Crème fraîche, Honig und Erdbeerscheiben geben. Das Brot mit dem Öl beträufeln, mit Gurken- und Radieschenscheiben belegen und mit Kräutern, Salz und Pfeffer würzen.

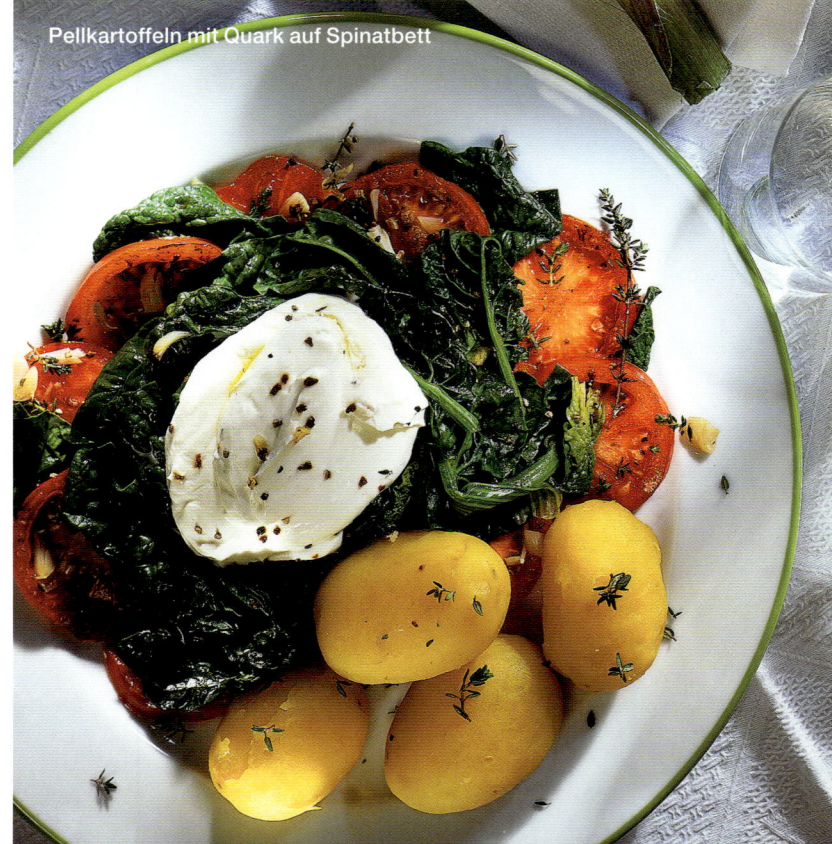
Pellkartoffeln mit Quark auf Spinatbett

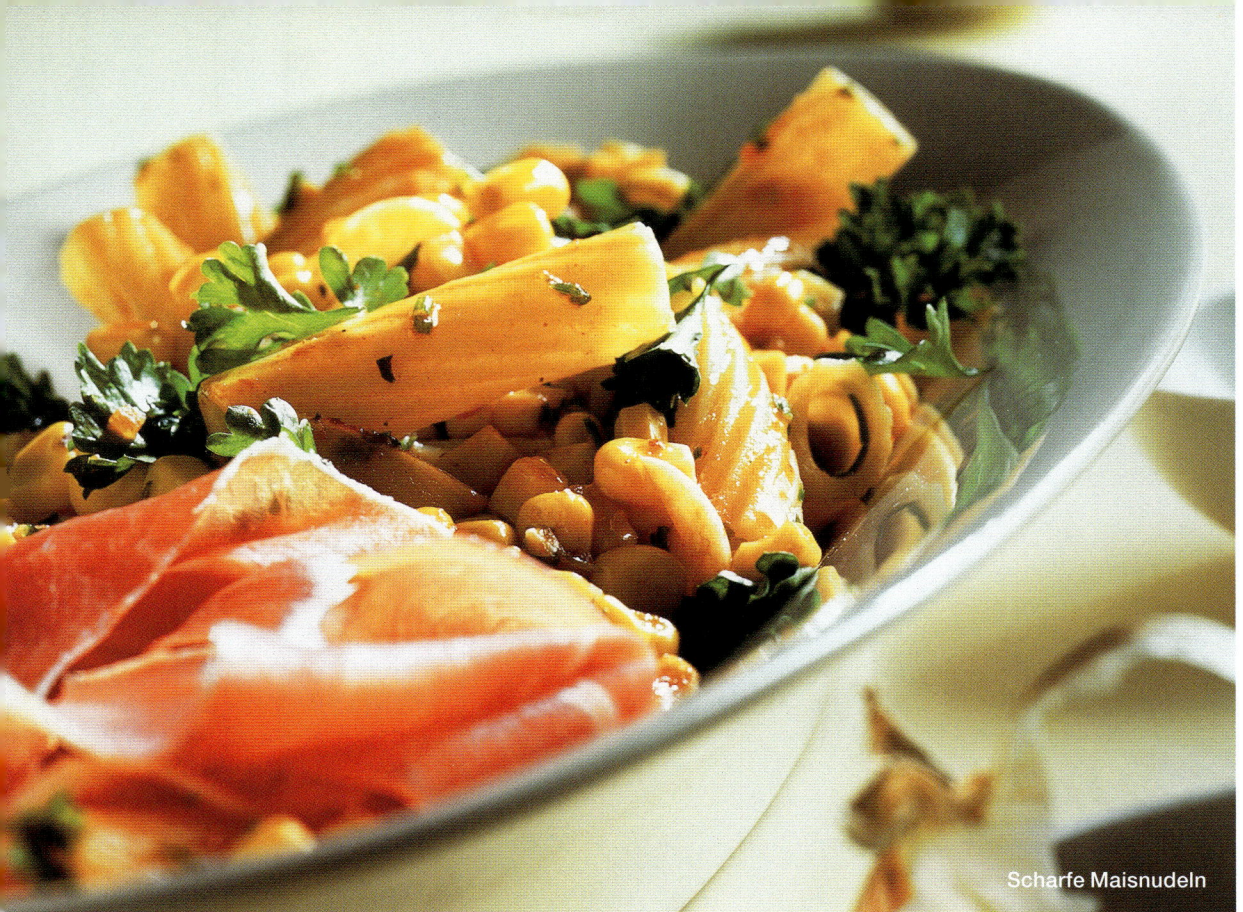

Scharfe Maisnudeln

IMBISS ▶ 7 G FETT

RÜBEN-APFEL-SUPPE MIT CROÛTONS

100 g Steckrübe, 1 Möhre, 2 Äpfel, 1 Messerspitze Currypulver, 250 ml Gemüse-Hefebrühe, ½ Scheibe Vollkornbrot, ½ EL Kürbiskerne, Salz, etwas Zitronensaft, ½ Beet Kresse, ½ TL Oliven- oder Kürbiskernöl

▶ Steckrübe, Möhre und die Äpfel schälen, klein schneiden und mit dem Currypulver in der Brühe weich kochen. Die Suppe pürieren. Das Brot würfeln und in einer Pfanne ohne Fett unter Rühren rösten, zum Schluss die Kürbiskerne zufügen und etwas salzen. Die Suppe mit Zitronensaft würzen, in einen Teller füllen, mit Croûtons, Kürbiskernen und Kresse bestreuen und mit dem Öl beträufeln.

IMBISS ▶ 5 G FETT

SAUERKRAUTSALAT

50 g eingelegter Kürbis, 200 g Sauerkraut, Salz, Rosenpaprika (oder Chiligewürz), 3 TL Salatcreme (20 % Fett), etwas Petersilie, Schnittlauch oder Koriandergrün, 1 Vollkornbrötchen

▶ Die Kürbisstücke klein schneiden und das Sauerkraut grob hacken. Beides in einen tiefen Teller geben, mit den restlichen Zutaten und zwei bis drei Esslöffel Kürbissaft mischen und durchziehen lassen. Das Brötchen dazu essen.

HAUPTGERICHT ▶ 13 G FETT

SCHARFE MAISNUDELN

50 g Nudeln (oder 125 g gekochte Nudeln), Salz, 150 g Gemüsemais (Dose), 3–4 TL Paprikamark, 1 TL Gemüse-Hefebrühe (Instant), Chiligewürz (Cayennepfeffer, Sambal oelek), 1 Bund glatte Petersilie oder Basilikum (oder TK-Gemischte Kräuter), 1 ½ TL Olivenöl, 30 g Parmaschinken ohne Fettrand in Scheiben

▶ Die Nudeln nach Packungsanweisung in Salzwasser kochen und abgießen.

▶ Inzwischen den Mais mit etwas Gemüsewasser, Paprikamark, Brühe und dem Chiligewürz erhitzen. Die Kräuter hacken, mit dem Öl und den Nudeln zufügen und mischen. Den Schinken dazu anrichten.

IMBISS ▶ 9 G FETT

SCHINKEN-SANDWICH MIT KOHLRABISALAT

1 TL Senf, 1 TL Tomatenmark, 1 TL Öl, 2 TL Salatcreme (20 % Fett), 1–2 EL Zitronensaft, Salz, frisch gemahlener Pfeffer, 1 kleiner Kohlrabi, ½ Bund Dill, 2 Scheiben Knäckebrot, 20 g gekochter Schinken

▶ Für die Soße Senf, Tomatenmark, Öl, Salatcreme und Zitronensaft in einer Schüssel verrühren und mit Salz und Pfeffer würzen. Den Kohlrabi hineinraspeln, alles mischen und gut durchziehen lassen. Dill fein hacken, zum Schluss unter-

heben und den Salat noch einmal abschmecken. Die Knäckebrote mit Schinken belegen und dazu essen.

HAUPTGERICHT ▶ 8 G FETT

SCHOLLENFILETRÖLL-CHEN MIT ORANGENREIS

45 g Reis, Salz, 1 Zwiebel, 1 kleines Stück Chilischote (oder etwas Chiligewürz), ½ TL Korianderkörner, 2 kleine Schollenfilets (125 g), 1 TL Senf, 4 TL Crème fraîche, etwas Schnittlauch, 1 Orange, etwas glatte Petersilie

▶ Den Reis nach Packungsanweisung in Salzwasser kochen.

▶ Inzwischen die Zwiebel klein schneiden, Chilischote hacken (mit Gummihandschuhen arbeiten) und beides mit ca. 110 Milliliter Salzwasser und den zerdrückten Korianderkörnern etwa drei Minuten zugedeckt kochen.

▶ Die Fischfilets mit Senf und zwei Teelöffel Crème fraîche bestreichen, mit Schnittlauchröllchen bestreuen, salzen und aufrollen. Röllchen in den Sud setzen und bei mittlerer Hitze etwa fünf Minuten garen. Herausnehmen und auf einem vorgewärmten Teller warm halten.

▶ Inzwischen die Orange schälen, die Filets auslösen, den Saft dabei auffangen und mit der restlichen Crème fraîche in den Sud rühren und erhitzen.

▶ Sud und Reis zu den Fischröllchen anrichten und mit gehackter Petersilie bestreuen.

TIPP: Raffiniert schmeckt der Reis mit einigen Korianderblättchen und etwas geriebenem Ingwer.

IMBISS ▶ 10 G FETT

SPARGELSALAT AUF SCHINKENBROT

½–1 TL Senf, 2 EL Gemüsebrühe (z. B. Spargelbrühe), Salz, frisch gemahlener Pfeffer, 1 ½ TL Olivenöl, etwa ½ Bund Radieschen, 1 kleine Möhre, 150–200 g gekochter Spargel, etwas Schnittlauch, Kresse, Radieschenblätter, 1 Scheibe Weizenvollkornbrot, 20 g Parmaschinken ohne Fettrand

▶ Senf, Gemüsebrühe, Salz, Pfeffer und Öl in einem tiefen Teller verrühren. Die Radieschen und die ge-

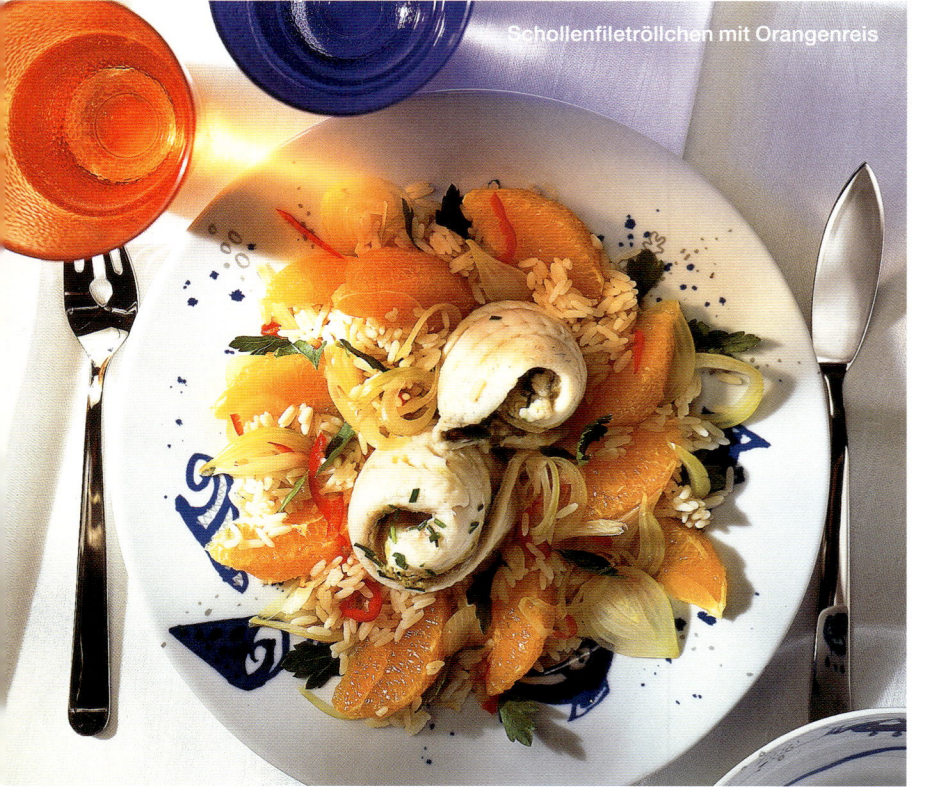
Schollenfiletröllchen mit Orangenreis

putze Möhre in die Soße hobeln, den gekochten Spargel klein schneiden, zufügen, alles miteinander mischen und durchziehen lassen. Kurz vor dem Essen die gehackten Kräuter unterheben. Das Brot mit Schinken belegen und den Salat darauf anrichten.

TIPP: Dieser Salat eignet sich besonders für gekochte Spargelreste. Falls Sie rohen Spargel nehmen: Schälen Sie ihn und kochen ihn in Salzwasser mit einer Prise Zucker etwa zehn bis zwölf Minuten; abkühlen lassen.

HAUPTGERICHT ▶ 12 G FETT

STEAK MIT KARTOFFEL-BREI UND SALAT

1 Clementine, etwas Zitronensaft, Salz, frisch gemahlener Pfeffer, 1 Knoblauchzehe, 1½ TL Olivenöl, 2 Tomaten, 1 Fenchel, 1 Beet Kresse, 7 EL Kartoffelpüreeflocken mit Milch (Fertigprodukt), 80 g Beefsteak

▶ Die Clementine auspressen und den Saft mit Zitronensaft, Salz, Pfeffer, zerdrücktem Knoblauch und einem Teelöffel Öl verrühren. Die Tomaten würfeln, den Fenchel in Scheiben raspeln, beides mit der Soße vermischen und mit der Kresse bestreuen.

▶ 180 Milliliter Salzwasser erhitzen und die Püreeflocken hineinrühren. Inzwischen eine heiße Pfanne mit dem restlichen Öl einpinseln und das Steak auf jeder Seite ein bis zwei Minuten braten, mit Salz und Pfeffer würzen. Alles auf einem vorgewärmten Teller anrichten.

▶ Ein bis zwei Esslöffel Wasser in die

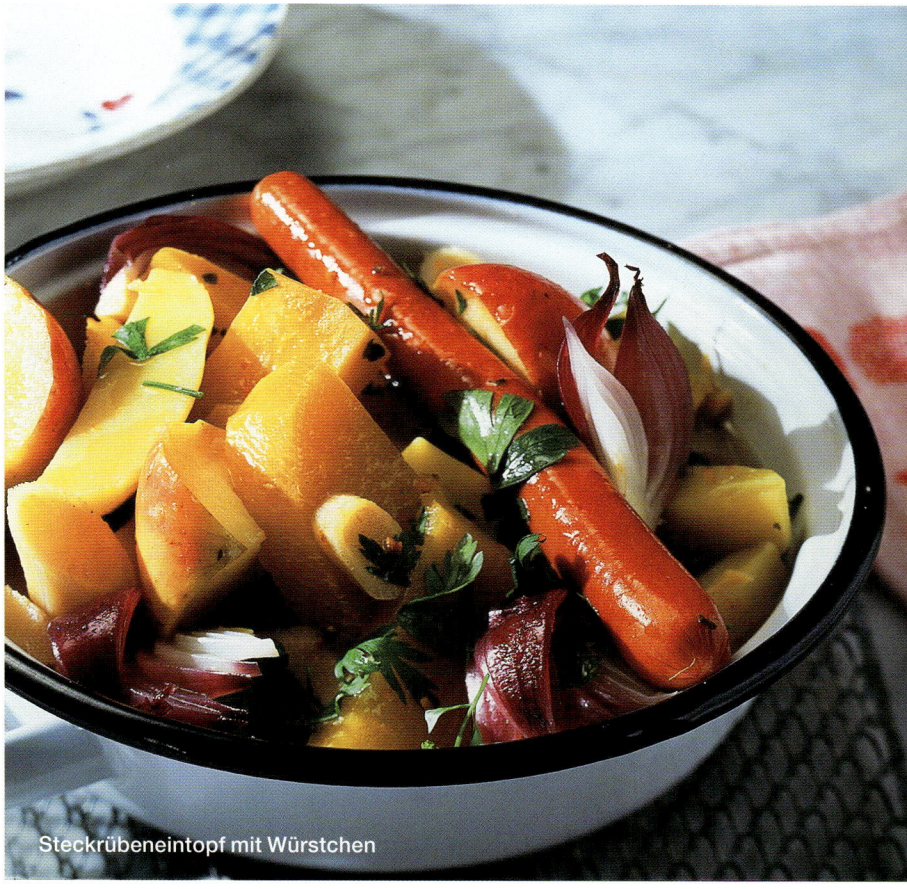
Steckrübeneintopf mit Würstchen

heiße Pfanne geben, unter Rühren den Bratsatz lösen, die Soße würzen und über das Fleisch gießen.

HAUPTGERICHT ▶ 10 G FETT

STECKRÜBENEINTOPF MIT WÜRSTCHEN

2 Kartoffeln, ca. 300-350 ml Gemüse-Hefebrühe, etwas frischer Ingwer, 200 g Steckrübe, 1 Zwiebel, 1 kleine Petersilienwurzel, 1 Apfel, 1 fettreduziertes Würstchen (50 g), 1 Bund glatte Petersilie, Saft von ½ Orange, Salz, frisch gemahlener Pfeffer

▶ Die Kartoffeln schälen, vierteln und in die kochende Brühe geben. Ingwer, Steckrübe, Zwiebel und Petersilienwurzel schälen, alles klein schneiden, zufügen und zugedeckt in fünf bis sieben Minuten weich kochen. Nach ein bis zwei Minuten Kochzeit den entkernten und geviertelten Apfel mitgaren. Nach einer weiteren Minute das Würstchen im Gemüse erhitzen.

▶ Zum Schluss die gehackte Petersilie und den Orangensaft unterrühren. Mit Salz und Pfeffer abschmecken.

> **Dosengemüse ist top!**
> Mais in Dosen oder gekocht enthält mehr gesunde Substanzen als der rohe Maiskolben. Durch das Erhitzen erhöht sich der Gehalt an so genannten Antioxidanzien – Radikalenfänger – um mehr als 50 Prozent. Die Konzentration an Ferulasäure, die unter anderem gegen Krebs wirkt, steigt sogar um mehrere hundert Prozent. Ähnlich gut sind daher auch Dosentomaten. Hier ist es das Lykopin, das der Körper aus erhitzten und verarbeiteten Früchten (auch aus Ketchup) viel besser aufnehmen kann als aus rohen Tomaten. Lykopin ist sehr hitzestabil und wirkt ebenfalls tumorhemmend.

IMBISS ▶ 6 G FETT

STECKRÜBENTOPF MIT BIRNE

ca. 125 ml Gemüse-Hefebrühe, 1 TL zerdrückte Korianderkörner, getrockneter Oregano, 2 Kartoffeln, 150 g Steckrübe, ½ Birne, 1 Lauchzwiebel, 1 TL Öl, etwas glatte Petersilie, frisch gemahlener Pfeffer

▶ Gemüsebrühe mit Koriander und etwas Oregano zum Kochen bringen. Kartoffeln schälen, vierteln, Steckrübe schälen und in fingerdicke Stücke schneiden. Beides in die Brühe geben und zugedeckt acht Minuten kochen. Die Birnenhälfte zufügen und weitere vier bis fünf Minuten kochen.

▶ Inzwischen die Lauchzwiebel klein schneiden und in Öl andünsten. Petersilie hacken. Gemüse und Birnenhälfte auf einen Teller geben, mit Pfeffer würzen, mit Zwiebelwürfeln und Petersilie bestreuen.

HAUPTGERICHT ▶ 10 G FETT

THAI-HUHN MIT REIS

60 g Reis, Salz, 1 kleine Knoblauchzehe, 1 dünne Scheibe Ingwer, 1 Chilischote, 1 kleines Hähnchenbrustfilet (ca. 150 g), 1½ TL Öl, 1 Zucchini, ca. 60 ml Gemüse- oder Hühnerbrühe, 2 EL ungesüßte Kokosmilch (Dose), 1–2 Stiele Zitronengras, 100 g Mungobohnensprossen, ½ Bund Koriandergrün

▶ Den Reis nach Packungsanweisung in Salzwasser kochen; zu viel Flüssigkeit zum Schluss offen verdampfen lassen.

▶ Inzwischen Knoblauch abziehen, Ingwer schälen, Chilischote der Länge nach aufschneiden und entkernen (mit Gummihandschuhen arbeiten), alles hacken. Das Hähnchenbrustfilet mit Salz einreiben.

▶ Das Öl in eine heiße Pfanne geben und das Filet auf jeder Seite eine Minute scharf anbraten.

▶ Zucchini in die Pfanne legen. Brühe, Kokosmilch, Knoblauch und Chili, Zitronengras und Ingwer zum Fleisch geben und zugedeckt bei schwacher Hitze acht bis zehn Minuten garen.

▶ Fleisch und Zucchini herausnehmen. Zucchini in Scheiben schneiden, wieder in die Pfanne geben, Mungobohnensprossen dazugeben und alles bei starker Hitze offen ein bis zwei Minuten kochen.

▶ Das Fleisch in Scheiben schneiden, mit dem Reis auf einem vorgewärmten Teller anrichten. Das Gemüse mit der Soße zufügen und mit Korianderblättchen bestreuen.

IMBISS ▶ 6 G FETT

TOMATENSALAT MIT FETA-KÄSE

3 Tomaten, Salz, frisch gemahlener Pfeffer, etwas abgeriebene Zitronenschale, 1 Bund Basilikum, 30 g Feta-Käse, 1 Scheibe Vollkornbrot

▶ Die Tomaten in Scheiben schneiden, auf einen Teller geben, mit wenig Salz, Pfeffer und Zitronenschale würzen und einige Minuten durchziehen lassen. Die Basilikumblätter und den zerbröckelten Feta-Käse darüber streuen.

▶ Das Brot toasten und zum Salat essen.

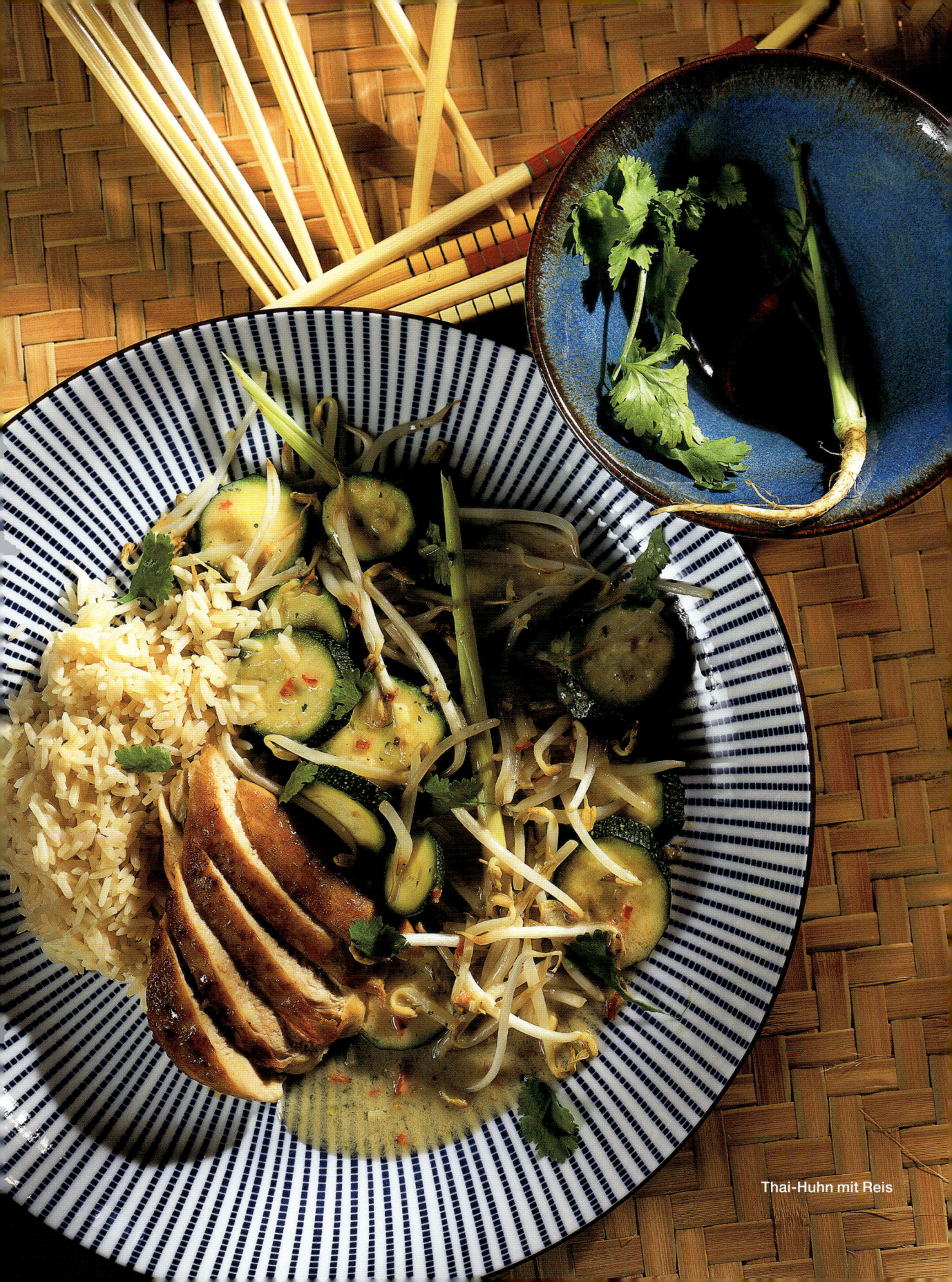

Thai-Huhn mit Reis

IMBISS ▶ 9 G FETT

TUNFISCHSALAT

*2–3 Tomaten, Salz, 1 Stange Stau-
densellerie, 1 Zwiebel, 50–70 g
Tunfisch ohne Öl (Dose), frisch
gemahlener Pfeffer, 1 ½ TL Olivenöl,
etwas Liebstöckel, Basilikum oder
Petersilie, 2 Scheiben Knäckebrot,
2 TL Tomaten- oder Paprikamark*

▶ Die Tomaten klein schneiden, in
einen tiefen Teller geben und mit Salz
würzen. Sellerie hobeln, die Zwiebel
in hauchdünne Scheiben schneiden
und beides mit dem abgetropften,
zerpflückten Tunfisch zufügen. Kräftig mit Pfeffer würzen, mit dem Öl
mischen und gut durchziehen lassen.
Die gehackten Kräuter zum Schluss
unterheben. Die Knäckebrotscheiben mit Tomatenmark oder Paprika
bestreichen und dazu essen.

IMBISS ▶ 5 G FETT

WARMES TATARBROT

*1 Scheibe Vollkornbrot, 2 TL Senf
(körniger oder süßer), 75 g Beefsteakhack, Salz, ½ TL Öl, frisch
gemahlener Pfeffer, etwas Petersilie,
Schnittlauch oder Kresse,
1–2 Gewürz- oder Dillgurken*

▶ Das Brot mit Senf und dem Hack
bestreichen und mit Salz würzen.
▶ Eine beschichtete Pfanne erhitzen,
mit dem Öl einpinseln, das Brot mit
der Hackseite nach unten hinein-
legen und zwei Minuten braten. Brot
auf einen Teller geben, mit Pfeffer
würzen und mit gehackten Kräutern
bestreuen. Die Gurken dazu essen.

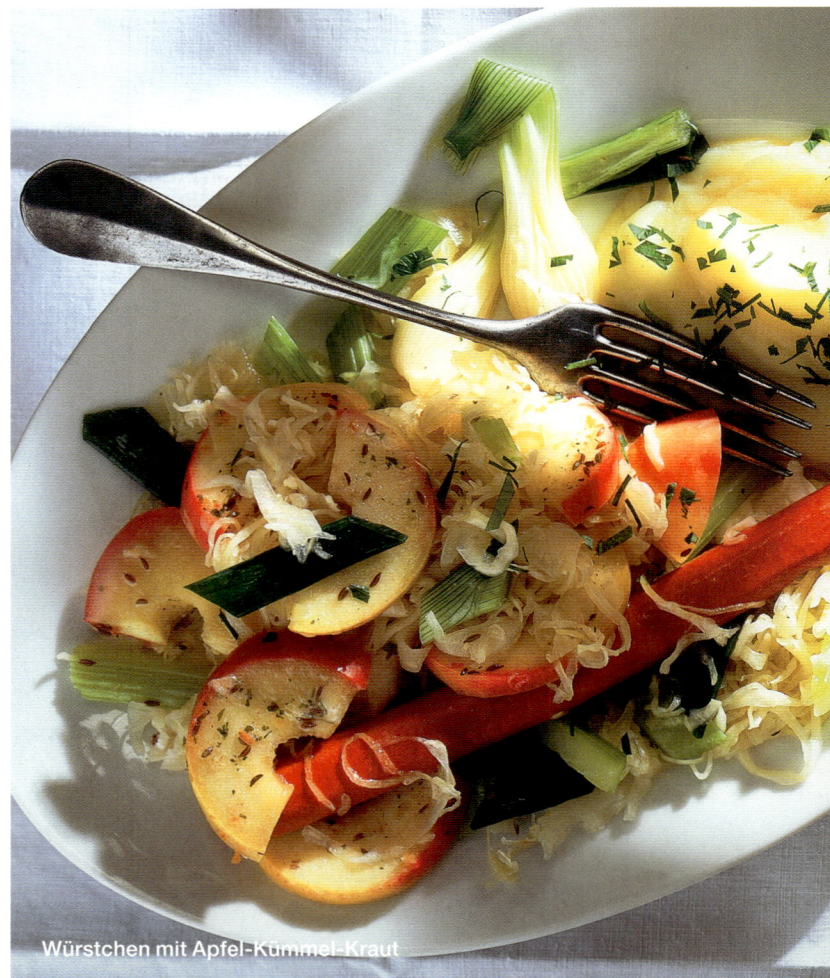
Würstchen mit Apfel-Kümmel-Kraut

TIPPS: • Dazu passt auch eingelegte
Rote Bete oder Mais aus der Dose.
• Hack im Kühlschrank aufbewah-
ren und am Tag des Kaufs zubereiten.

HAUPTGERICHT ▶ 14 G FETT

WÜRSTCHEN MIT
APFEL-KÜMMEL-KRAUT

*125 ml Gemüse-Hefebrühe,
1 TL Kümmelkörner, 1 Lauchzwiebel, 100 g Staudensellerie, 1 Apfel,*
*etwas glatte Petersilie, 250 g Sauer-
kraut, 1 fettreduziertes Würstchen
(50 g), Salz, 7 EL Kartoffelpüreeflocken mit Milch (Fertigprodukt),
frisch gemahlener Pfeffer,
1 TL Ahornsirup, 2 TL Crème fraîche*

▶ Die Brühe mit dem Kümmel zum
Kochen bringen. Lauchzwiebel und
Staudensellerie klein schneiden, zu
der Brühe geben und vier Minuten
kochen.

▶ Inzwischen den Apfel in dünne Spalten schneiden und die Petersilie hacken. Die Apfelstücke und das Sauerkraut nach vier Minuten zum Gemüse geben und weitere vier Minuten abgedeckt bei mittlerer Hitze kochen; das Würstchen zufügen und weitere zwei Minuten erhitzen.

▶ 180 Milliliter Salzwasser erhitzen, die Püreeflocken hineinrühren. Brei und Würstchen auf einen vorgewärmten Teller geben. Das Gemüse mit Pfeffer würzen, gehackte Petersilie, Ahornsirup und Crème fraîche zugeben. Zum Würstchen anrichten.

IMBISS* ▶ 8 G FETT

ZIMT-HAFERBREI MIT KIRSCHEN

1 Messerspitze gemahlener Zimt, Salz, 4 EL Haferflocken, 100–125 g Kirschen, 1 TL Ahornsirup, 3 TL Crème fraîche

▶ Etwa 125 Milliliter Wasser mit Zimt, einer Prise Salz und den Haferflocken aufkochen und die Flüssigkeit gut einkochen lassen. Die Kirschen entsteinen und kurz mitgaren. Den Brei in einen tiefen Teller füllen und mit Ahornsirup und Crème fraîche mischen.

HAUPTGERICHT ▶ 8 G FETT

ZUCCHINI-LACHS-NUDELN

60 g Nudeln, Salz, 1 Zucchini, 1 Zwiebel, 1 Möhre, 80 g mageres Lachsfilet, ½ Bund glatte Petersilie, 1–2 EL Zitronensaft, 1 TL Crème fraîche, Muskatnuss, frisch gemahlener Pfeffer

▶ Nudeln nach Packungsanweisung in Salzwasser kochen.

▶ Inzwischen das Gemüse klein schneiden und in einer heißen Pfanne unter Rühren anrösten. Mit Salz würzen, zwei Esslöffel Wasser zugießen und abgedeckt bei mittlerer Hitze drei bis fünf Minuten garen; es sollte noch nicht weich sein.

▶ Den Fisch salzen, auf das Gemüse legen und weitere drei bis fünf Minuten garen. Den Lachs herausnehmen und auf einem vorgewärmten Teller warm stellen.

▶ Die Nudeln abgießen. Gehackte Petersilie, Zitronensaft und Crème fraîche unter das Gemüse rühren, mit Salz, wenig geriebenem Muskat und Pfeffer würzen. Die Nudeln mit dem Gemüse mischen und zum Lachs auf den Teller geben.

TIPP: Statt Lachs können Sie 100 Gramm anderen Seefisch (Kabeljau, Seelachs, Lengfisch) nehmen.

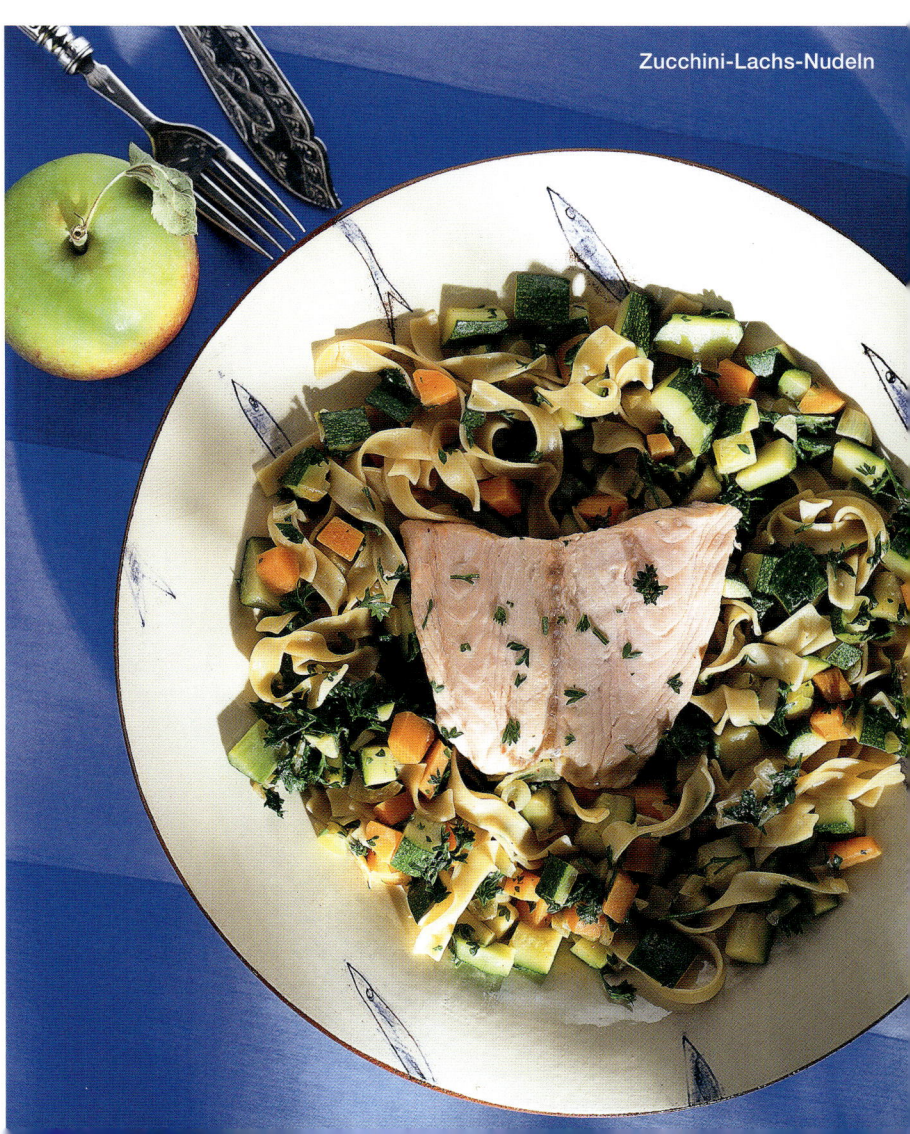

Zucchini-Lachs-Nudeln

Snacks für den
Hunger zwischendurch

Ganz klar: Gegen den Hunger zwischendurch sind Obst, rohes Gemüse oder ein Fertig-Joghurt die schnellste Lösung. Aber mehr Genuss und Abwechslung bringen belegte Brote, ein Süppchen, Salat oder eine Süßspeise. Die ist außerdem noch ein prima Dessert nach einem Hauptgericht.

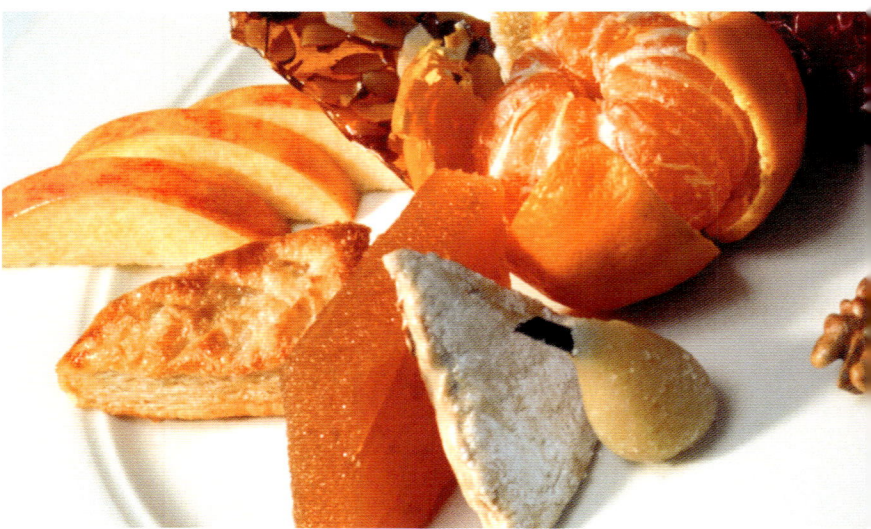

[KLEINE BROTE]

▶ **3 G FETT**

QUARKKNÄCKEBROT

2 Scheiben Knäckebrot, 2 TL Salatcreme, 1 gehäufter EL Magerquark, Salz, frisch gemahlener Pfeffer, etwas glatte Petersilie, Schnittlauch oder Kresse

▶ Die Knäckebrote mit Salatcreme und Magerquark bestreichen, mit Salz und Pfeffer würzen und mit Kräutern belegen.

▶ **2 G FETT**

TOMATENMARKBROT

1 Scheibe Vollkornbrot, 2 TL Tomatenmark, Olivenöl, Streuwürze oder Salz und frisch gemahlener Pfeffer, etwas Basilikum

▶ Das Brot mit Tomatenmark bestreichen und mit einigen Tropfen Olivenöl beträufeln. Mit Streuwürze oder Salz und Pfeffer würzen und mit Basilikumblättern belegen.
TIPP: • Brot statt mit Tomatenmark und Öl mit Paprikamark und einem Teelöffel Crème fraîche bestreichen.
• Raffiniert: Brot erst toasten und mit einer Knoblauchzehe einreiben.

▶ **5 G FETT**

KRÄUTERKNÄCKE MIT MÖHRE UND GURKE

1 Scheibe Knäckebrot, 1 TL Butter oder Margarine, etwas Basilikum, Schnittlauch, Kresse oder Petersilie, frisch gemahlener Pfeffer, Salz, 1 Möhre, 2 Gewürzgurken

▶ Das Knäckebrot mit Butter oder Margarine bestreichen, mit Kräutern belegen und mit Pfeffer und Salz würzen. Möhre und Gewürzgurken dazu essen.

APFEL AUF KÄSEKNÄCKEBROT

1 Scheibe Knäckebrot, ½ TL Butter oder Margarine, ½ Ecke fettreduzierter Schmelzkäse (ca. 12 g), ½ Apfel, etwas Zitronensaft, frisch gemahlener Pfeffer, etwas Schnittlauch, glatte Petersilie oder Kresse

▶ Das Knäckebrot mit Butter oder Margarine und Schmelzkäse bestreichen. Den Apfel in Spalten auf das Brot legen. Mit Zitronensaft und Pfeffer würzen und mit Kräutern bestreuen.

▶ 4 G FETT

HONIGBROT

½ Scheibe Vollkornbrot, 1 TL Butter oder Margarine, 1 TL Honig

▶ Das Brot mit Butter oder Margarine und Honig bestreichen.

[ETWAS WARMES]

▶ 4 G FETT

KÄSETOMATEN

80 g Dosentomaten, 1 Knoblauchzehe, Salz, provenzalische Kräuter, 20 g Schnittkäse (30 % Fett), frisch gemahlener Pfeffer, ½ Scheibe Vollkornbrot

▶ Die Tomaten mit etwas Saft, gehacktem Knoblauch, Salz und einer Prise Kräutermischung in einer Pfanne erhitzen. Den Käse darauf legen und schmelzen lassen. Mit Pfeffer würzen. Das Brot dazu essen.

▶ 5 G FETT

MÖHRENSUPPE

3 Möhren, 1 Messerspitze Kumin, ca. 250 ml Gemüse-Hefebrühe, 1 Zitronenscheibe, Salz, frisch gemahlener Pfeffer, 2 TL Crème fraîche, etwas Dill, Kresse, Schnittlauch oder glatte Petersilie

▶ Möhren klein schneiden und mit Kumin in der Brühe fünf bis sieben Minuten garen. Zitronenscheibe die letzte Minute mitkochen, herausnehmen. Suppe pürieren und eventuell etwas Wasser zugießen. Mit Salz und Pfeffer abschmecken, nochmals erhitzen und in einen tiefen Teller füllen. Crème fraîche und gehackte Kräuter unterrühren.

▶ 4 G FETT

GEMÜSESUPPE

1 Bund Suppengrün (250 g gemischtes Gemüse oder 2 Pakete TK-Suppengrün), 1 Knoblauchzehe, ½ TL provenzalische Kräuter, 1 kleines Lorbeerblatt, frisch gemahlener Pfeffer, Salz, etwas Zitronensaft, ½ TL Olivenöl, etwas glatte Petersilie

▶ Das Gemüse klein schneiden, den Knoblauch hacken. Beides mit den Gewürzen in einen heißen Topf geben und unter Rühren anrösten. Mit Salz würzen und so viel Wasser zugießen, dass das Gemüse gut bedeckt ist. Einmal aufkochen und zugedeckt etwa zehn bis fünfzehn Minuten garen, bis das Gemüse weich ist.
▶ Das Lorbeerblatt entfernen und das Gemüse pürieren. Die Suppe

mit Salz, Pfeffer und Zitronensaft abschmecken und das Öl und die Petersilienblättchen unterrühren.

▶ 0 G FETT

ORANGENTEE

1 große unbehandelte Orange, ½ TL Honig, 1 Teebeutel Lindenblütentee

▶ Von der Orange ein Stückchen Schale abschälen, dann die Orange auspressen. Saft und Honig in eine Tasse geben und im heißen Wasserbad erwärmen.
▶ Etwa 125 Milliliter Wasser mit der Orangenschale auf- und etwas einkochen, den Teebeutel zufügen und fünf Minuten ziehen lassen; abgießen.
▶ Saft und Tee mischen.

TIPP: Der Tee wird zum erfrischenden Getränk, wenn er abgekühlt mit einem Schuss Mineralwasser verdünnt wird.

[KLEINE DESSERTS]

▶ 2 G FETT

MOKKAJOGHURT

1 Becher fettarmer Joghurt (175 g), ¼ TL Instant-Kaffeepulver, 1 TL Honig, 1 TL Crème fraîche, gemahlener Zimt

▶ Den Joghurt mit Kaffeepulver, Honig und Crème fraîche verrühren. Nach Geschmack mit Zimt würzen.

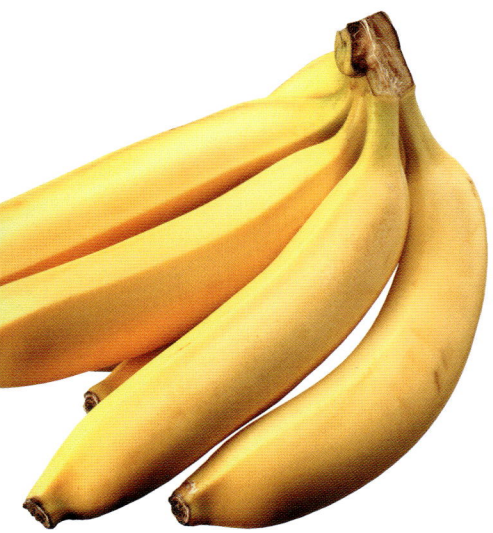

nehmen, die Gelatine hineingeben und unter Rühren auflösen.

▶ Die Clementine auspressen und mit dem Honig zur Gelatine geben.

▶ Die aufgetauten Himbeeren etwas zerdrücken und mit dem abgekühlten Sud verrühren. Das Gelee im Kühlschrank fest werden lassen.

▶ **1 G FETT**

BIRNENKOMPOTT

1 kleines Stück Ingwer, gemahlener Zimt, 1 Nelke, 1 Birne, 1 Clementine, ½ TL Honig, ½ TL Zitronensaft

▶ Ingwer schälen und fein hacken. Mit einer Prise Zimt, der Nelke und ca. 125 Milliliter Wasser fünf bis sieben Minuten kochen.

▶ Die Birne klein schneiden und bei geringer Hitze in dem Sud weich kochen. Die Birnenstückchen in eine kleine Schale geben. Die Clementine in Spalten teilen, im Sud einmal aufkochen und zur Birne geben.

▶ Den Sud dicklich einkochen, mit Honig süßen, mit Zitronensaft würzen und über die Früchte geben.

▶ **0 G FETT**

HONIGBANANE

1 Banane, 2 EL Zitronensaft, 1 TL Honig

▶ Einen Teller vorwärmen.

▶ Die Banane mit Schale im Wasserbad bei geringer Hitze erwärmen.

▶ Zitronensaft und Honig auf dem warmen Teller verrühren. Die geschälte Banane darauf geben und in Scheiben schneiden. Zum Essen die Scheiben in der Soße wenden.

▶ **5 G FETT**

CLEMENTINEN-KIWI-MIX

1 Clementine, 1 Kiwi, 2 TL Crème fraîche

▶ Clementine und Kiwi in kleine Stücke schneiden und mit der Crème fraîche verrühren.

▶ **3 G FETT**

ANANAS MIT SAHNEJOGHURT

100 g Ananas, ½ Becher fettarmer Joghurt (75 g), 2 TL Crème fraîche

▶ Die Ananas klein schneiden und mit Joghurt und Crème fraîche verrühren.

▶ **2 G FETT**

BANANEN-DICKMILCH

1 Banane, 125 g Dickmilch, etwas abgeriebene unbehandelte Zitronen- oder Orangenschale

▶ Die Banane klein schneiden oder zerdrücken und mit den übrigen Zutaten mischen.

▶ **2 G FETT**

HIMBEER-MILCHMIX

125 g Himbeeren (TK oder frisch), 100 ml fettarme Milch, 1 TL Honig, 1–2 EL Zitronensaft

▶ Aufgetaute Himbeeren mit den übrigen Zutaten pürieren.

TIPP: Wenn Sie die Himbeeren gefroren verwenden, wird ein Eis-Shake daraus.

▶ **2 G FETT**

HONIG-SESAM-APFEL

1 TL Honig, 1–2 TL Zitronensaft, 1 Apfel, 1 TL Sesamsaat

▶ Honig und Zitronensaft verrühren. Den Apfel halbieren oder vierteln und die Schnittflächen mit der Honig-Zitrone bestreichen. Mit Sesam bestreuen.

▶ **1 G FETT**

HIMBEERGELEE

1 Blatt weiße Gelatine, 1 Stück unbehandelte Orangenschale, 1 Clementine, 1 gehäufter TL Honig, 125 g Himbeeren (TK oder frisch)

▶ Die Gelatine fünf Minuten in kaltem Wasser einweichen. Etwa 60 Milliliter Wasser und die Orangenschale aufkochen, vom Herd

[DIPS UND SALATE]

▶ **4 G FETT**

GEMÜSESTREIFEN MIT DIP

200 g gemischtes Gemüse (Stauden-sellerie, Paprika, Möhren, Salat-gurke, Zucchini), ½ Becher fettarmer Joghurt (75 g), ½ TL Öl, 1 EL Gemüse-Hefebrühe, 1 Knoblauchzehe, Cayennepfeffer, Salz, 1 TL Zitronensaft

▶ Das Gemüse putzen und in Strei-fen schneiden. Die restlichen Zuta-ten zu einem Dip verrühren.

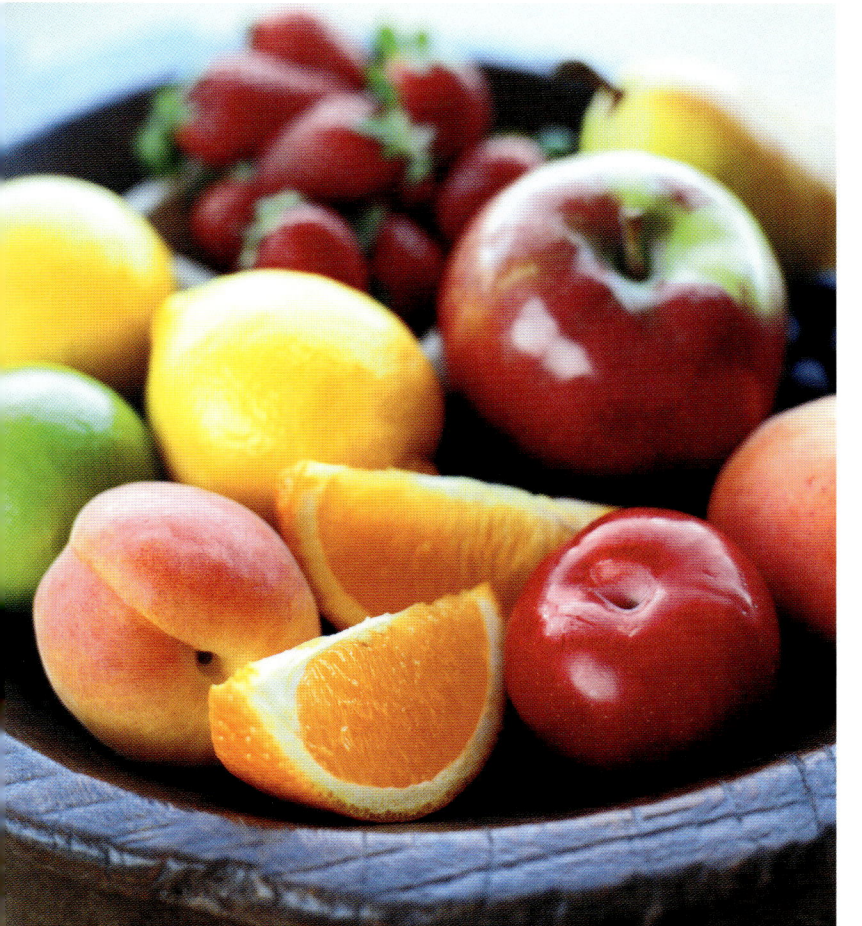

▶ **5 G FETT**

KICHERERBSEN-DIP MIT SELLERIE

50 g Kichererbsen (Dose), 1 TL Zitronensaft, Salz, 1 Knob-lauchzehe, Chiligewürz, ½ TL Öl, Mineralwasser, 100 g Stauden-oder Knollensellerie

▶ Abgetropfte Kichererbsen, Zitro-nensaft, Salz, Knoblauch und etwas Chiligewürz pürieren. Das Püree ab-schmecken und mit Öl und Mine-ralwasser zu einem feincremigen Dip verrühren.
▶ Den Sellerie schälen und in Scheibchen oder Stifte schneiden.

▶ **5 G FETT**

KOHLRABI-APFEL-SALAT

1 EL Zitronensaft, 2 EL Gemüse-Hefebrühe, 1 TL Olivenöl, Salz, frisch gemahlener Pfeffer, ½ Kohlra-bi, ½ Apfel, ½ Bund glatte Petersilie

▶ Zitronensaft, Brühe, Öl, Salz und Pfeffer in einem tiefen Teller verrüh-ren. Kohlrabi- und Apfelhälfte in die Soße raspeln oder klein schneiden und die gehackte Petersilie zufügen.

▶ **5 G FETT**

MÖHRENSALAT

1 Clementine, Zitronensaft, 1 TL Olivenöl, Salz, frisch gemahle-ner Pfeffer, 3 kleine Möhren, etwas Schnittlauch, Petersilie, Kresse oder Koriander

▶ Die Clementine auspressen. Den Saft mit Zitronensaft, Öl, Salz und Pfeffer verrühren. Die Möhren in die Salatsoße raspeln und die ge-hackten Kräuter untermischen.

▶ **2 G FETT**

GEWÜRZTE KARTOFFELN

2 gekochte Pellkartoffeln, 1 TL Sa-latcreme (20 % Fett), frisch gemahle-ner Pfeffer, etwas Schnittlauch, glat-te Petersilie, Basilikum oder Kresse

▶ Die Kartoffeln pellen und längs halbieren. Die Schnittflächen mit Sa-latcreme bestreichen und mit Pfeffer und gehackten Kräutern bestreuen.
TIPP: Für diesen Snack lohnt es sich, immer ein paar gekochte Pellkartof-feln im Vorrat zu haben.

Die wichtigsten Fragen
rund ums Abnehmen

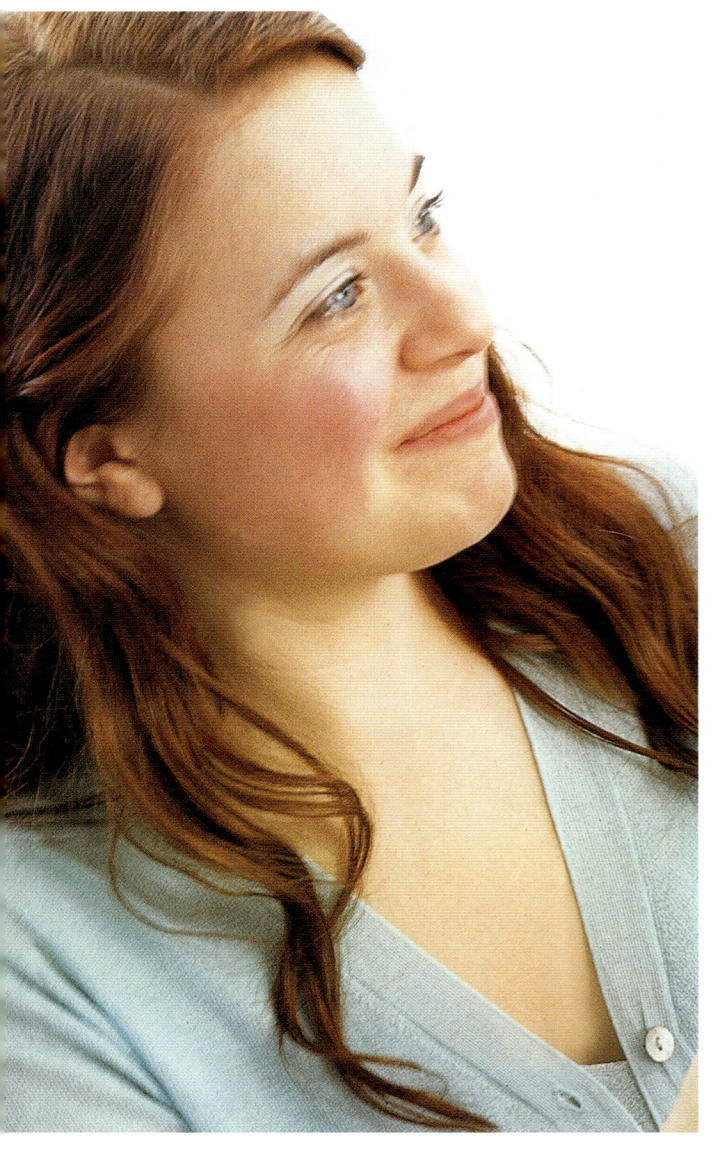

Ist Dicksein angeboren?

Ob jemand zu runden Hüften oder dicken Oberschenkeln neigt, ist zu etwa 60 bis 70 Prozent genetisch festgelegt. Und auch, ob man ein guter Futterverwerter ist, scheint vererbbar zu sein. Der Rest ist hausgemacht. So haben sich bei Menschen, die als Kinder „gemästet" wurden und zu wenig Bewegung hatten, schon früh jede Menge Fettzellen gebildet.

Kann man Fettzellen weghungern?

Nein. Fettzellen verschwinden nicht wieder und sind zudem enorm dehnfähig. Wenn man ständig zu viel isst, können sie bis zur hundertfachen Größe anschwellen und sich sogar vermehren. Da hilft nur: Fettzellen mager halten, indem man nicht mehr isst, als der Körper braucht.

Sind „Dicke" willensschwach?

Untersuchungen aus den letzten 20 Jahren haben gezeigt, dass sich Dicke und Schlanke in den meisten psychischen Eigenschaften nicht unterscheiden. Dicke sind oft sogar weniger ängstlich und depressiv als Schlanke. Es gibt keine typische „dicke Persönlichkeit".

Was versteht man heute unter Übergewicht?

Ob das Körpergewicht im Normbereich liegt oder nicht, ermittelt man heute vor allem anhand des „Body Mass Index" (BMI), der das Verhältnis zwischen Körpergewicht und Körpergröße angibt. Die Formel dazu lautet

$$BMI = \frac{\text{Körpergewicht}}{\text{Körpergröße}^2}$$

In der Tabelle rechts können Sie Ihren BMI ganz bequem ablesen. Als normal gelten Werte von 20 bis 24.

BMI-TABELLE

GEWICHT IN KG — GRÖSSE IN METER

kg	1,50	1,52	1,54	1,56	1,58	1,60	1,62	1,64	1,66	1,68	1,70	1,72	1,74	1,76	1,78	1,80	1,82	1,84	1,86	1,88	1,90	1,92	1,94	1,96	1,98	2,00
160	71	69	68	66	64	63	61	60	58	57	55	54	53	52	51	49	48	47	46	45	44	43	43	42	41	40
158	70	68	67	65	63	62	60	59	57	56	55	53	52	51	50	49	48	47	46	45	44	43	42	41	40	40
156	69	68	66	64	62	61	60	58	57	55	54	53	52	50	49	48	47	46	45	44	43	42	42	41	40	39
154	68	67	65	63	62	60	59	57	56	55	53	52	51	50	49	48	47	45	45	44	43	42	41	40	39	39
152	68	66	64	63	61	59	58	57	55	54	53	51	50	49	48	47	46	45	44	43	42	41	40	40	39	38
150	67	65	63	62	60	59	57	56	54	53	52	51	50	48	47	46	45	44	43	43	42	41	40	39	38	38
148	66	64	63	61	59	58	57	55	54	53	51	50	49	48	47	46	45	44	43	42	41	40	39	39	38	37
146	65	63	62	60	58	57	56	54	53	52	51	49	48	47	46	45	44	43	42	41	40	40	39	38	37	37
144	64	62	61	59	58	56	55	54	52	51	50	49	48	47	46	45	44	44	43	42	41	40	39	38	38	37
142	63	62	60	58	57	56	54	53	52	50	49	48	47	46	45	44	43	42	42	41	40	39	38	37	37	36
140	62	61	59	58	56	55	53	52	51	50	48	47	46	45	44	43	42	41	41	40	39	38	37	37	36	35
138	61	60	58	57	55	54	53	51	50	49	48	47	46	45	44	43	42	41	40	39	38	37	37	36	35	35
136	60	59	57	56	54	53	52	51	49	48	47	46	45	44	43	42	41	40	39	39	38	37	36	35	35	34
134	60	58	57	55	54	52	51	50	49	48	46	45	44	43	42	41	41	40	39	38	37	36	36	35	34	34
132	59	57	56	54	53	52	50	49	48	47	46	45	44	43	42	41	40	39	38	37	37	36	35	34	34	33
130	58	56	55	54	52	51	50	48	47	46	45	44	43	42	41	40	39	38	38	37	36	35	35	34	33	33
128	57	55	54	53	51	50	49	48	46	45	44	43	42	41	40	40	39	38	37	36	36	35	34	33	33	32
126	56	55	53	52	50	49	48	47	46	45	44	43	42	41	40	39	38	37	36	36	35	34	34	33	32	32
124	55	54	52	51	50	48	47	46	45	44	43	42	41	40	39	38	38	37	36	35	34	34	33	32	32	31
122	54	53	52	50	49	48	47	46	45	44	43	42	41	40	39	39	38	37	36	35	35	34	33	33	32	31
120	53	52	51	49	48	47	46	45	44	43	42	41	40	39	39	38	37	36	35	35	34	33	33	32	31	30
118	52	51	50	49	47	46	45	44	43	42	41	40	39	38	37	36	36	35	34	33	33	32	31	31	30	30
116	52	50	49	48	46	45	44	43	42	41	40	39	38	37	37	36	35	34	34	33	32	31	31	30	30	29
114	51	49	48	47	46	45	44	42	41	40	40	39	38	37	36	35	34	34	33	32	32	31	30	30	29	29
112	50	49	47	46	45	44	43	42	41	40	39	38	37	36	35	35	34	33	32	32	31	30	30	29	29	28
110	49	48	46	45	44	43	42	41	40	39	38	37	36	36	35	34	33	33	32	31	30	30	29	29	28	28
108	48	47	46	44	43	42	41	40	39	38	37	37	36	35	34	33	33	32	31	31	30	29	29	28	28	27
106	47	46	45	44	42	41	40	39	38	38	37	36	35	34	33	33	32	31	31	30	29	29	28	28	27	27
104	46	45	44	43	42	41	40	39	38	37	36	35	34	34	33	32	31	31	30	29	29	28	28	27	27	26
102	45	44	43	42	41	40	39	38	37	36	35	34	34	33	32	31	31	30	29	29	28	28	27	27	26	26
100	44	43	42	41	40	39	38	37	36	35	35	34	33	32	32	31	30	30	29	28	28	27	27	26	26	25
98	44	42	41	40	39	38	37	36	36	35	34	33	33	32	31	30	30	29	28	28	27	27	26	26	25	25
96	43	42	40	39	38	37	37	36	35	34	33	32	32	31	30	30	29	28	28	27	27	26	26	25	24	24
94	42	41	40	39	38	37	36	35	34	33	33	32	31	30	30	29	28	28	27	27	26	25	25	24	24	24
92	41	40	39	38	37	36	35	34	33	33	32	31	30	30	29	28	28	27	27	26	25	25	24	24	23	23
90	40	39	38	37	36	35	34	33	33	32	31	30	30	29	28	28	27	27	26	25	25	24	24	23	23	23
88	39	38	37	36	35	34	34	33	32	31	30	30	29	28	28	27	27	26	25	25	24	24	23	23	22	22
86	38	37	36	35	34	34	33	32	31	30	30	29	28	28	27	27	26	25	25	24	24	23	23	22	22	22
84	37	36	35	35	34	33	32	31	30	30	29	28	28	27	27	26	25	25	24	24	23	23	22	22	21	21
82	36	35	35	34	33	32	31	30	30	29	28	28	27	26	26	25	25	24	24	23	23	22	22	21	21	21
80	36	35	34	33	32	31	30	30	29	28	28	27	26	26	25	25	24	24	23	23	22	22	21	21	20	20
78	35	34	33	32	31	30	30	29	28	28	27	26	26	25	25	24	24	23	23	22	22	21	21	20	20	20
76	34	33	32	31	30	30	29	28	28	27	26	26	25	25	24	24	23	23	22	22	21	21	20	20	19	19
74	33	32	31	30	30	29	28	28	27	26	26	25	24	24	23	23	22	22	21	21	20	20	20	19	19	19
72	32	31	30	30	29	28	27	27	26	26	25	24	24	23	23	22	22	21	21	20	20	20	19	19	18	18
70	31	30	30	29	28	27	27	26	25	25	24	24	23	23	22	22	21	21	20	20	19	19	19	18	18	18
68	30	29	29	28	27	27	26	25	25	24	24	23	22	22	21	21	21	20	20	19	19	18	18	18	17	17
66	29	29	28	27	26	26	25	25	24	23	23	22	22	21	21	20	20	19	19	19	18	18	18	17	17	17
64	28	28	27	26	26	25	24	24	23	23	22	22	21	21	20	20	19	19	18	18	18	17	17	17	16	16
62	28	27	26	25	25	24	24	23	22	22	21	21	20	20	20	19	19	18	18	18	17	17	16	16	16	16
60	27	26	25	25	24	23	23	22	22	21	21	20	20	19	19	19	18	18	17	17	17	16	16	16	15	15
58	26	25	24	24	23	23	22	22	21	21	20	20	19	19	18	18	18	17	17	16	16	16	15	15	15	15
56	25	24	24	23	22	22	21	21	20	20	19	19	18	18	18	17	17	17	16	16	16	15	15	15	14	14
54	24	23	23	22	22	21	21	20	20	19	19	18	18	17	17	17	16	16	16	15	15	15	14	14	14	14
52	23	23	22	21	21	20	20	19	19	18	18	18	17	17	16	16	16	15	15	15	14	14	14	14	13	13
50	22	22	21	21	20	20	19	19	18	18	17	17	17	16	16	15	15	15	14	14	14	14	13	13	13	13

Kategorien:

- ≥ 40 — sehr starkes Übergewicht
- 30–39 — deutliches Übergewicht
- 25–29 — leichtes bis mäßiges Übergewicht
- 20–24 — Normalgewicht
- < 20 — Untergewicht

Tabelle aus Hauner/Hauner, Wirksame Hilfe bei Adipositas, Trias 2001

Mindestens ebenso wichtig wie der BMI ist das individuelle Wohlfühlgewicht, also das Gewicht, bei dem es uns richtig gut geht und wir uns am besten im Leben behaupten können. Mit Tabellen und Formeln hat dieser Wert wenig zu tun. Manche Menschen brauchen eine „Pufferzone" um sich herum. Sie gibt ihnen Sicherheit und hält Stress, Ärger und Sorgen auf Abstand. Deshalb sind einige trotz Übergewichts gesund und zufrieden und wollen eigentlich gar nichts ändern – warum sollten sie sich also in eine Formel hineinzwingen?

Wer schlanker werden möchte, sollte sich bei jedem abgenommenen Kilo fragen: Will ich unbedingt weitermachen? Oder ist dieses Gewicht vielleicht schon genau richtig für mich, und ich habe Chancen, es zu halten? Denn auch daran sollte man denken: Was nützt es, Kleidergröße 36 erreicht zu haben, wenn man sich anschließend kasteien muss, um nicht wieder zuzunehmen?

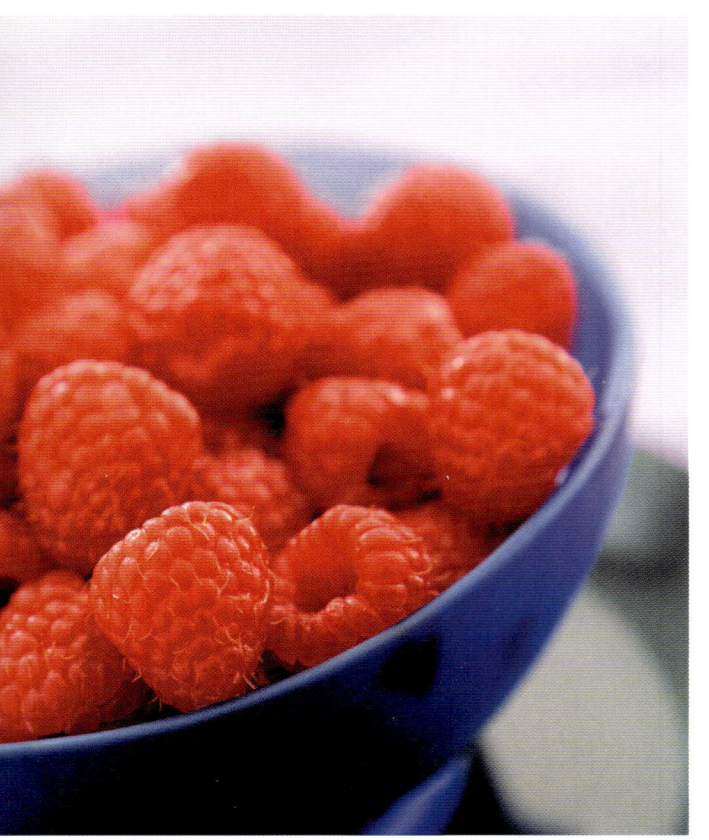

Können Hormone dick machen?

Ja, aber das kommt selten vor, zum Beispiel bei einer Unterfunktion der Schilddrüse oder als Nebenwirkung hormonhaltiger Psychopharmaka. Wenn Sie die Antibabypille oder ein Hormonpräparat gegen Wechseljahresbeschwerden einnehmen, kann es passieren, dass Sie ein bis zwei Kilo zulegen, weil die Östrogene in diesen Medikamenten die Wassereinlagerung im Körper fördern. Anfällig dafür sind vor allem Frauen, die zu wenig trinken und sich zu wenig bewegen. Joggen, Radfahren und Schwimmen helfen, das Gewicht zu halten.

Wie schnell und wie viel kann man gesund abnehmen?

Es ist verständlich, dass man am liebsten ruck, zuck sein Übergewicht loswerden möchte, wenn man sich schon mal zu einer Diät durchgerungen hat. Nur: Das funktioniert leider nicht. Je unrealistischer das Ziel, desto größer der Frust, wenn's nicht wie gewünscht läuft, und desto wahrscheinlicher scheitert die Diät. Unser Vorschlag: Nehmen Sie sich Kilo für Kilo vor, und lassen Sie Ihrem Körper die Zeit, die er braucht. Je langsamer Sie abnehmen, umso besser. Etwa ein Pfund weniger pro Woche ist realistisch; zu Beginn der Diät kann es auch mal etwas mehr sein. Bei stark Übergewichtigen bringt schon eine Gewichtsabnahme von fünf bis zehn Prozent viel für die Gesundheit, zum Beispiel verbessern sich Blutdruck und Blutfettwerte. Sie können auch mit Pausen abnehmen: Manchen fällt es leichter, nach fünf oder zehn Kilo Abnahme das neue Gewicht eine Weile zu halten und dann erst weiterzumachen.

Kann man in Stressphasen Diät machen?

Wenn Sie gerade viel Ärger oder Sorgen haben, sollten Sie gar nicht erst mit einer Diät beginnen. Denn zu viele Stresshormone sorgen dafür, dass mehr Fett eingelagert wird – der Körper baut sich quasi einen Schutzwall gegen den Stress. Versuchen Sie es mit Entspannungstechniken, und verschieben Sie die Diät auf einen späteren Zeitpunkt.

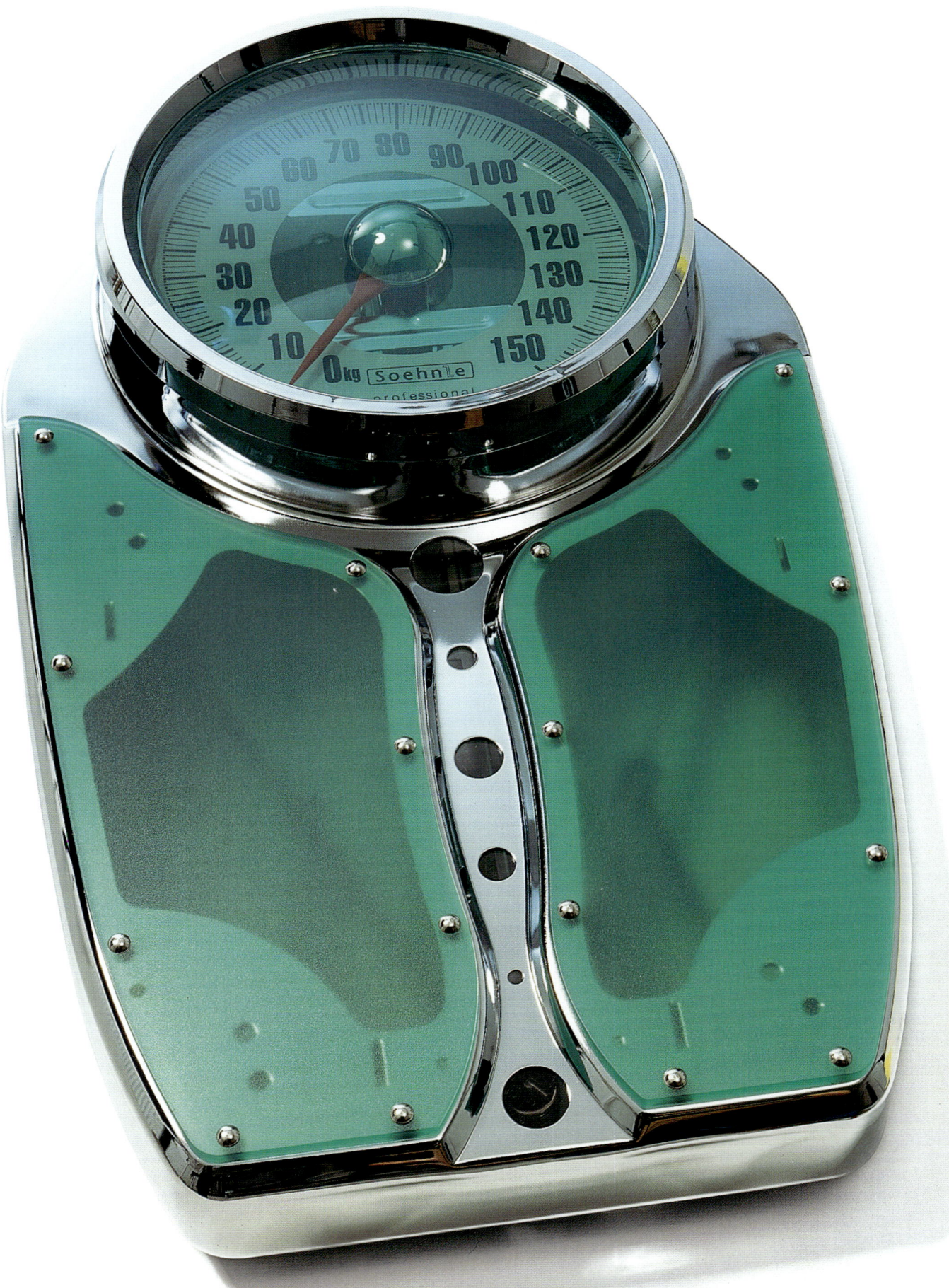

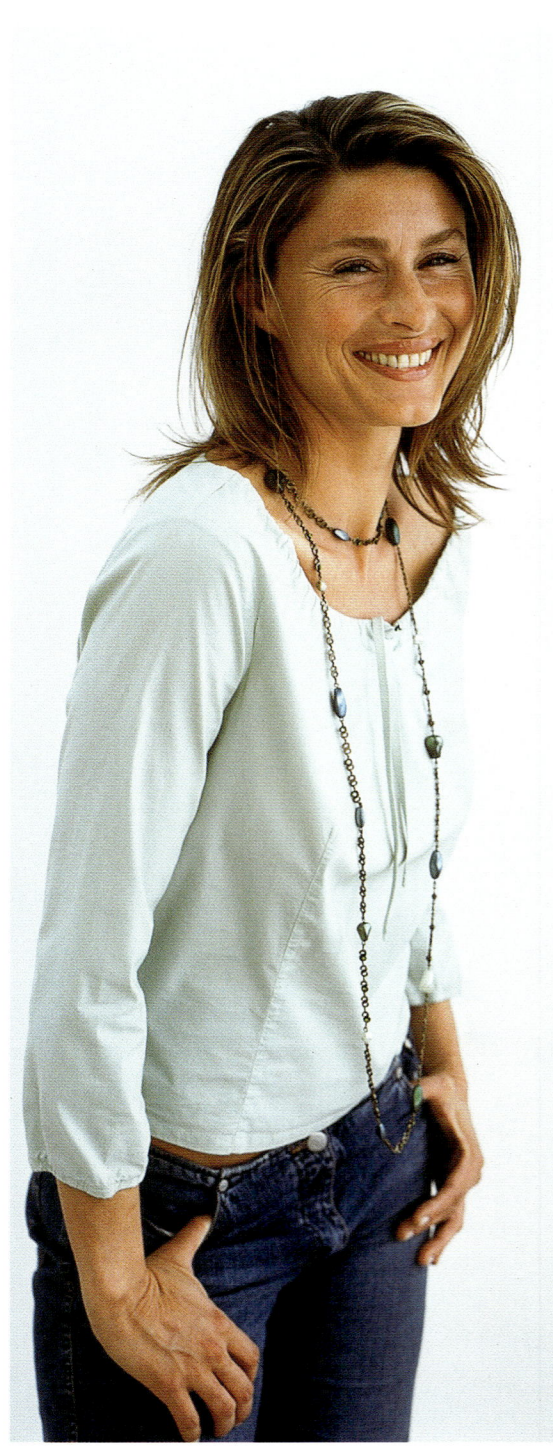

Warum nimmt man zu Anfang relativ schnell ab?

In den ersten Diät-Tagen greift der Körper zunächst auf seine Kohlenhydrat- und Eiweißspeicher (Muskeln) zurück. Dabei fällt reichlich Wasser an, das ausgeschwemmt wird. Die ersten Pfunde sind zwar runter, aber das ist nur ein Scheinerfolg. Erst nach etwa drei Tagen opfert der Körper allmählich seine Fettreserven. Jetzt werden alle Körperfunktionen aufs Nötigste heruntergefahren, um die „Hungersnot" zu überstehen. Der Körper kommt mit sehr viel weniger Nahrung aus, und das Abnehmen geht langsamer.

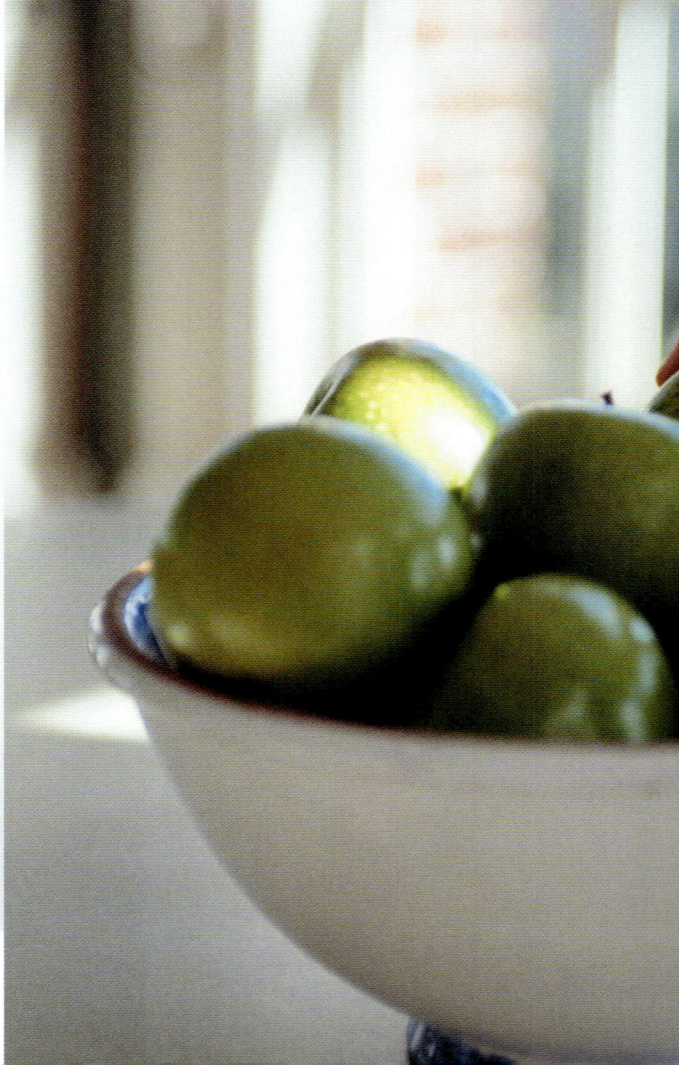

Warum nehmen Männer leichter ab?

Männer haben mehr Muskelmasse und im Verhältnis dazu weniger Fett als Frauen. Wenn sie weniger essen, haben sie immer noch einen höheren Grundumsatz (siehe Seite 151), weil Muskeln auch beim Nichtstun viel Energie verbrauchen. Außerdem: Ihre Fettdepots – hauptsächlich im Bauchraum – sind nicht lebenswichtig und schwinden beim Abnehmen relativ schnell. Frauen müssen meist gegen ihre Natur arbeiten. Fett an Po, Hüften und Oberschenkeln ist die Energiereserve für Schwangerschaft und Stillzeit; diese Polster gibt der Körper nur ungern her.

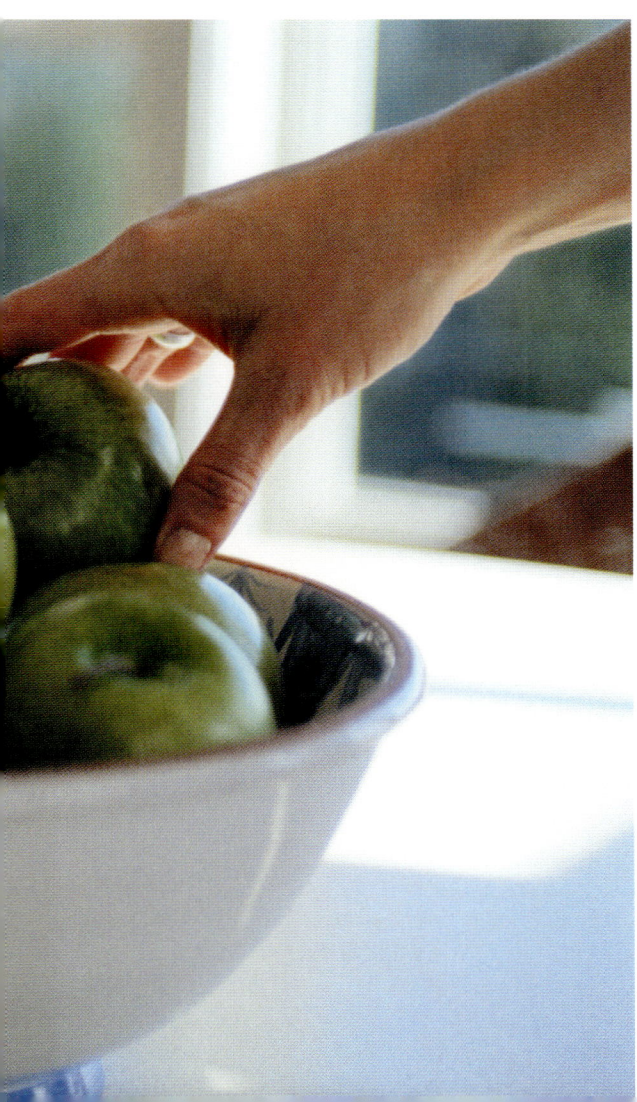

Wo gibt es Hilfe für dicke Kinder?

Alarmierend: Schon jedes fünfte Kind hat Übergewicht. Das ermittelten Kinderärzte der Universitäts-Kinderklinik Leipzig. Die Hauptursachen sind zu viel Süßes und zu wenig Bewegung, meinen die Mediziner. Die Folgen: Viele Kinder haben Haltungsschäden, Bluthochdruck und Diabetes. Eltern sollten ihre Kids aber nicht eigenmächtig auf Diät setzen, sonst fehlen wichtige Nährstoffe, die Kinder im Wachstum brauchen. Am besten ist es, wenn sich Eltern gemeinsam mit dem Kinderarzt über Abnehmprogramme am Wohnort informieren. Leider gibt es in diesem Bereich manche selbst ernannte Berater, die weder ausreichend qualifiziert sind noch über Langzeitdaten oder standardisierte Programme verfügen. Empfehlenswert sind die folgenden ambulanten Angebote, die auf mehr Bewegung und gesündere Ernährung setzen:

▶ **FITOC,** Medizinische Universitätsklinik Freiburg, Abteilung Rehabilitative und Präventive Sportmedizin, Hugstetterstr. 55, 79106 Freiburg, Tel. 0761-2707451, Fax 0761-2707470; www.fitoc.de

▶ **Mopsfidel,** Krankenhaus Lichtenberg, Klinik für Kinder- und Jugendmedizin Lindenhof, Gotlindestr. 2–20, 10365 Berlin, Tel. 030-55185131, Fax 030-55185300

▶ **Obeldicks, Dr. med T. Reinehr, Vestische Kinderklinik,** Universität Witten-Herdecke, Dr.-Friedrich-Steiner-Str. 5, 45711 Datteln, Tel. 02363-975229; E-Mail: tireinehr@aol.com

▶ **PowerKids,** ein Schulungsprogramm für zu Hause von der Stiftung Kindergesundheit; Infos und Bestelladresse: AOK-Verlag, Lilienthalstr. 1, 53424 Remagen, Fax 02642-931130; E-Mail: service@aok-verlag.de

▶ **Präventionszentrum Moby Dick,** Lilienstr. 36, 20095 Hamburg, Tel. 040-32527421; www.mobydickhamburg.de www.mobydickwien.at

In Österreich und der Schweiz gibt es noch wenig vergleichbar gut etablierten Programme für übergewichtige

Kinder. Betroffene Eltern sollten daher bei den Universitäten nachfragen, ob dort etwas angeboten wird.

Machen Diäten magersüchtig?

Das wird immer wieder behauptet. Aber genauso könnte man fragen, ob Wein oder Zigaretten grundsätzlich süchtig machen. Man weiß heute, dass Magersucht (Anorexie) und Ess-Brech-Sucht (Bulimie) psychische Störungen sind, die häufig bei sehr ehrgeizigen jungen Frauen auftreten. Eine Diät ist zwar nicht Auslöser, wird aber oft zum Einstieg in die Magersucht. Wer hier Hilfe braucht, sollte sich an folgende Adressen wenden:

- ▶ **TCE – Therapie-Centrum für Ess-Störungen,** Schleißheimer Str. 267, 80809 München, Tel. 089-3562490; E-Mail: info@t-c-e.de
- ▶ **Beratungszentrum bei Essstörungen Dick & Dünn e.V.,** Innsbrucker Str. 25, 10825 Berlin, Tel. 030-8544994; E-Mail: dick-und-duenn@freenet.de
- ▶ **Frankfurter Zentrum für Essstörungen,** Hansaallee 18, 60322 Frankfurt/Main, Tel. 069-550176; www.essstoerungen-frankfurt.de
- ▶ **Bundesfachverband Essstörungen,** Tel. 0561-713493
- ▶ **Nationale Kontakt- und Informationsstelle zur Anregung und Unterstützung von Selbsthilfegruppen (NAKOS),** Wilmersdorfer Str. 39, 10627 Berlin, Tel. 030-31018960, Fax 030-31018970; E-Mail: selbsthilfe@nakos.de

Was hilft gegen Heißhunger?

Wenn der Blutzuckerspiegel sinkt, müssen Kohlenhydrate her, und die lieben wir ja besonders in Form von Süßem! Aber: Zucker dämpft den Appetit nur kurz. Besser eine Scheibe Brot oder Obst essen. Wenn es doch unbedingt die Trüffelpraline sein soll, dann gönnen Sie sich eine. Aus Studien weiß man: Diejenigen, die nach einer Diät erfolgreich ihr Gewicht halten, essen zwar fettreduziert, leisten sich aber hin und wieder ein paar Ausreißer: Schokolade, Eis, fetten Käse. Kleine Nascherreien verhindern große Fress-Exzesse.

Können Kopfschmerzen mit der Diät zusammenhängen?

Vielleicht trinken Sie zu wenig? Dann sind Mineralstoff- und Wasserhaushalt gestört. Erhöhen Sie Ihre Trinkmenge auf drei Liter magnesiumreiches Mineralwasser (mindestens 50 Milligramm Magnesium/Liter) pro Tag.

Warum essen wir bei Stress so gern Süßes?

Das ist eine Überlebensstrategie, haben US-Forscher herausgefunden. Schon wenn wir mehrmals am Tag im Stau stehen, kommt die Stress-Spirale in Gang: Stresshormone verstärken Unruhe und Angst; diese Gefühle wiederum setzen weitere Stresshormone frei. Zugleich wächst das Verlangen nach einer süßen, leckeren Belohnung. Energiereiche Snacks wie Kekse oder Schokolade sind ein wohltuender Cool-Down – aber beim Abnehmen helfen sie nicht. Deshalb in Stressphasen besser keine Diät anfangen.

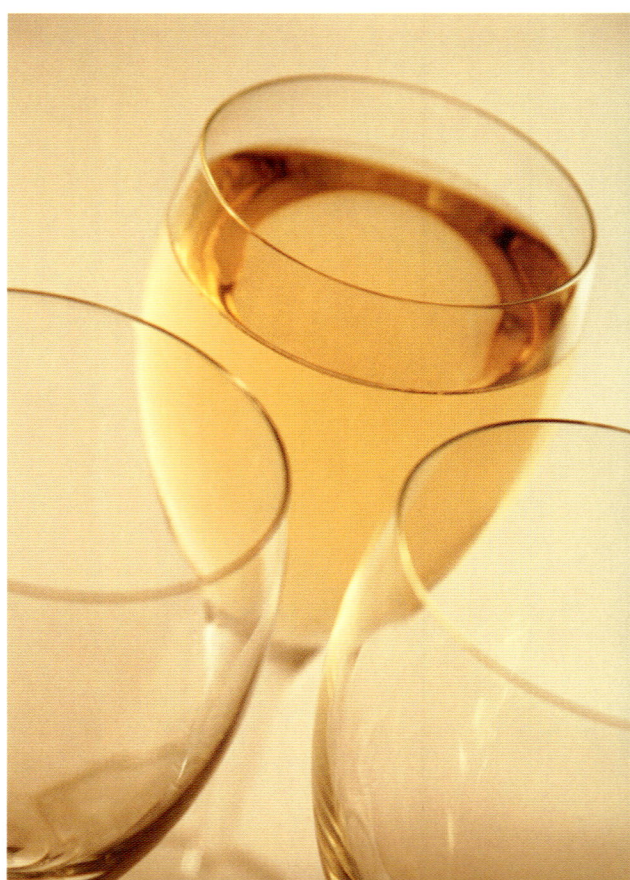

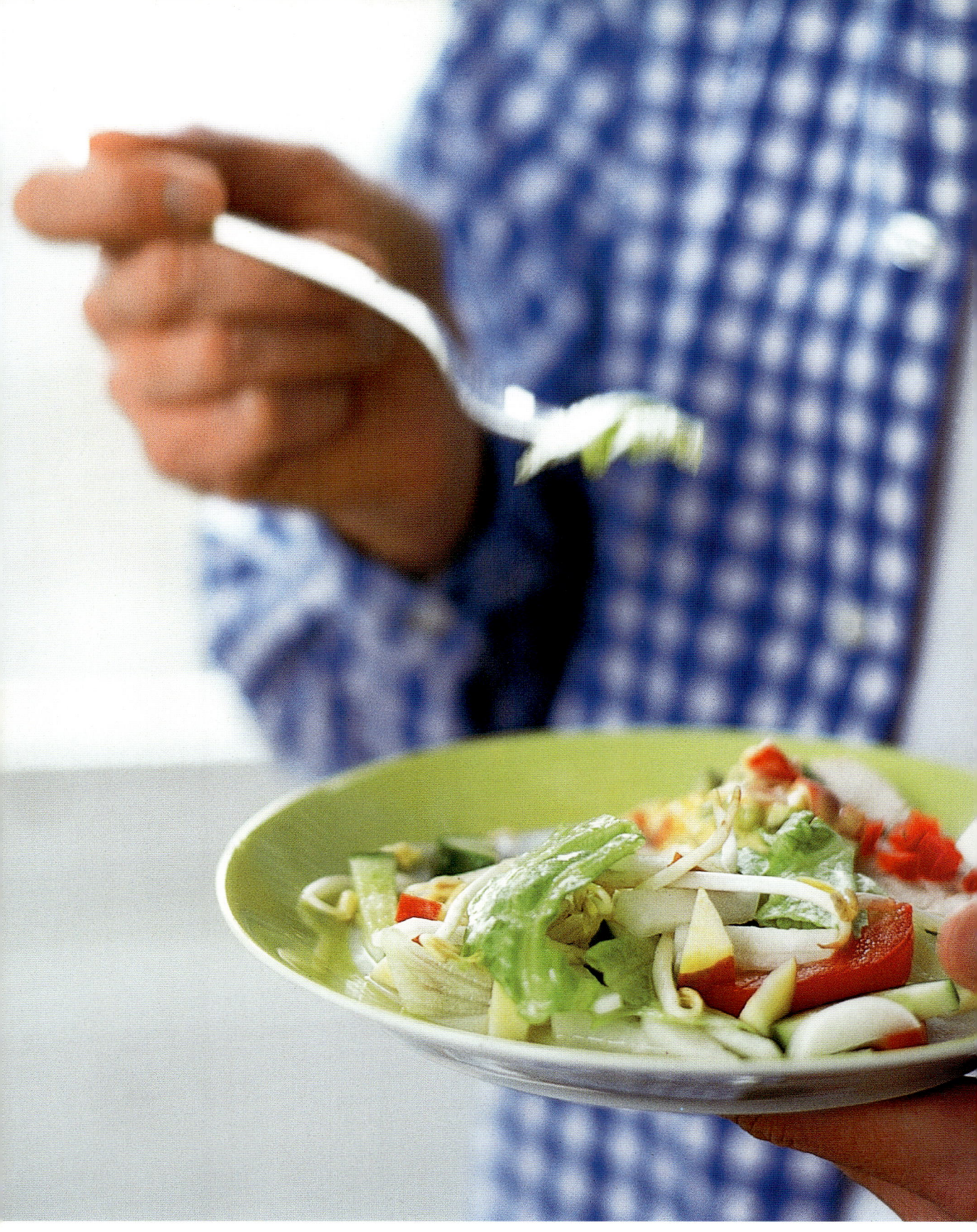

Was tun, wenn das Gewicht plötzlich stillsteht?

Die ersten Pfunde schwinden dahin, und dann geht plötzlich gar nichts mehr. Woran liegt's? Dieses „Gewichtsplateau", wie Fachleute es nennen, kommt meistens, wenn man eine größere Menge abgenommen hat. Der Körper hat sich nach einer Weile auf weniger Nahrung eingestellt und seinen Bedarf entsprechend gedrosselt. Jetzt bloß nicht noch weniger essen! Das wäre in jedem Falle ungesund, außerdem würde sich der Körper nach einiger Zeit auch darauf einstellen. Machen Sie ungerührt weiter im Programm und kurbeln Sie Ihren Energieverbrauch kräftig an, mit mehr Bewegung. Dann geht diese Phase vorüber.

Was kann man im Urlaub tun, um nicht zuzunehmen?

Seien Sie nicht zu streng mit sich: Urlaub ist auch deshalb Urlaub, weil man mal fünfe gerade sein lassen möchte. Und ein schönes Essen im Restaurant macht weder Ih-

nen noch Ihrer Begleitung Freude, wenn Sie überkritisch auf Ihrem Teller herumstochern. Damit Sie hinterher auf der Waage nicht der Frust packt, ziehen Sie am Ende jeder Woche Bilanz. Wenn Sie meinen, dass alles etwas zu üppig war, steuern Sie in den nächsten Tagen gegen.

So können Sie Fett sparen:

▶ Die Gewohnheit, im Restaurant reichlich Brot mit Butter zu verputzen, bevor das Essen kommt, bremst zwar den ersten Hunger, aber lassen Sie die Butter lieber weg oder streichen Sie sie nur dünn auf.

▶ Essen Sie viel Salat, möglichst mit leichtem Joghurtdressing, oder lassen Sie sich Öl und Essig extra servieren.

▶ Fleisch und Fisch bestellen Sie am besten gegrillt, denn Soßen und Panaden können viel Fett enthalten. Fettarm sind Hähnchen oder Pute ohne Haut.

▶ Ein Fruchtsorbet zum Nachtisch ist viel „schlanker" als Cremeeis, und statt eines sahnigen Desserts nehmen Sie doch einfach frisches Obst.

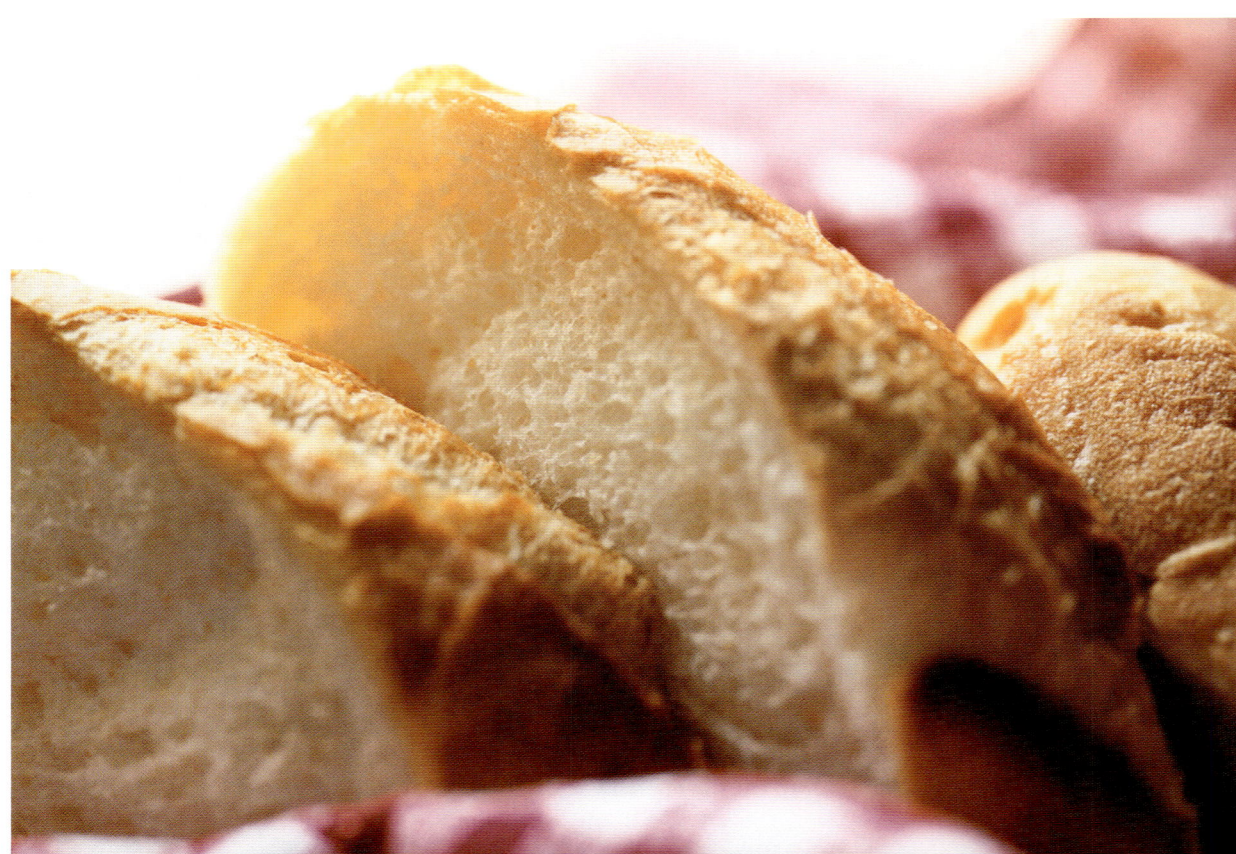

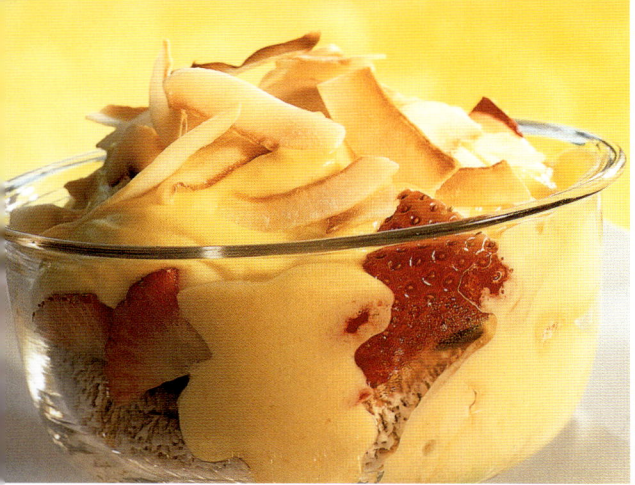

Warum geht das Gewicht
nach einer Diät oft wieder rauf?

Der Körper hat gelernt, mit weniger Nahrung auszukommen. Isst man wieder mehr, speichert er, was ihm zu viel erscheint, als Fett. Die Pfunde kommen zurück – und die nächste Diät wird fällig. Der bekannte Jo-Jo-Effekt ist umso heftiger, je strenger die Diät war. Daher ist es wichtig, den Körper ganz langsam davon zu überzeugen, dass er sich langfristig an weniger Fett und Süßes gewöhnen soll. Untersuchungen beweisen, dass der Jo-Jo-Effekt sogar einen Lerneffekt haben kann. In einer Studie der Hamburger Hochschule für angewandte Wissenschaften mit über 8000 Teilnehmern zeigte sich: Langfristig halten diejenigen am besten ihr Gewicht, denen durch den Jo-Jo-Effekt bewusst wird, dass sie wieder in alte Muster zurückgefallen sind. Wichtig ist dann nur: Möglichst schnell gegensteuern, zum Sport gehen und wieder ein paar Tage BRIGITTE-Diät einlegen.

Wie halte ich mein Gewicht?

Nach einer Diät geht es darum, sich richtig satt zu essen, ohne dass es wieder zu viel wird. Hilfreich ist es, seinen ungefähren Energiebedarf zu kennen. Er setzt sich zusammen aus dem Grundumsatz und dem Leistungsumsatz. Der Grundumsatz wird in Kilokalorien (kcal) angegeben und bezeichnet die Menge an Energie, die ein Mensch im Ruhezustand verbraucht. Sie hängt von der Muskelmasse ab und lässt sich deshalb beeinflussen. Frauen haben generell einen geringeren Grundumsatz als Männer, sportlich durchtrainierte Menschen einen sehr hohen. Übergewichtige haben einen höheren als Schlanke, weil beim Zunehmen nicht nur die Fettmasse wächst, sondern auch die Muskulatur.

Auch der Leistungsumsatz ist beeinflussbar, er entspricht der körperlichen Aktivität und wird als PAL bezeichnet: physical activity level. Die PAL-Werte sind von Experten festgelegt worden und werden mit dem Grundumsatz multipliziert. Der niedrigste PAL-Wert von 1,2 gilt für schwer kranke oder gebrechliche Menschen, die ausschließlich sitzen oder liegen; der höchste Wert von 2,4 trifft auf Leistungssportler zu. Hausfrauen und Verkäuferinnen haben einen Wert von 1,8 bis 1,9; Büroangestellte, die überwiegend sitzen, erreichen 1,4 bis 1,5.

Wer fast nur sitzt, müsste sich jeden Tag 45 bis 60 Minuten moderat bewegen (Sport, Spaziergang, Radfahrt zur Arbeit), um seinen PAL-Wert um 0,3 Einheiten aufzustocken; eine Büroangestellte käme dann auf 1,7 bis 1,8.

Wie viel Sie täglich essen können, ohne wieder zuzunehmen, ist vor allem davon abhängig, wie viel Sie sich bewegen, auch Ihr Alter spielt eine Rolle. Richtwerte bei PAL-Wert 1,4 und 1,8 finden Sie hier:

Ihr täglicher Energiebedarf (Richtwerte):

	Grund-umsatz	PAL-Wert 1,4	Pal-Wert 1,8
Frauen			
19 bis 25 Jahre	1390 kcal	1950 kcal	2500 kcal
25 bis 51 Jahre	1340 kcal	1900 kcal	2400 kcal
51 bis 65 Jahre	1270 kcal	1800 kcal	2300 kcal
65 und älter	1170 kcal	1600 kcal	2100 kcal
Männer			
19 bis 25 Jahre	1820 kcal	2500 kcal	3300 kcal
25 bis 51 Jahre	1740 kcal	2400 kcal	3100 kcal
51 bis 65 Jahre	1580 kcal	2200 kcal	2800 kcal
65 und älter	1410 kcal	2000 kcal	2500 kcal

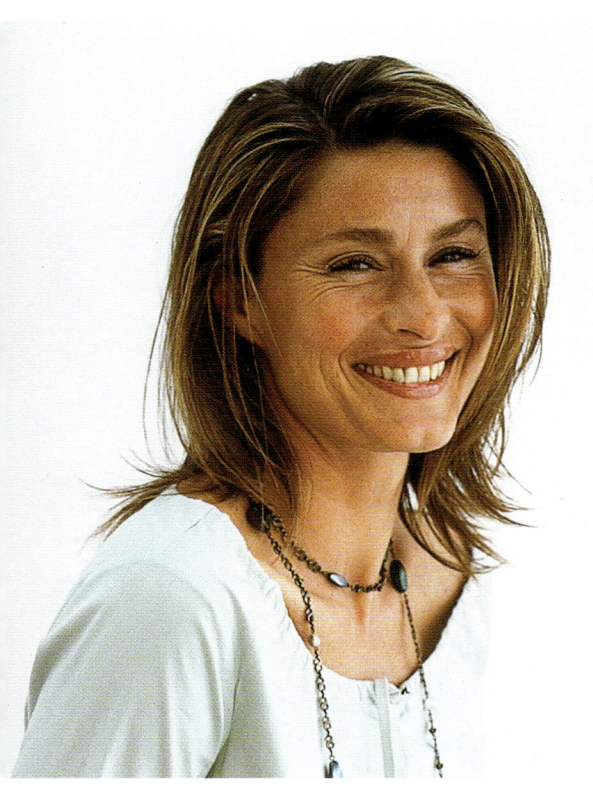
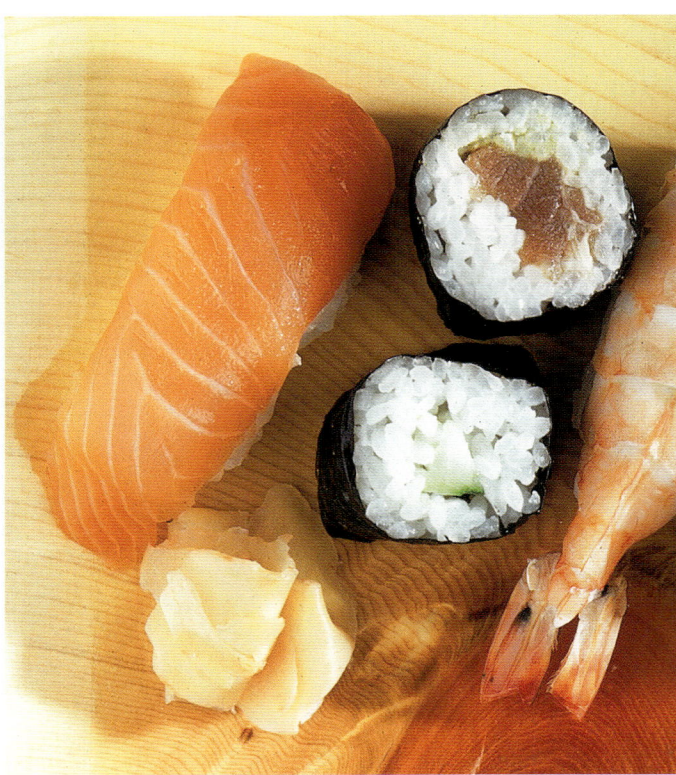

Wie kann man verhindern, bei Hunger zu viel zu essen?

Wenn es Ihnen öfter passiert, dass Sie statt der zwei, drei Kekse gegen den Hunger gleich den ganzen Packungsinhalt vertilgen, probieren Sie es mal mit folgenden Tipps:

▶ Regelmäßig essen. Nicht tagsüber Fett und Kalorien einsparen, weil Sie abends noch essen gehen wollen.

▶ Zum Essen an einen Tisch setzen. Sie sind dann weniger in Gefahr, zu viel zu essen, als wenn Sie Ihren Snack auf dem Sofa futtern und nebenher fernsehen oder lesen.

▶ Keinen alkoholischen Drink auf leeren Magen! Dadurch sinkt der Blutzuckerspiegel, das macht Appetit – und man neigt dann dazu, alles Mögliche in sich hineinzustopfen, um das Tief auszugleichen.

▶ Keine Familienpackungen kaufen. Sind sie erst angebrochen, vertilgt man gleich alles. Ähnliches gilt im Restaurant: Bestellen Sie nur das Gericht, das Sie auch wollen – und kein ganzes Menü, das gerade im Angebot ist.

▶ Pausen machen. Bevor Sie nach dem nächsten Bissen greifen, überlegen Sie, ob Sie ihn wirklich wollen.

Warum sind Büfetts so verführerisch?

Wissenschaftler haben fast 60 Studien ausgewertet und herausgefunden: Je mehr unterschiedlich schmeckende Speisen in Reichweite sind, desto mehr isst man auch. Eine große Vielfalt verringert offenbar das Sättigungsgefühl. Bekommt man dagegen nur ein Gericht angeboten, stumpft der Gaumen rascher ab, und man isst weniger. Wer zum Beispiel im Urlaub oder bei Geschäftsterminen mit üppigen Büfetts verwöhnt wird, läuft Gefahr, übergewichtig zu werden. Nicht mal bei einem Menü ist man vor der Verführung sicher: Man ist eigentlich satt, dann kommt die Dessertkarte, und man bestellt noch etwas Süßes, einfach weil diese Geschmacksrichtung bisher nicht befriedigt wurde. Tipp: Gönnen Sie sich von allem etwas, aber nehmen Sie jeweils nur ein bis zwei Bissen. Teilen Sie sich mit anderen ein Dessert.

Macht wirklich nur Fett fett?

Neuerdings ist öfter zu lesen, dass Fett gar nicht so schlimm sei, sondern dass vielmehr Kohlenhydrate dick machten. Tatsächlich ist es falsch, Fett zu verteufeln: Extrem fettarm zu essen bringt nichts und ist ungesund.

Denn Fett ist ein wichtiger Energielieferant, wir brauchen es, um fettlösliche Vitamine aufzunehmen, Hormone zu bilden und als Kälteschutz. Aber es sättigt kaum, und wir essen leicht mehr davon, als gut ist. Hinzu kommt, dass wir zu viel „falsches" Fett zu uns nehmen, das sich in Süßem, Chips, Würsten, Frittiertem und Paniertem versteckt. Wenn wir uns außerdem nicht genug bewegen, riskieren wir Übergewicht. Die Folgen können Herz-Kreislauf-Erkrankungen und Diabetes sein.

Wichtig ist also, das richtige Maß zu finden und vor allem „gesundes" Fett zu essen. Es steckt in fettem Fisch und in pflanzlichen Lebensmitteln wie Öle, Nüsse, Kerne, Getreide. Tierische Fettquellen wie Butter, Milchprodukte und Fleisch sind okay, wenn man sich nicht ausschließlich davon ernährt bzw. eine fettarme Variante wählt. Die richtige Mischung bekommen Sie auf jeden Fall bei der BRIGITTE-Diät.

Und warum sollten Kohlenhydrate Dickmacher sein? Die Anhänger dieser Theorie sagen, dass Kohlenhydrate das Fettspeicherhormon Insulin aktivieren, was wiederum Übergewicht zur Folge haben kann. Doch das kann nur bei Kohlenhydraten mit vielen so genannten Einfachzuckern passieren, wenn außerdem Ballaststoffe und Eiweiß fehlen (siehe auch: Was hat es mit dem „glykämischen Index" auf sich?). Mit der BRIGITTE-Diät sind Sie auf der sicheren Seite: Kohlenhydrate gibt es zwar reichlich, aber in Form von Lebensmitteln, die auch satt machende Ballaststoffe oder Eiweiß enthalten: Gemüse, Obst, Hülsenfrüchte und Vollkornprodukte.

Was hat es mit dem „glykämischen Index" auf sich?

Dieser Begriff aus der Diabetikersprache ist Grundlage vieler neuer Diäten. Auf den glykämischen Index (Glyx) von Lebensmitteln zu achten, soll das Abnehmen erheblich erleichtern. Er ist eine Maßzahl dafür, wie schnell der Organismus Kohlenhydrate in einfache Zucker umwandelt. Je höher der Glyx, desto mehr steigt der Blutzuckerspiegel an. Als Reaktion wird viel Insulin freigesetzt. Die Folge: Man hat nach kurzer Zeit wieder Hunger und isst erneut etwas. Außerdem bewirkt Insulin, dass Fett gespeichert wird. Deshalb empfehlen manche Experten Lebensmittel mit hohem Glyx möglichst zu

meiden – dazu gehören Kartoffeln, einige Obstsorten und Weißmehlprodukte.

Kritiker halten dem entgegen: In „Glyx-Diäten" werden die Lebensmittel einzeln bewertet. Das führt zu falschen Ergebnissen, weil wir immer mehrere Lebensmittel gleichzeitig essen. Kommen Fett, Eiweiß und Ballaststoffe ins Spiel – und das geschieht schon bei einem Stück Kuchen – fällt der Blutzuckeranstieg viel moderater aus. Ähnliches gilt für die Zubereitungsart: Der Glyx bei gekochten Kartoffeln ist zum Beispiel geringer als bei gebackenen.

Leichter abnehmen mit der Atkins-Diät?

Neuerdings hat die fett- und eiweißreiche Atkins-Diät wieder viele Anhänger. Tatsächlich haben einige Studien ergeben, dass man damit schneller abnimmt als mit fettarmer Kost. Forscher vermuten, dass die Atkins-Diät besser sättigt. Aber: Im Tierversuch hat sie das Diabetes-Risiko erhöht. Und ob fett- und eiweißreiche Ernährung fast ohne Obst auf Dauer gut tut, ist nicht untersucht.

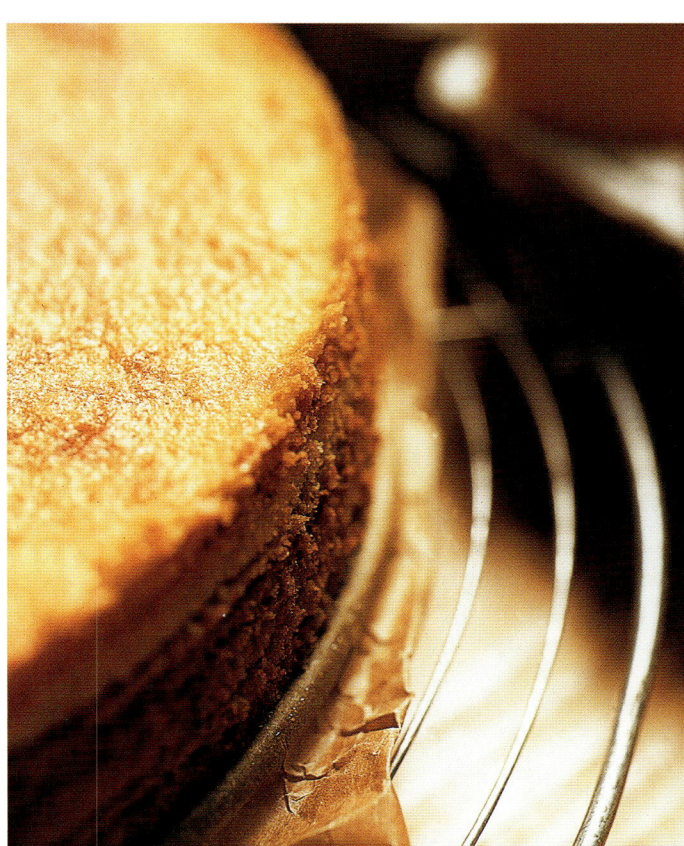

Ohne Abendessen schneller schlank?

Das „Dinner-Cancelling" wird sogar von manchen Ernährungsberatern empfohlen. Sie halten es für sinnvoll, ein paarmal in der Woche nach 17 Uhr nichts mehr zu essen. Dadurch sinkt der Blutzuckerspiegel, der Körper produziert Wachstumshormone und baut Fett ab. Fachleute bezweifeln jedoch, dass das viel bringt. Im Übrigen funktioniert das Ganze auch nur, wenn man nicht tagsüber schon für den Abend „vorisst", aus lauter Sorge, vor Hunger nicht in den Schlaf zu kommen. Letztlich ist alles immer eine Frage der Bilanz: Wer am Tag nicht mehr isst, als er verbrennt, nimmt auch nicht zu. Wann gegessen wird und wie oft, spielt daher keine Rolle.

Was bringen Schlankheitspillen?

Pillen zum Abnehmen sind keine Dauerlösung, können aber bei stark übergewichtigen Menschen den Einstieg in eine Ernährungsumstellung erleichtern. Zurzeit gibt es zwei Mittel. Sie sind verschreibungspflichtig, werden aber nicht von der Kasse bezahlt:

„Xenical" (Wirkstoff Orlistat) wirkt örtlich im Darm. Dort bremst es die Fettaufnahme, so dass etwa 30 Prozent des gegessenen Fetts ausgeschieden werden. Es wird empfohlen, zusätzlich an einem Begleitprogramm teilzunehmen: In Gruppensitzungen erfährt man, wie die Ernährung umgestellt und mehr Bewegung in den Alltag eingebaut werden kann. Außerdem gibt es psychologische Hilfestellung. „Reductil" (Wirkstoff Sibutramin) wirkt im Gehirn, macht satt und steigert den Energieverbrauch. Auch hier wird empfohlen, an einem Begleitprogramm teilzunehmen. Leute mit hohem Blutdruck oder Kreislaufbeschwerden dürfen das Mittel aber nicht nehmen, weil es zu lebensgefährlichen Nebenwirkungen kommen kann.

Beide Medikamente senken das Gewicht innerhalb eines Jahres um circa zehn Kilo. Setzt man sie ab, nimmt man allerdings wieder zu. Umso mehr, wenn man in alte Ernährungsgewohnheiten zurückfällt und sich nicht genügend bewegt.

Für die zahllosen frei verkäuflichen Präparate, von denen viele sättigend wirken sollen, gilt ebenfalls: Sie können eine Diät erleichtern, doch ohne eine Änderung des Lebensstils und Essverhaltens läuft auch hier nichts.

Sind Abnehmprogramme im Internet zu empfehlen?

Es ist gar nicht so einfach, sich durch den Dschungel aus mehr oder weniger seriösen Angeboten zu wühlen. An manchen Abnehmprogrammen kann man zum Beispiel nur teilnehmen, wenn man die gleichzeitig angebotenen Diätprodukte kauft. Empfehlenswerte Adressen: **www.lean-and-healthy.de** ist eine Website der Hochschule für angewandte Wissenschaften in Hamburg. Das Programm läuft über zwölf Monate, und der Schwerpunkt liegt auf einem Verhaltenstraining. Wer Interesse an Diätrezepten und Sportprogrammen hat, wird zu **www.brigitte.de** weitergeschickt. Ein Verhaltenstraining über 18 Wochen bietet „Slimnet" – **www.slimnet.de** –, entwickelt von Ernährungsfachleuten der Uni Göttingen. Die Teilnehmer treffen sich mit Psychologen und Ernährungswissenschaftlern im Netz und diskutieren wöchentlich zu bestimmten Themen. Ein von diesen Fachleuten moderierter Chat bietet die Möglichkeit, sich über Erfolge und Misserfolge auszutauschen.

Wer lieber auf eigene Faust abnimmt, aber ab und zu etwas Motivation und Zuspruch von „Leidensgenossinnen" braucht, sollte sich in ein Diätforum oder einen Diät-Chat hineinklicken, zum Beispiel:

- ▶ **www.aok.de**
- ▶ **www.brigitte.de**
- ▶ **www.surfmed.de**
- ▶ **www.adipositas-stiftung.ch**

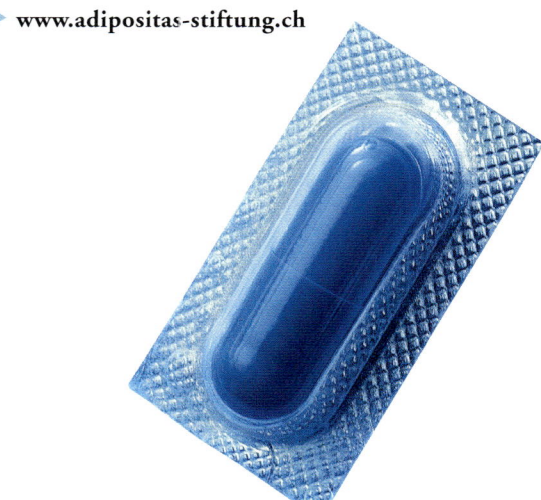

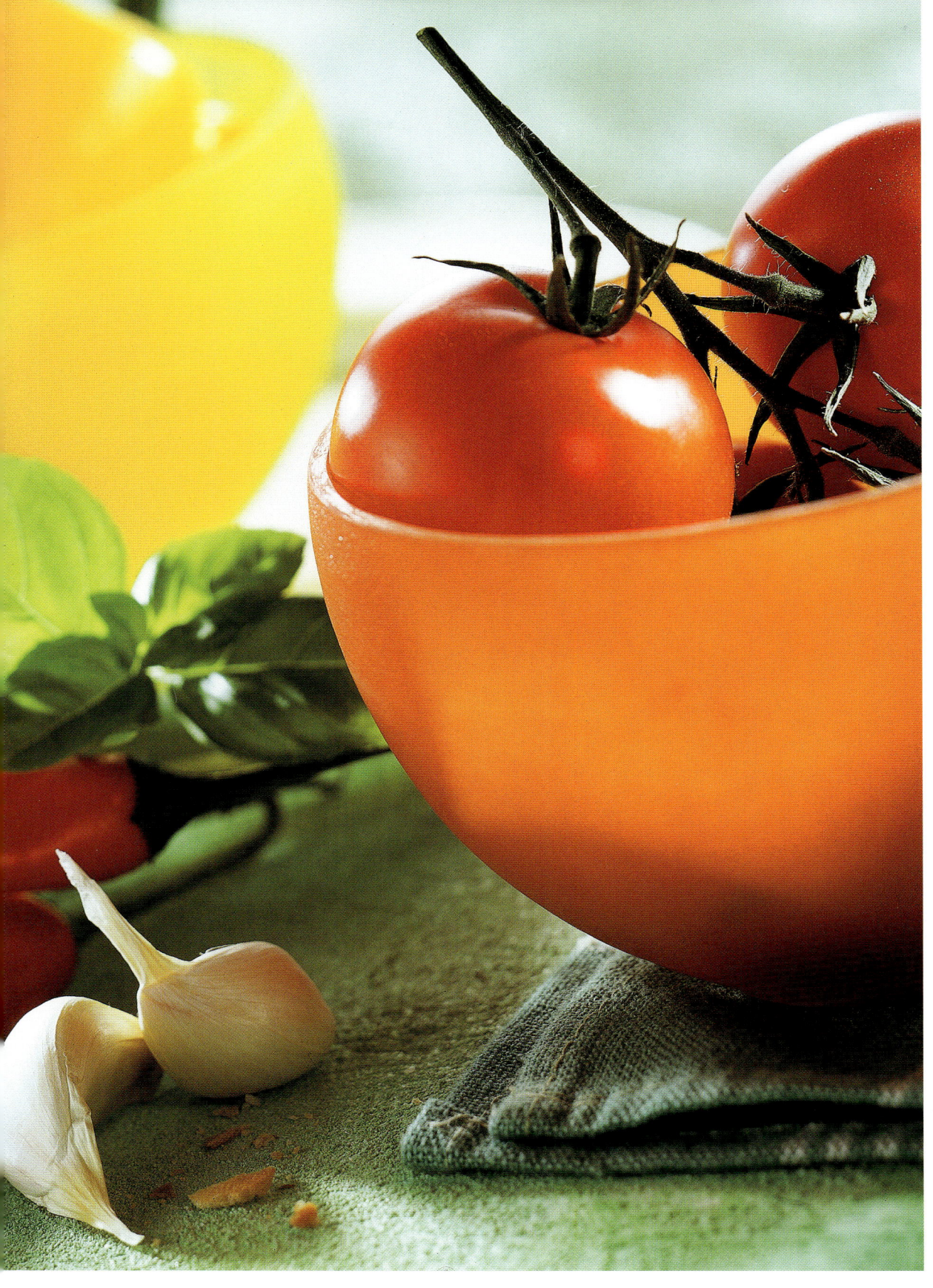

Lieblingssnacks –
so viel Fett steckt drin

Wenn Sie nach einigen Diät-Tagen plötzlich ununterbrochen an Ihr geliebtes Schoko-Croissant, eine Currywurst oder ein Stück Pizza denken müssen, „brauchen" Sie diesen Snack jetzt einfach, und es nützt nichts, stattdessen einen Apfel zu essen. Also gönnen Sie sich den Genuss, und machen Sie ansonsten ganz normal mit ihrem Diät-Programm weiter. Stammgast an der Imbissbude sollten Sie allerdings nicht werden. Denn manches Fast-Food enthält ziemlich viel Fett, und wenn Sie zu viel davon essen, klappt's mit dem Abnehmen nicht mehr.

Lieblingssnacks	Menge	Fett
Apfeltasche (McDonald's)	1	12 g
Bagel mit Frischkäse und Lachs	1	20 g
Big Mac	1	26 g
Currywurst	1	34 g
Döner Kebab	1	33 g
Muffin	1	6 g
Nuss-Schokolade	1 Tafel	37 g
Pizza	1 Stück (200 g)	29 g
Pommes	1 Portion (150 g)	13 g
Schoko-Croissant	1	18 g

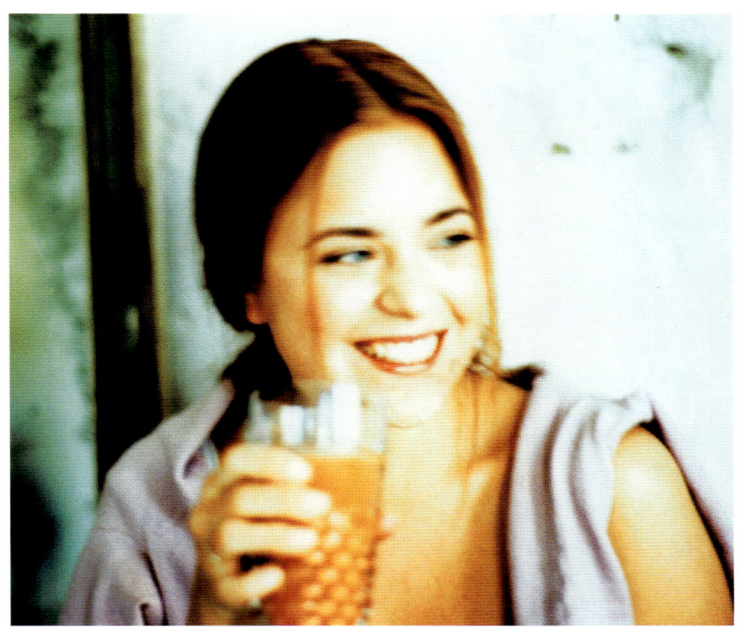

FRÜHSTÜCKE

SNACKS

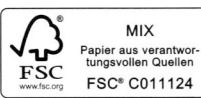

Verlagsgruppe Random House FSC-DEU-0100
Das für dieses Buch verwendete FSC®-zertifizierte Papier *Profisilk*
liefert Sappi, Alfeld.

7. Auflage
Brigitte-Bücher im Verlag Mosaik bei Goldmann
© 2003 Wilhelm Goldmann Verlag, München,
in der Verlagsgruppe Random House GmbH
in Zusammenarbeit mit Gruner + Jahr AG & Co.,
Am Baumwall 11, 20459 Hamburg
Herausgeberin: Anne Volk
Koordination: Christine Tsolodimos, Sybille Schlumpp
Redaktion: Christine Tsolodimos, Karin Schanzenbach
Art-Direction und Layout: Isa Johannsen, Hamburg
Umschlaggestaltung: Heinz Kraxenberger, München
Umschlagfoto: Mauritius Phototheque
Fotos: Hans W. Anke: 5, 101, 108/109 4x, 110/111 4x, 112/113 5x;
K. Arras: 155; C. Eichner: 5, 46/47, 48, 49, 50, 51, 52, 54, 55, 56, 58,
59, 60, 61, 62, 63, 76/77, 78, 79, 80, 81, 82, 84, 85, 86, 88. 89, 90,
91, 92, 94, 95 2x, 142; M. Garvin: 146, 152; F. Grimm: 100;
A. Ginsburg: 152; M. Goldenbaum: 102/103, 106/107 4x;
I. Johannsen: 4, 156/157; D. Kessler: 4; T. Kleineberg: 154;
Kleinsorg + Appelbaum: 4, 36/37, 67; B. Lewin: 6/7, 8, 9, 15, 35, 65,
70/71, 73, 158; L. Matzen: 13, 14, 105; M. Mundt: 145; Springer
Pics/Hopp: 40, 43; Th. Neckermann: 4, 11, 12, 16/17, 18, 20, 21, 22,
23, 24, 25, 26, 28, 29, 30, 31, 32, 33, 39, 114/115, 118, 120, 123,
125, 128, 130, 131, 135, 149, 151, 153, 156/157; photodisc: 10, 13,
27, 39, 44, 53, 57, 69, 74, 83, 87, 93, 98/99, 104, 138, 140, 141, 144,
146/147, 148, 150, 156/157 7x;
W. Schardt: 68, 116, 117, 121, 124, 126, 127, 132, 133, 136, 137;
S. Thurmann: 75, 97
Reproduktion: Lorenz & Zeller, Inning am Ammersee
Druck und Bindung: Mohn Media GmbH, Gütersloh
Printed in Germany
ISBN: 978-3-442-39039-7

www.mosaik-goldmann.de